TOGETHER: The Healing Power of Human Connection in a Sometimes Lonely World

穆尔西医生带你
走出孤独

[美] 维韦克·H.穆尔西（Vivek H Murthy M.D.）著

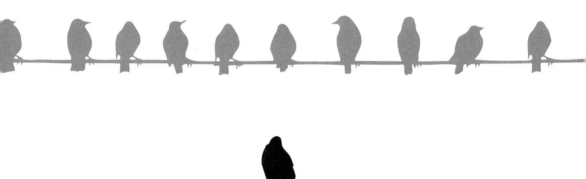

中国青年出版社
CHINA YOUTH PRESS

图书在版编目（CIP）数据

穆尔西医生带你走出孤独 /（美）维韦克·H.穆尔西著；彭相珍译.
—北京：中国青年出版社，2022.5
书名原文：Together: The Healing Power of Human Connection in a Sometimes Lonely World
ISBN 978-7-5153-6595-4

Ⅰ.①穆… Ⅱ.①维…②彭… Ⅲ.①孤独症—精神疗法 Ⅳ.①R749.99

中国版本图书馆CIP数据核字（2022）第029231号

穆尔西医生带你走出孤独

作　　者：〔美〕维韦克·H.穆尔西
译　　者：彭相珍
策划编辑：刘　吉
责任编辑：刘宇霜
美术编辑：佟雪莹
出　　版：中国青年出版社
发　　行：北京中青文文化传媒有限公司
电　　话：010–65511270 / 65516873
公司网址：www.cyb.com.cn
购书网址：zqwts.tmall.com
印　　刷：大厂回族自治县益利印刷有限公司
版　　次：2022年5月第1版
印　　次：2022年5月第1次印刷
开　　本：880×1230　1/32
字　　数：150千字
印　　张：8.5
京权图字：01–2020–2242
书　　号：ISBN 978-7-5153-6595-4
定　　价：59.90元

PRAISE FOR

赞誉

穆尔西博士在担任美国卫生局局长的时候，凭借其敏锐的直觉和洞察力，发现了困扰各行各业人们的一个最棘手的健康问题：孤独。在本书中，他以充满同情和理解的笔触，揭示了孤独产生的原因和对身心健康的影响，讲述了无数个治愈的温暖故事。他为患者提供的建立人际关系的指南，成为备受读者欢迎的指路明灯。

——阿里安娜·赫芬顿，繁荣全球（Thrive Global）的创始人兼首席执行官

这是一本富有感染力的著作，把孤独视为公共卫生问题。维韦克·穆尔西在本书中揭示了人类产生孤独的原因；孤独如何危害健康；孤独问题在当今社会中流行趋势的加重以及我们可以采取什么应对措施等。通过与朋友及社区建立更好的联系，让自己和身边的朋友过上更健康的生活。

——沃尔特·艾萨克森，《纽约时报》畅销书作者

穆尔西的书有力地证明了社区和人际关系的强大疗愈作用。在本书中，他提供了自我恢复的艺术性见解。

——悉达多·穆克吉，《纽约时报》畅销书《万恶之王》作者

在本书中，身为卫生局局长的作者没有论述吸烟的危害性，他旨在通过本书探讨与孤独的斗争，凭借令人信服的叙述、严格的证据和积极的行动，说明

了建立好的人际关系和社区联系的重要性。这本书是我们心理健康和社会福祉的福音。

——亚当·格兰特，《纽约时报》畅销书《原创者》《给予与索取》作者

孤独已经成为现代生活的流行病，本书是治愈孤独的一次勇敢而美丽的探索。维韦克·穆尔西以其专业的医学知识为基础，通过无数次的实地考察，探索了一个全新的被人们所忽视的医学前言领域，他的解决方案，对我们个人和整个社会都非常必要。

——亚伯拉罕·佛吉斯（Abraham Verghese），《双生石》作者

如果可以将本书做成一枚药丸，那它一定会是供不应求的药品。穆尔西博士巧妙地揭示了孤独的成因，以及如何影响身心健康的科学原理，他提出通过更好地与我们的社区、朋友和家人建立联系，来处理孤独，过上最健康、最长寿的生活。

——丹·布特纳，《纽约时报》畅销书《蓝色地带》作者

今天，一场无形的危机困扰着美国，它造成的疾病、痛苦和死亡要比其他任何病都多，它就是孤独，因为它通常是成瘾、自杀甚至肥胖症的根源。而美国前任卫生局局长维韦克·穆尔西博士，通过清晰的论述和令人振奋的洞察力提供了令人信服的解决方案——爱与人际关系，这是最好的解药。

——马克·海曼，医学博士，畅销书《食物疗法》作者

我们处在一个社交媒体泛滥但人际关系肤浅薄弱的时代，重要的人际关系早已缺失。在本书中，维韦克·穆尔西博士一针见血地指出我们个人生活和社会生活的病痛，并为此开出了解决良方。

——丹尼尔·戈尔曼，《情商》的作者

赞誉

对于数字时代人际关系缺失的困境，以及人与人之间联系的薄弱，穆尔西博士做出了富有同情心、敏锐而深刻的论述。他精准地诊断了整个社会、国家和世界的病痛，还提供了病因、预后和基于善意和彼此关怀的治疗方案，阅读本书能让你获得安慰与鼓舞，因为书中包含无数个治愈的正能量故事。

——乔恩·卡巴·金，正念减压疗法创始人

本书不仅提供解决方案，来帮助我们解决这个时代的身心健康问题，还为我们理解孤独情绪提供深刻的解读和温柔的希望。

——杰克·科恩菲尔德博士，《心灵之路》作者

作者将孤独视为现代人健康的主要杀手，在本书中，他用充分的证据论证了孤独对我们的生活和工作的影响，以及我们能做些什么来战胜它。

——伦敦经济学院理查德·拉亚德勋爵（英国）

目 录

赞誉 003

序 011

前言 019

PART1 **孤独的前世今生** **023**

CHAPTER1 **近在身边却被无视的孤独** **024**

独自一人并不等于孤独 028

孤独是普遍存在的 029

孤独会增加早逝的风险 031

缺失的人际关系 033

CHAPTER2 **孤独的进化历程** **042**

孤独的进化之路 046

建立联系的天性 048

是敌是友 051

孤独的悖论 055

真实的痛苦感 058

CHAPTER3 **从独处到孤独** **065**

千姿百态的社交文化 066

从独处到孤独　　　　　　　　　　069

文化是社会的映射　　　　　　　　071

第三种文化体系　　　　　　　　　077

孤独的男人们　　　　　　　　　　085

女性与孤独　　　　　　　　　　　093

CHAPTER4　现代社会的孤独　　　　098

随时随地在线　　　　　　　　　　102

飘零的移民者　　　　　　　　　　117

老龄化带来的孤独　　　　　　　　123

边缘化群体的孤独　　　　　　　　128

CHAPTER5　揭开孤独的神秘面纱　　144

伪装成痛苦的孤独　　　　　　　　148

戒除成瘾症　　　　　　　　　　　159

隐形的伤痛　　　　　　　　　　　164

PART2　构建紧密联系的生活　　　175

CHAPTER6　由己及人的人际联系　　176

与己为友　　　　　　　　　　　　184

自我认识　　　　　　　　　　　　189

自我关怀　　　　　　　　　　　　193

暂停脚步，冥想自省　　　　　　　194

CHAPTER7　不同层级的社交圈　　　199

不同层级的社交圈　　　　　　　　204

内圈：密友和知己　　　　　　　　207

中圈：偶尔相伴之人 210

外圈：同事和点头之交 213

职场中的人际关系 213

来自陌生人的善意 221

CHAPTER8 **小家庭构成社会大家庭** **227**

如何向孩子们传授人际关系技巧 234

数字时代的孩子要如何建立人际关系 238

如何教育，确保孩子情绪健康 244

为父母构建互助的社群 252

结语 **261**

致谢 **265**

PREFACE

序

　　我自2014年12月15日起担任美国第十九任卫生局局长。作为负责国民健康的医生，我希望在任期内重点解决由肥胖、吸烟引发的有关疾病以及可以通过接种疫苗预防的疾病。这也是我在十个月前的就职确认听证会上，向美国参议院陈述的工作内容。因为已有大量数据证明，这些健康问题应该成为卫生工作的重点。但是，作为外科医生，管理和监督超过六千名军备军官的联邦政府的同时，也承担着提升国民身体素质的任务，民众也对我的工作寄予了厚望。一个多世纪以来，担任过卫生局局长的医生们，不断处理国家的各项卫生危机，从黄热病和流感暴发，到飓风和龙卷风的灾后处理，再到9·11的恐怖袭击事件。而在过去的几十年中，在解决吸烟和艾滋病等公共卫生问题上，美国的医生也成为最值得民众信赖的拥护者。我个人也将重要的民众健康问题作为任内卫生工作的重点。

　　我没有出身名人世家或政治世家，而是来自医学家庭，青少年时期的大部分时间都在父母的医务室里度过。父亲负责看诊，母亲负责诊所的其他事务。我和姐姐经常在放学后帮父母处理文书工作，归档图表、打扫办公室并招呼来来去去的病人。也是在这里，我坚定了从医的信念。因为那些满面愁容的病人，在得到诊治之后的安心和放松经常触动着我。对我的父母来说，寻医问诊的效果，实际上取决于医患关系的好坏，他们通过聆听，与病人建立良好的关系。虽然保险公司不会支付超过规定的15分钟之外的诊疗费用，但父母明白，要真正了解病人，就必须体会他们情感上和身体上的需求，哪怕要花费超过15分钟的时间。

这就是我追求的从医方式，我希望成为以关怀病人为重点的卫生局局长。因此，担任卫生局局长职务后，在制定卫生工作议程和计划的时候，总是先了解民众的需求，这意味着要花费大量的时间，且要深入民众的生活。我对新组建的班子说："让我们去跟民众们聊一聊，看看他们真正需要什么。"

于是，在接下来的几个月里，我们在美国进行了一次聆听之旅。从南部的阿拉巴马州到北部的北卡罗来纳州，从东部的加利福尼亚州到西部的印第安纳州，我们受到了不同社区的热切欢迎。我们进行了小规模的小组会谈，也开展了大规模的市政厅听证会，还与老师、牧师、小企业主、慈善家和社区领袖等不同职业和身份的人促膝长谈。

但不管我们去哪里，都提出一个同样简单的问题：我们能提供什么帮助？在某些情况下，民众的答案印证了我的工作重点：阿片类药物的流行以及肥胖、糖尿病和心脏病发病率的上升等。而有些对话则十分出乎意料：比如华盛顿州的一位老师告诉我，孩子们在上课期间抽电子烟的问题。尽管学校已经明文规定，学生不得在课堂上嚼口香糖或抽烟，但没有明确禁止学生在校园里抽电子烟。最后我们发现，造成这一现象的原因是学校在等地方政府的指示，而地方政府又在等联邦政府的政策。

这些谈话，成为我在任期内以及卸任之后制定卫生工作重点的核心指导方针。在他们的推动下，我编写并发布了第一份关于成瘾危机的报告，并发起一场全美运动来应对阿片类药物流行的问题。也正是这些老师、家长、科学家和政策制定者的激励，我在2016年发布了关于年轻人吸食电子烟的第一份联邦报告。

一个反复被提及的健康问题——孤独，出乎意料的是人们很少直接谈论它，甚至不会把它诊断为健康类疾病。但在人们向我倾诉的一系列明显的健康问题背后，如成瘾、暴力、焦虑和沮丧等，都隐藏着孤独的阴影。例如，与我交谈的很多老师、学校行政人员和家长，都明确表达了对孩子们越来越孤独的状态的担忧——尤其是那些将大量时间花在数字设备和社交媒体上的孩子，在他们

序

苦苦挣扎于阿片类药物上瘾的痛苦之际，孤独更加剧了这些家庭的痛苦。

我第一次认识到这种关联，是在俄克拉荷马州的一个寒冷的清晨。当时我遇到了一对夫妇，名叫山姆和塞拉。他们的儿子杰森因过量使用阿片类药物而去世了。在杰森死后一年多，我们在当地的治疗机构与他们见了面。我们可以明显地看到他们疲惫的脸上的痛苦神情。开口说到自己的儿子，他们的双眼很快盈满了泪水，丧子之痛显然依旧刻骨铭心。失去杰森的痛苦固然令人难以忍受，但更糟糕的是，他们发现在自己最需要安慰的时候，相互扶持多年的亲朋好友，也没能成为依靠。

塞拉说："以前我们家一出事，邻居们都会来帮忙或慰问。但是我们的儿子去世时，他们都没来。邻居们可能觉得我们的儿子死于可耻的疾病，而他们的出现会令作为父母的我们感到羞愧、孤立无援。"

但山姆和塞拉并非唯一遭受此类孤独的人。在凤凰城、安克雷奇、巴尔的摩和美国的许多其他城市，我听过很多成年人表示，戒酒和戒毒过程中最困难的时候，是感到自己被家人和朋友放弃时，那个时候的深刻孤独，导致他们更难在治疗和康复的道路上坚持下去。他们告诉我，解决药物滥用的问题并不容易。"每个人都需要一些支持"。

密歇根州弗林特的人民，可能会深表同感，尽管孤独的原因并非药物成瘾。我在水污染危机最严重的时候去了弗林特的一对夫妇家。该市严重的水污染，导致他们女儿们身体里的含铅量，达到了中毒的水平。不能保护女儿身体健康的挫败感，已经够糟糕了，加上地方政府拖延了几个星期，都没有就如何解决该市的清洁供水问题达成协议，他们也觉得被政府和国家遗弃了。这种孤独，是一种被社会抛弃、遗忘、忽视的感觉。

在某些情况下，孤独是造成健康问题的重要原因。但在另一些情况下，人们所经历的疾病和苦难，是产生孤独的导火索。找出这其中的因果关系并非易事，但显然，人际关系的脱节，会导致人们原本平静的生活，变得非常糟糕。

我了解到孤独是普遍存在的，也学到了许多相关的人际关系治愈能力的知识。例如在俄克拉荷马州，我遇到了一群美国原住民青少年，因无法找到身份的认同而迷失自己的这群青少年，感到被外界所遗忘，他们制定了"我是印第安人"计划，以增强同龄人的文化意识和归属感，以此降低他们酗酒和吸毒的风险。在纽约，吸毒成瘾孩子们的父母，组成了互助小组，他们也让我看到了人际关系的治愈能量。与有着相同经历的父母组成互助群，让这些父母更轻松地应对孩子复吸或成瘾问题。在肥胖和慢性病问题不断加重的阿拉巴马州伯明翰，我遇到了一个互助团体，成员们一起跑步、游泳。因为他们的朋友参加了运动，甚至那些容易害羞、不愿独自运动的人也出来了。同样在弗林特，社区成员组织起来，挨家挨户地教会邻居如何正确安装净水器，避免饮用水被铅污染，人际关系也为解决城市问题贡献了力量。

在类似的诸多案例中，可以看到，当个人、家庭和社区面临难题时，社会联系可以发挥至关重要的作用。孤独只会使人越来越与世隔绝甚至感到绝望，而患难与共的人际关系，可以激发乐观情绪和创造力。当人们感到与他人的相互关联时，他们的生活就会更健康、更丰富、更快乐。

然而，现代文化的主流与价值观，倡导极致的个人主义和自主追求。这种文化价值观告诉人们，个人的命运由自己创造。这种价值观对我所看到的孤独的普遍存在，起到了推波助澜的作用。在巴尔的摩，一对夫妇表示拥有自己的孩子很开心，但也坦言因为需要将大部分时间花在孩子身上，自己与朋友的联系变少了。在洛杉矶，一位事业有成的医院高管，尴尬地向我承认，他刚刚独自一人在家庆祝了自己的生日，因为他的工作太忙，早已与朋友失联。要让人们敞开心扉分享自己的故事并不容易，因为他们不愿意承认自己有多么孤独。这种羞耻感在法律和医学等行业文化中尤为突出，因为他们将独善其身、独立自主视为一种职业美德。

我在波士顿、纳什维尔和迈阿密遇到一些爱岗敬业的医生、护士和学生，他们表示，工作中经常有与世隔绝的感觉，但并不会告诉任何人，因为怕招致同事的反感。他们中的一些人甚至担心，即便透露一丝关于自身精神健康问题的烦恼，就可能会被医疗执业管理部门认定为不具备从医资格。他们清楚地知道，孤独会导致职业倦怠和情绪疲惫，却不知道应该怎么办。

甚至有些人都没意识到自己的负面情绪就是孤独，一旦有人明确指出这就是孤独，我相信会有更多人举手表示认同，并想要分享他们相似的故事。无论是男人还是女人，成人还是孩子，成功商人还是底层人员，普通人还是训练有素的专业人员，任何群体，无论是否受过良好的教育，是否富裕，都未能幸免于孤独。

许多人将自己的孤独描述为归属感缺失，于是他们想办法寻找归属感。他们加入社会组织，或选择搬到新的社区，在开放的办公室工作，并积极参加下班后的聚会。但归属感觉似乎依然遥不可及，因为他们实际上没有与他人建立真正联系的人际基础。

想要找到真正的归属感，就意味着要被理解、被接纳真实的自己，也就是说要与真正关心自己的人，分享生活、共同的利益、追求和价值观。在走访的一个又一个社区中，我遇到很多人，他们虽然身处可以遮风避雨的家中，但依然心生孤独，感觉无家可归。

在结束忙碌的一天工作后的深夜，我坐在旅馆的房间里，带着既好奇又担忧的复杂情绪，思考他们的故事。我对孤独并不陌生，在小学阶段，每当父母早晨在学校门口放我下车时，就会产生一种心情抑郁的感觉。就像开学第一天的复杂情绪，只不过这样的情绪，在整个学年的每天早晨都重复上演。我并不担心考试或家庭作业，更害怕独自一人的感觉，而且我耻于把这种孤独告诉父母。因为承认自己孤独，不仅意味着我没有朋友，还像在承认自己不讨人喜欢，或不值得被爱。孤独所带来的耻辱感，加剧了这种长期的痛苦感。一直到很多年后，我在高中找到一群志同道合的朋友，他们带给我真正的归属感，情况才有所好转。

尽管我忍受着多年的孤独的折磨，从未将这个问题视为潜在的公共卫生问题。如果我早一年担任卫生局局长，那么我就不会在就职确认听证会上，将它作为一个严重的健康问题向美国参议院陈述。但是好像一夜之间，孤独就成了一个巨大的健康隐患。

现在的问题是如何解决它。很多人都误以为，作为卫生局局长，我有数十亿美元的预算可以自由支配，数万名员工任我调遣，用来解决孤独的问题。我不得不反复解释，无论是资金还是人员，实际可用的数量不及你们所想的千分之一。尽管如此，卫生局局长的职位，仍为我提供了一个平台：呼吁公众提升对孤独的认识。让我与主要的利益相关者进行对话，有机会推动从研究到政策，从基础设施建设到个人生活方式的转变等一系列领域的变革。

对孤独和人际纽带间此消彼长关系的研究越是深入，就越坚信人际关系的强大治愈能量。从药物成瘾到暴力行为，再到工人罢工和学生政治两极分化的支持，这个社会的许多问题，都被孤独和人际关系的隔绝加剧了。建立一个联系更紧密的世界，是解决当今社会问题和个人问题的关键。

对希望被人欣赏和重视的上班族，或是想与员工打好交道的首席执行官来说，社交关系同样重要；对于那些想要获得朋友更多的支持，但却不知道如何开口的新手父母来说，社交关系很重要；对于那些有让所在社区变得更好的方法，但又不确定说出来之后能否得到支持的居民来说，社交关系很重要；此外，对于想要帮助患者治疗病症，但却不知道如何消除他们的孤独的医生来说，社交关系很重要；事实上，对于医生自己来说，想要消除自身的孤独，社交关系也同样重要。

令我惊讶的是，在我作为卫生局局长期间处理的所有健康问题中，情绪健康这一主题，尤其是孤独，得到了公众最强烈的回应。很少有其他卫生问题能够像孤独这样，能够同时引起非常保守和非常自由的国会议员、年轻人和老年人，以及城市和农村居民的强烈兴趣。在我完成向来自世界各地的市长、医学会和商业领袖的演讲后，孤独似乎成为每个人都想谈论的话题。我认为这是因为他们切身体会过孤独，或从身边所爱的人身上看到过孤独的影子。这就意味着，孤独已经成为一种普遍存在的问题，直接或间接地对我们自己和所爱的人产生负面影响。

序

　　讽刺的是，解决孤独问题的药方——人际关系——也是普遍存在的。实际上，人类社会天生就具备团结性和相互关联性——因为人类总是都能够为共同的目标而一起奋斗，能够聚集在一起应对共同的危机。我们看到了南佛罗里达州帕克兰高中学生，在2018年学校发生大规模枪击事件并夺去17条生命后采取的集体行动。而在全球范围内发生重大飓风、龙卷风和地震等灾难之后，大量的志愿者提供的援助与支持，也体现了人类团结一致的本能。

　　2001年9月11日的悲剧发生后，也出现了最大规模的群体救助。在那个可怕的早晨，当世界贸易中心的双子塔在纽约市倒下时，曼哈顿城的数千人向南方奔逃，试图逃离他们身后不断蔓延的地狱。当他们到达哈德逊河，发现无法过河时，恐慌情绪开始蔓延。美国海岸警卫队意识到他们无法及时救出这么多人，因此做出一个史无前例的决定——发出无线电电话信号，向民用船索求帮助。

　　民众迅速响应了这一求助，数十艘船穿过浓密的尘埃和杂物，把惊慌失措的遍身烟尘的逃难者送到安全地带。9·11船只救援队，在9个小时内救出将近50万人，甚至超过了第二次世界大战的敦刻尔克撤离，成为世界历史上最大规模的船只救援。

　　琥珀鱼船（Amberjack）的船长文森特·阿多利诺（Vincent Ardolino）说，当他听到警卫队的求助电话，并打算在9·11袭击当天开船前往曼哈顿实施救援时，妻子以为他疯了，但他依然执意前往。在回忆起当时的疯狂决定时，他说"人这一辈子就得该出手时就出手，不应该徒留悔恨"。

　　即便在现代社会，人类这种众志成城、互帮互助的本能依然存在。当我们面对共同的目标时，所有人都能够感到紧迫性；当我们听到求助呼吁时，大多数人都会挺身而出，施以援手。

　　我希望自己在卸任卫生局局长职务后，继续关注孤独问题，为需要的人们，解答长期以来关于孤独的诸多困惑。到底是什么导致人际关系的缺失和居高不下的孤独，除了人们的身心健康和人际关系，还有哪些方面受到孤独的影响。我们如何克服对孤独的偏见，接受每个人都有脆弱面这一事实，如何在生活和社区中建立更牢固、更持久和更富有同情心的人际联系，建立统一的共识，实现由爱驱动的生活。

这些只是我撰写本书过程中几点思考。人际关系在我们每个人的生命中都扮演着至关重要的角色，之后的研究会展开关于孤独的更多论述。你还将在本书中了解到一些真实的故事，主人公的身份有科学家、哲学家、医生、文化创新者、社区活动家，还有其他来自各行各业的人。他们的故事提醒我们，好的人际关系会让我们的生活变得更美好。

本书的第一部分着重解释了社会联系的基础——孤独在人类这种高度社交物种中的演变和原因，不同的文化会以哪些方式推动或阻碍我们的人际关系和归属感。第二部分介绍了每个人在生活中建立人际关系的必经过程，从我们与自己的关系开始，通过与家人和朋友建立联系并向外发展，最终为我们的子孙后代建立一个紧密联系的世界。我希望，在阅读本书的故事之后，能够加深自己在社会中的地位的认识。并希望本书能够激发你从全新的角度，认识周围的人和事，因为我们在彼此的生活中，起着至关重要的作用。正如你将在本书中看到的那样，当我们加强彼此之间的联系时，将变得更加健康、更具适应力和创造力，从而收获更加充实的人生。

在本书的写作过程中，我已经认识到，社会联系作为解决个人和社会的关键问题的重要力量，未被我们广泛认识甚至长期被忽视。处理孤独和建立紧密联系的未来，是我们必须共同完成的紧迫任务。

INTRODUCTION

前言

本书探讨的主题是，人与人之间联系的重要性，社区的力量，以及孤独对人体健康的隐性影响。作为一名医生，我觉得必须要解决这些问题，因为在过去的几十年里，我目睹了人与人之间关系的疏离，并由此带来的日益严重的身体和情感问题。然而，我没有想到的是，就在这本书即将出版之际，全球迎来了前所未有的疫情考验。

2020年伊始，COVID-19大流行病将人类的社会接触变成了潜在的致命威胁。新型冠状病毒，就像一个隐形的杀手，任何人都有可能成为病毒携带者。几乎一夜之间，近距离接触成了致命的代名词。面对疫情，一条公共卫生政策成为铁律：为了生命安全，我们需要从根本上加大人际距离。

在我写这些话的时候，疫情仍在蔓延。医务人员不畏艰险，奋战在抗疫一线，但面临医院的设备短缺、病毒致死率的与日俱增，世界各地的政府强制要求"社会隔离"——关闭学校和大多数企业，并命令除基本服务人员外的所有人留在家中。与此同时，急救人员、卫生保健人员和食品供应人员，以及其他必须留在工作岗位上保护我们的人，也在将自己的生命置于危险之中。他们的存在，也在不断提醒我们，生存与命运与共。

为了应对疫情，很多家庭选择与我们一样，取消孩子们的游戏；停止去疗养院探望老人，因为他们是最容易感染病毒的人群；订婚的夫妇推迟他们计划已久的婚礼。还有许多我们习以为常的社交活动——音乐会、球赛、电影、朋友聚餐和仪式庆典——突然间集体被搁置了。

起初，我们以为这场危机会不可避免地造成社会孤立。因为不能见面，就相当于不能保持联系，不能在一起，不能互相帮助。如果不能接触，我们如何去爱。"社会隔离"这个词本身，仿佛一下子导致我们陷入了孤独。

随之而来的是信任危机。对感染的恐惧和潜在的经济影响的恐慌，驱使一些人无视官方的政策，盲目囤积应急物资。伴随着全球金融衰退的阴影，同样令人不安的是，社会衰退也随之而来——社会纽带的断裂。无法进行正常的人际交往，时间越长，这种断裂就变得越严重。

然而，随着疫情的蔓延，人们越来越清楚地认识到，社会隔离是一种错误的说法。虽然我们必须避免肢体上的接触，以阻止新冠病毒的传播。但从社会联系层面来看，疫情过后，我们会感觉与朋友和家人的关系比以往任何时候都要密切。

在共同应对这场危机的过程中，每天都有新的事件发生，体现着人们的共同智慧。在意大利，这个受灾最严重的国家之一，被隔离在家中的人们在窗边齐声歌唱，寻找共同的安慰。在中国，被隔离在病房的人们，用集体广场舞来振奋精神。世界各地的家人、朋友甚至陌生人，都慷慨解囊，互相帮助：为病人和老人送日用品，打电话问候邻居，分享当地的疫情新情况，延长杂货店的营业时间，调整卫生纸的供应（谁能想到卫生纸，会成为疫情期间最畅销的商品）。

幸运的是，现代的互联网技术为我们提供了远程联系的机会。疫情激发了艺术家们在线创作的灵感，他们在家里通过视频，一起跳舞、唱歌、庆祝生日，观众们通过网络观看现场歌剧表演，学生——从幼儿园到博士，都可以在网上学习。我们在网上学习、游戏和工作，形成了群体的抗压力，帮助对方抵御孤独，并提醒对方，彼此的存在和相互的扶持是多么的重要。

很意外，我在写这本书的过程收获很多，下面这四个关键的策略，在疫情流行的当下，具备直观的现实意义，不仅可以帮助我们度过这场疫情危机，还将塑造美好的未来社会：

前言

1. **每天抽出一些时间和爱的人在一起。**不一定局限于直系亲属，可以通过语音电话或视频，与生命中重要的人保持联系，听听他们的声音，看看他们的面容。每天至少抽出十五分钟时间和你在乎的人建立联系。

2. **把注意力集中在对方身上。**在与他人互动时，不要分心，全神贯注地与对方交流，认真倾听，并尽可能进行眼神交流。

3. **拥抱孤独。**与他人建立联系的第一步，是与自己建立联系。独处可以帮助我们反思自己，探索自己的创造力，并与大自然建立联系。冥想、祈祷、音乐和户外活动，都可以成为独处的安慰和快乐的来源。

4. **给予和接受帮助：**帮助他人，能够体现我们的人生价值。给予和接受帮助，了解邻居的近况、寻求建议或帮助甚至给陌生人一个微笑，都能使我们变得更有力量。

我以前的一个导师，每次在进入病房前都会停下来深吸一口气，停顿几秒钟来提醒自己，帮别人治愈疾病是件很幸福的事，要心存感激。

健康的人际关系，就像疫苗和呼吸机一样，将在全球复苏过程中，发挥至关重要的作用。新型冠状病毒疫情造成的社会危机，不是第一次，也不会是最后一次。但整个世界同时面临如此严重的挑战是罕见的，它将更大程度上考验我们的社会关系。种族之间存在种种差异，但共同的经历，本身就是一种纽带，因为所有人都将拥有抗击疫情的共同记忆，我们从这一刻开始学习，一起变得更好，疫情对我们而言，就不会只是艰难的全球危机，而是一个实现自我成长的契机。

维韦克·H. 穆尔西，医学博士

2020年3月

PART 1

孤独的前世今生

CHAPTER 1

近在身边却被无视的孤独

我一生都坚信，孤独并非我自己或一些隐居者所特有的怪异情感或孤僻现象，而是人类社会无法逃避的事实，也是人性本质的核心。

——托马斯·沃尔夫《上帝的孤独子民》

六月的一个晴空万里的早晨，我迎来自己医生职业生涯的第一天。我穿着最喜欢的衬衫，打着领带，套上熨烫得笔挺的白大褂，心情愉悦地走进了波士顿的布莱根妇女医院，并对保安人员和身边的医务人员施以微笑。对他们来说，这不过是繁忙工作中最普通的一天，但对我而言，却是毕生难忘的日子。

我的脑袋里装满了在医学院学到的各种知识和细节，外套口袋里塞满了各种医疗器械，包括听诊器、检眼镜、音叉、叩诊锤、诊疗手册袖珍版、三支黑色圆珠笔、用于记录患者信息的空白索引卡、主要的电话号码列表，以及一摞厚厚的处方卡，包括从心脏复苏到糖尿病等所有疾病的治疗方法。但这些资料都没有涉及我将在患者身上发现的最常见的疾病。

接下来的日子，我跟着高级医师团队一起查房问诊，为病人开出确诊处方和治疗方案。有时候我会感到不知所措，随着时间的推移，我能够越来越自如地处理糖尿病和癌症等常见疾病，也可以处理那些只在教科书中见过的不寻常疾病。当我慢慢爬上医学培训学习的陡峭曲线时，开始关注患者的其他方面——社交生活：缺乏社交、人际关系淡漠、无人关注等问题。

有些病人的房间里从来不缺探望者，在陌生的环境里，他们总有人陪伴身旁。如果病情恶化，或快要走到人生终点的时候，总有许多亲朋好友陪着他们，有的从千里之外赶来。他们的朋友会恳求医务人员，挽救他们的所爱之人。但也有患者，好几天甚至好几个星期都独自一人，无人探访、无人电联，甚至没有任何人询问他们的病况。有些人甚至在离世时，也孑然一身，只有医务人员陪着他们，孤独地走完人生的最后时刻。

我发现，有无亲朋好友的陪伴，不是唯一的问题。在众多病人身上，我还发现了他们对陪伴的强烈渴望。大多数到院的患者，都希望尽快痊愈，恢复正常的生活。还有相当大一群患者，会寻求医护人员的安慰，因为他们太久没有倾诉的对象了。只要有人表现出一点兴趣，他们就会敞开心扉，分享自己漫长的人生故事。有时候，感性让我想要去陪伴这些孤独的患者，但理性告诉我，还有很多病人在等着我的诊断，所以经常为此左右为难。

毕竟作为一名医生，我应该关注的是病人的身体，这些社会问题似乎超出了一名坐诊医生的职责范围。

而一名叫詹姆斯的糖尿病和高血压患者，让我意识到这种看法错得有多离谱。他找我就诊的那天，给我上了影响深远的一课，让我深刻地意识到人际关系的重要性。

詹姆斯个子不高，身材微胖，棕色的头发和粗糙皮肤，一看就是经受了无数个残酷冬季的考验，脸上满是沮丧的表情，我认为与他的疾病有关。

"很高兴认识您"，我对他说，"请问您需要什么帮助？"

詹姆斯描述了他的糖尿病、高血压、肥胖和长期的压力等问题。他的话充满了疲惫感，手势也无精打采，看起来已经彻底被病痛击倒了。出乎我的意料，他说了一句话，在我看来完全不合理，"中彩票是我人生中最糟糕的经历之一。"

"是吗？"我的声调充分表达了惊讶和困惑，"为什么这么说呢？"

　　詹姆斯将整件事情的来龙去脉和盘托出。事实证明，他的结论没错：他的确中了彩票，但生活也确实因此变得糟糕。在中彩票之前，他是一名面包师。高超的技艺赢得了很多来自客户的赞赏。他喜欢自己的工作，也很享受自己为他人带来幸福和快乐的感觉。虽然单身，但他从未感觉过孤单，因为身边有一群互相关爱的同事，一起在面包店愉快地合作，但中了彩票之后，一切都变了。

　　一夜暴富让他觉得应该提升一下生活质量。电视、电影、广告和其他文化媒体大肆宣扬的奢华生活，成了他的灵感，他觉得自己也应该过上这种成功人士的生活。他误以为这种挥金如土的生活，能够带来的快乐，比终日在厨房中忙忙碌碌要多得多，好像他的新身份逼着他成为一个与之前不同的人。

　　于是詹姆斯辞掉工作，搬到海滨富人区的一个高档社区里。在那里，他的所有需求都得到了满足，有着花不完的现金，他过上童话般的日子。居住环境金碧辉煌，他感觉这是一场噩梦。他不仅没有感到满足，反而开始病痛不断，并很痛苦。从前性格温和、幽默而开朗的詹姆斯，变得日益孤僻、与世隔绝和暴躁易怒。他越来越胖，最终患上了糖尿病和高血压。这就是他来诊所求医的原因。现在，他不再待在面包店，也不再和同事、熟客打交道，他每天的时间要么花在看医生上，要么就是独自一人待在家里。

　　后悔莫及的詹姆斯现在才意识到，盲目地跟随潮流，做这些他认为彩票大赢家应该做的事情，而不是听从自己内心的真正诉求，对他的人生来说，就是一个可怕的错误。"我放弃了亲爱的朋友和心爱的工作，搬到一个高档的社区，才发现那些富人都把自己关在家里，我真的很孤单。"

　　詹姆斯的故事，充分证明了现代社会中最被看重的东西——地位、财富和名望不一定能带来幸福。有很多钱，我们的确可以拥有更多的隐私、住在僻静的庄园甚至可以乘坐私家游艇或飞机出行，这些特权听起来非常有吸引力，但同时也可能因此付出人际关系的代价。如果我们不保持警惕，这种所谓的成功会让你越来越孤独，人际关系越来越淡漠，生活也会更糟糕。

　　我认为如果詹姆斯能摆脱目前这个金碧辉煌的豪宅囚笼，加强与他人之间的联系，他的健康状况会得到大大的改善。可能变得活跃、更投入生活、更快乐且更忠实于自我。毕竟，在中彩票大奖之前，他有着非常好的人际关系。这也意味着詹姆斯需要颠覆关于成功的认知，从精神追求层面而非财务层面，来重新定义自己的需求。他似乎已经意识到了这一点，但这个过程挑战很大，尤其是他现在的健康状态非常糟糕。

作为医生，我要想办法帮助他。在给他看病的过程中，我竭尽全力为他提供医疗服务和生活上的建议，听他倾诉。我为他调整糖尿病和降压药的剂量，尽可能让这两项数据接近健康值，甚至为他联系医院的社工，帮他建立一些社区的人际关系。但我不知道如何解决他的孤独，现在回头想这件事，我依然感到很难过。作为从业不久的新手医生，我从詹姆斯身上学到的，远远超过了我能够为他提供的医疗服务。

我接受的医学教育和培训，并没有告诉我社会关系对身体健康的影响，也没有为我提供任何方法，来解决患者的孤独。那些医学教育，几乎只针对身体的疾病。当我们讨论情绪时，基本上也是在探讨如何治疗抑郁症之类的精神疾病，或旨在建立互信的医患关系，以确保患者能够积极参与和配合康复的过程。

我曾经遇到一个女性患者，因静脉注射毒品而导致心脏瓣膜细菌感染。她的案例，也证明了我所学的医学知识远远不够。我可以告诉她静脉注射毒品的危害，需要采取的预防措施。我知道如何与患者沟通治疗途径、抗生素疗程和后续的复杂医疗信息；能够体会疾病带来的压力和情感上的脆弱感，甚至可以在她和她的家人担忧时做个耐心的听众。所有这些都非常重要，但并不能解决她需要的健康的人际关系。不健康的人际关系，或缺乏健康人际关系的事实，是导致她毒品成瘾的首要原因，也是决定她日后是否复吸的重要因素。因为从未接受过任何关于孤独的评估或训练，面对患者的孤单感，我感到束手无策。

独自一人并不等于孤独

孤独到底是什么，这个看似简单的问题，却很难回答。

很多人认为孤独就是孤立，但这两个近似词之间存在本质的差别。孤独是因缺乏所需的社交关系而产生的主观感觉。你会感到被束缚、被抛弃或被同类隔绝——哪怕你身边有很多人。当你感到孤独时，你缺乏的是一种亲密感、信任感以及对真正的朋友、亲人和群体的热爱。

为了反映缺失人际关系的具体类型，研究人员确定了孤独的三个"维度"：第一个维度是亲密感或情感缺失，即因不能与密友或伴侣分享情感和信任感而产生的孤独。第二个维度是人际关系或社交关系的缺失，即因得不到优质的友谊、社交陪伴和支持而产生的孤独。第三个维度是集体归属感，即因人生目标或兴趣淡漠，没有好的人际关系网络而产生的孤独。这三个维度构成了人类赖以生存和发展的高质量社会联系的全部内容。缺少三个维度中任何一种关系，都会让我们感到孤独。这就能解释为什么拥有了幸福的婚姻，依然有人因缺失朋友或集体归属感而孤独。

每个人的社交联系需求程度不同，我们无法确定需要多少个朋友，才不会孤独。社交需求的程度，因人的性格而异，在不同的人生阶段也不同。外向型的人充满活力，喜欢更多的社交活动，并愿意与陌生人建立人际关系。内向型的人可能需要更多的独处时间，不喜欢太多的人际互动，他们更愿意以较小的群体，或一对一的方式进行社交。但是内向和外向的人都会感到孤独，他们都需要建立牢固的人际关系，才能拥有安全感和归属感。因此，重要的不是社交关系的数量和频率，而是人际关系的质量，以及我们对人际关系的满意度。

与主观的孤独不同，孤立是一种与他人隔绝联系，并独自一人的客观生理状态。与世隔绝被认为是导致孤独的危险因素，很少与他人互动，我们就更容易感到孤独。但独自一人的生理状态，不一定导致孤独的情感体验。当我们全身心地投入工作或创作中，可能独自度过漫长的时光，却一点都不会感到孤独。

反过来说，有时候即使我们身处热闹的人群中，也会感到孤独——情绪层面的孤单。所以是否孤独，很大程度上取决于我们内心的舒适感。

这就是区分孤独与独处的根本依据，我们感到孤独时会不高兴，渴望摆脱这种情感上的痛苦。独处是一个人安静地待着或主动隔绝他人的状态。独处是在没有他人干扰，不分心的情况下，自我反省和自我对话的宝贵机会，可以促进个人成长，提升自我创造力和幸福感，并恢复我们的元气。几千年来，僧侣和苦行者们，都在寻求独处的机会，以进行内省，并重新建立与神明的沟通。与孤独不同，独处不会让人有羞耻感，相反地，它意味着一种神圣的状态。

但独处也可能让人恐惧，因为它会让正面和负面的思想和情绪都显现出来。有时候，我们并不愿意主动进入被封锁的负面情绪空间。但也正是这种挣扎，迫使我们努力地解决问题、明确自己的感受。因此，适应独处的状态，是强化我们与自我的联系，并延伸至与他人建立联系的重要方法。所以，独处实际上反而能帮我们抵御孤独。

孤独是普遍存在的

根据凯赛家庭基金会（Henry J. Kaiser）2018年的报告，美国22%的成年人表示，他们经常感到孤独，人数超过5500万，远远超过成年人吸烟者的数量，几乎是糖尿病患者数量的两倍。2018年，美国退休人员协会（AARP）用一项孤独量表对美国成年人进行调查，此量表是经过美国加州大学洛杉矶分校（UCLA）严格验证的，研究发现，45岁以上的美国人，有1/3感到孤独。美国健康保险公司信诺（Cigna）同年进行了一项全国调查，结果显示1/5的受访者表示，他们很少或从未与他人建立亲密联系。

其他国家的调查也得出了类似的结论，加拿大的中老年人，将近1/5的男性和1/4的女性表示，他们每周都会有一次或更多次感到孤独。澳大利亚1/4的成年人也表示孤独。超过20万的英国老年人"每周与孩子、家人和朋友见面或通电话少于一次"。13%的意大利成年人表示在遇到困难时，没有可以求助的对象。在日本，超过100万成年人符合日本政府对避世隐居者或蛰居族的定义。

为什么会出现这种情况呢，孤独是最重要的原因。

当我们感到孤独，看到其他人一起开心地玩耍，享受周围人的陪伴时，我们的第一反应不是与他们接触，而是逃避，因为我们害怕被别人看作社会的弃儿，或被贴上类似标签。面对那些尝试与我们建立联系的人，我们也倾向于隐藏自己的真实感受。羞耻感和恐惧感，会把孤独变成一种常态，引发自我怀疑、自尊心受挫，导致我们不愿意寻求帮助。随着时间的推移，这种恶性循环使我们错误地相信，自己的存在不重要，不值得被爱和拥有爱，最后慢慢远离我们最需要的人际关系和社会关系。

这种情绪的恶性循环，也加剧了人们对孤独的误解。因为人们倾向于隐藏和否认自己的孤独，那些愿意帮助我们的人，包括朋友、家人和医生，也会避免探究这个敏感的情绪问题，而这会让感到孤独的人，更容易自暴自弃，所以许多人用毒品、酒精、暴饮暴食和性行为来减轻孤独带来的痛苦。孤独加上我们对它的误解和偏见，造成一系列糟糕的后果，不仅影响个人的健康，还会影响整个社会的健康和生产力。

但是我们可以通过一些方法来打破这个恶性循环，学习及早识别和处理孤独的信号，在孤独初次来袭时，进行干预，建立良好的人际关系，而不是任由它发展。要打破恶性循环，首先要承认，每个人都有迫切的社会联系的需求。简而言之，人际关系与食物一样，对我们的健康和幸福至关重要。正如饥饿和口渴是身体生理需要的信号一样，孤独也是一种自然的信号，提醒我们要与他人建立联系。虽然相比于孤独，承认饥饿和口渴更容易让人接受，但我们完全不必因孤独而感到羞耻，为了解决人们对孤独闭口不谈的问题，我们需要更深入地认识社交与身体和情绪健康之间的关系，以此来减轻因孤独产生的羞辱感和自我责备。

长期以来，抑郁症也备受苛责，以至于大多数人会默默忍受抑郁症的折磨，不肯承认患病的事实。但现在，23枚奥运奖牌的得主迈克尔·菲尔普斯，以及嘎嘎小姐、巨石强森、J. K.罗琳等文娱界的知名人物，都公开承认自己身患抑郁症的事实。学校和职场也开始关注抑郁症问题的严重性，并制定一些项目，为需要的人提供帮助。我们对成瘾的看法，也发生了类似的变化。目前我们还需要努力，以确保抑郁症患者和吸毒成瘾人群不会遭受歧视，不会因自己的病症感到羞耻，在这方面取得了巨大进展。我们有充分的理由相信，当我们愿意公开谈论自己的孤独，并了解孤独的含义时，大家对孤独的偏见也会减少：孤独就是一种人类社会普遍存在的现象。

孤独会增加早逝的风险

在圣保罗市长大的朱莉安娜·霍尔特·伦斯塔德（Julianne Holt-Lunstad）博士，亲身体验了社会关系的强大力量。她来自一个以努力工作和团结为荣的家族，家里六个孩子，她排行老四。她的父亲也有四个兄弟姐妹，并且每个人都拥有一个大家庭，这就意味着她有很多堂兄弟姐妹、阿姨和叔叔。因为她的祖父母，非常强调家庭的重要性，并鼓励大家传承这一传统，所以整个大家族每年都会聚在一起，度过一周的美好时光。

"我成长的过程，都有家人的陪伴，他们是我最亲密的朋友。"朱莉安娜告诉我。亲密的家庭关系也帮助她确定了自己的职业道路，在犹他州完成大学教育之后，朱莉安娜对心理健康生物学专业产生了浓厚的兴趣，攻读博士期间，她学习健康和社会心理学专业，研究的重点是社会关系对人类行为到细胞功能等各方面的影响。

在杨百翰大学（Brigham Young University）担任教师的时候，掌握了很多数据支持人际关系与健康的关系。但朱莉安娜发现，学校内部和外部学术界仍有很多人，对她的研究领域持怀疑态度，认为她的研究毫无价值，她决定要改变这些看法，因此，她和合作者花了一年多时间，精心分析了来自世界各地30万名参与者的148项研究，并为分析软件编写了无数计算机代码，这些都是为了回答一个简单而深刻的问题：良好的社会关系，是否可以降低人类早逝的风险。

最终，在2009年夏天，朱莉安娜找到了追寻已久的答案。当她看到等待已久的分析结果时，对自己说："这将是前所未有的重大发现"。

朱莉安娜的研究表明，社会关系薄弱，会对我们的健康构成重大威胁。与社会关系薄弱的人相比，那些具有良好社会关系的人，早逝的可能性要低50%。更令人震惊的是，她发现缺乏社交对寿命的影响，等同于每天抽15支香烟的风险，并且比肥胖、过量饮酒和缺乏运动的影响更大。

这个结论简直令人难以置信，有人会问，如果导致更高的心脏病发病率和早逝的真正原因只是肥胖或贫穷，而这些人恰好感到孤独呢？就统计学层面来说，有没有可能，孤独只是一个催化因素，而非罪魁祸首呢？朱莉安娜也想到这一点，因此她在这项研究中分析了所有可能的健康风险因素，包括年龄、性别、初始健康状况和死亡原因，等等，将这些变量纳入分析范围后发现，社交联系对健康的保护作用没有发生变化，而孤独作为促发早逝的因素，其负面影响也没有发生变化。

她的研究迅速激发了公众的反应：记者们开始撰写文章，报道她的奇怪的研究结果；电视和广播制作人邀请她到演播室，向观众解释孤独的危险性与吸烟一样，但却一直被忽视；英国和澳大利亚在制定解决社会孤独的方案时，也向她寻求指导和建议。

五年后，朱莉安娜发表了另一项大规模数据分析，证实了有孤独情绪的人早逝风险更高。此时，已经有越来越多的研究证明，孤独与冠心病、高血脂、压力、中风、痴呆、抑郁和焦虑的高风险相关。研究还表明，孤独的人更有可能出现睡眠问题、免疫系统功能障碍、冲动和判断力受损等问题。

这也加速了世界各地的主流媒体和组织对孤独的关注，大家都想知道：孤独为什么会危害我们的健康。

缺失的人际关系

这个时候，许多医生开始关注患者的孤独。英国在2013年做了一项民意测验，75％的全科医师报告说，每天接诊的患者有1个到5个患者的病症是由孤独引发的。

一名来自利奇菲尔德的初级保健医生，海伦·斯托克斯–兰帕德博士，她工作的地方距离英格兰的伯明翰约20英里。照顾病患时，她像刚出校门的学生一般，充满激情。见到我时，热情地为我泡茶。海伦对医学的热情并非职业伪装，她的确是一名富有同情心、才华横溢、脚踏实地的医生。

海伦不仅是一名执业医师，还是英国最大的医学协会之一的皇家全科医师学院（Royal College of General Practitioners）主席，代表着超过5.3万英国家庭医生。她在发表就职演讲时谈到了患者的孤独，让人很出乎意料。30多年前有一系列的研究发现，孤独和患者使用医疗服务的比率之间存在关联，但医学界并没有采取任何行动来解决这个问题。她决定将孤独作为皇家学院头等大事，认为现在是做出改变的好时机。

她的演讲重点讲述了一个叫伊妮德患者的故事。伊妮德在晚年丧夫之后，陷入了深深的孤独中。海伦没有在给她开完抗抑郁药后接诊下一位病人，相反地，她做了一件在现代医学高度规范的诊疗文化中也难以实现的事情：认真地听伊妮德倾诉，并按照她的需求调整诊疗。

正如海伦在演讲中所说的那样：

> 我没有遵守默认的诊疗规则，我选择与她交流，认真聆听她的故事，我做了所有优秀的全科医生能做的一切。在与伊妮德相处的短短几分钟里，通过她的眼睛我看到了整个世界。我认为伊妮德的真实社交需求，比药物的处方更重要……有时候我会向她推荐团队或慈善组织，因为这些可能对她的健康和福祉更重要。

> 后来，伊妮德与当地的一所小学建立了联系。在这所学校，经验

丰富的妇女与新手妈妈组成互助小组，那些急需建议的年轻母亲们，因远离自己的家人而得不到帮助，而伊妮德在这方面比较有经验。她每周去两次，每次与新手妈妈交流几个小时，她重新找到了生命的价值和意义，也感到自己是被需要的、赞赏的。在那里，她用自己丰富的人生经验帮助他人。

伊妮德预约看诊的频率降低了，她也不再因为不必要的髋关节置换手术而占用医院的病床，不再服用抗抑郁的药物，事实上，她基本不需要任何药物了……我注意到伊妮德开始重新化妆，在布莱恩去世后第一次做了新发型。

社会孤立和孤独就像慢性病一样，会对患者的健康和福祉产生长期的负面影响。作为医生，想在诊疗过程中做到以患者为中心，就必须解决这些问题。

在英国顶尖的医疗组织会议上，把孤独作为讲话的重点，是前所未有的。"但观众们的反响尤为热烈"，海伦对我说，"因为在座的每个人，都接触过饱受孤独困扰的患者。"

医生开始关注社交和情感健康间的联系，而这种联系通常会在内科患者的健康状态中表现出来。孤独不是一个可以通过药物或手术解决的问题，而是一种人类社会的病症，它提醒我们需要来自人类同伴的爱、关怀和陪伴。

海伦遵循了一种被称为社交关系处方的诊疗方法，即临床医生向患者推荐包含社区的资源和活动，以帮助患者建立健康的社会联系。这种治疗方法表明，我们已经意识到孤独会对身体产生负面影响，并肯定了人类需要彼此关怀的普遍需求。

萨钦·贾因博士也得出了同样的结论。与海伦一样，他正在美国的患者群体中就他们的社会联系展开大规模的研究。萨钦是"更多关怀集团"（Care-More）的首席执行官，该公司主要为老年人和贫困者提供医疗保健服务。2017年，萨钦和他的团队启动了**团结互助计划**（Togetherness Program），以发现更多孤独患者并为他们提供帮助：家庭访问、每周的电话联系、社区社交活动等。在很短的时间内，就有600名患者参与了该项目。

其中一个叫维尔塔的参与者，是一个50多岁的女性。我第一次见她是在2019年，一个医疗保健服务中心。看得出她是费了一番周折，才来到中心与我碰面。因为糖尿病会使人衰弱，她不得不经常坐在轮椅上，神经病变导致她的腿脚疼痛剧烈。然而，维尔塔脸上却充满了对未来的乐观情绪。她告诉我，她正在见证生命中的重要转折点。

维尔塔的父母来自孟菲斯，在她的童年时期，全家搬到了加利福尼亚州的长滩。高中毕业后，做过很多零碎的工作，后来在长滩港找到了保安员的工作。她很喜欢这项工作，一直干了15年。

虽然我们才刚刚认识，我看得出来，维尔塔年轻时个性鲜明，社交生活丰富活跃。她告诉我，"在我健康的时候，你很难约到我的"。但是她的饮食习惯并不健康，长期依赖快餐和高糖饮料度日，导致她患上了糖尿病，因此产生诸多并发症，不良于行，并终日忍受慢性疼痛。很快，她无法正常工作和出行，这让她的生活发生了翻天覆地的变化。

"我很寂寞"，维尔塔告诉我。"我病得太重，无法外出，也没办法招待访客"。她的女儿已经成年，虽然母女俩生活在同一间公寓，却很少交流互动，因为每次交流都会以吵架收场。其他的家人也不愿意跟维尔塔交流，重要的家庭关系已经无法维持，她失去了生活的希望。

她激动地回忆起第一次看到"更多关怀集团"宣传册的场景。宣传册上提供了"团结互助项目"的各类服务，包括咨询、锻炼计划、社交活动和医疗保健服务，甚至还为患者提供了交通服务。"看到这个宣传册，我激动得哭了出来"，维尔塔说，"我觉得它说出了我心中所有的愿望"。

维尔塔报名参加了团结互助项目。几天之后，她接到来自更多关怀集团**团结互助计划**"电话伙伴"的第一个电话，他叫阿曼多（Armando），打电话来了解一下维尔塔的近况和身体情况。

维尔塔说，"阿曼多耐心地听我说话，他的声音特柔和"。阿曼多答应维尔塔下周会继续打来电话，并遵守了诺言。有的时候，阿曼多会在电话里跟维尔塔分享自己孩子的事情，聊聊女儿的足球赛，很快，维尔塔开始期待与阿曼多的电话聊天。

但因为没有工作和收入，且需要不断开支，维尔塔后来因无法承担房租而不得不搬离原来的公寓，到城市公园的停车场里独自居住。晚上停车场会变得很恐怖，加上腿部疼痛的折磨，她的身体状态也每况愈下。

更多关怀集团为维尔塔指派了一个叫卢比的社会工作实习生。他想帮助维尔塔找到一个固定的住所，但是对于低收入人群来说，南加州的房租实在太高了。有一天，卢比在克雷格网站上发现了一个单间房出租，每月租金700美元，还包括水电费。这在租赁市场上简直等于白送。维尔塔回忆说，"我当时想先洗个澡再去看房，但是卢比说'不不不，咱们立刻去看房。'"

在维尔塔抵达时，房主索尼娅（Sonya）和欧内斯特（Earnest）已经在等着了。卢比把维尔塔的具体情况和健康问题都告诉了他们。这对夫妻很愿意把房子租给维尔塔。他们唯一担心的是，维尔塔能不能跟他们的"保护者"——斗牛犬处得来。"保护者"有着宽大的下颚，健壮的身躯。看到维尔塔抵达时，它跳起来，舔了舔她的脸。"当索尼娅打电话对我说愿意把房子租给我时，我哭了。"

索尼娅和欧内斯特像家人一样欢迎维尔塔，这对夫妇希望跟维尔塔建立友谊，也帮助她开始与其他人重新建立联系。阿曼多依然每周给维尔塔打电话，经常问她有没有照顾好自己，并鼓励她尽量出门活动一下。

有时，维尔塔担心自己占用阿曼多太多的时间，也害怕让他失望，经常告诉他自己可以做得更好。阿曼多打电话给她时，她会说，"我把自己收拾得特别干净，今天我化妆了"，她的体重甚至开始慢慢变轻。

人际关系促使了这一切的变化。尽管只是建立电话沟通的关系，维尔塔发现自己很容易对阿曼多敞开心扉、表达自己的脆弱。因为阿曼多总是耐心地倾听，从不妄加评判，是真心关心她的健康状况。当维尔塔终于有机会在团结互助项目的假日聚会上与阿曼多见面时，她惊讶地发现，阿曼多并不是自己想象中的中年人，只有30岁出头。"年轻人，你就是阿曼多？"维尔塔惊讶地问，"你在电话里听起来那么老派啊。"

后来在与维尔塔的交流中了解到，她依然每周接到阿曼多的电话。维尔塔自豪地对我说她减了39磅体重，表示"没有阿曼多先生的电话监督，我肯定做不到的"。

维尔塔表示有一个安静、安全且离朋友近的地方居住，让她不胜感激。虽然她还存在很多身体方面的问题，有时候仍然会感到孤独，尤其是晚上。但是她已经下定决心要继续努力恢复身体，开启更充实的生活。而且她打算分享这些改变了她人生的人际关系的力量，帮助其他需要的人。"世界上还有很多孤独的人"，维尔塔说，"我希望自己也能够帮助他们"。

维尔塔说得没错，这个世界上孤独的人太多了。而对于那些需要忍受病痛的孤独患者，医疗体系的运作模式，只会加重他们的孤独。尤其在医院里，患者可能会认为自己存在的意义，就是为了治疗身上的病痛，他们已经沦落为一个个需要诊断和治疗的健康问题，而不是充满希望和需要慰藉的活生生的人。而这种痛苦的情绪，也会传递到患者的亲人身上。

梅赫伦（Mychele）在丈夫生命的最后一年的大部分时间，在加州大学洛杉矶分校的雷根医学中心度过。她的丈夫文森特（Vincent）患有骨髓增生异常综合征（MDS），这种疾病会导致骨髓不能产生维持生命的健康血细胞。在这一年中，文森特经历了无数次化疗、输血和来自哥哥的干细胞移植。到了2017年圣诞节当天，文森特还是住进了重症监护室，所有的治疗都没能挽回他的生命，梅赫伦感到了前所未有的孤独。

文森特离世两年后，梅赫伦在与我的交谈中，回忆自己的丈夫，"他是我遇见的最有爱心、最大个头的男人。没人会不爱这个身高接近一米九的萨摩亚男子。"在被确诊时，文森特仍是美国海军的现役军人，到了当年圣诞节，他已经在重症监护室待了一个多月，病情恶化的速度非常快。插在嘴里的呼吸管掩盖了他的半张脸，身旁环绕着各种用来维持生命的医学仪器，梅赫伦曾经深爱的丈夫，那个时候只剩下了一把脆弱的骨架。

梅赫伦知道文森特的情况很糟糕，她害怕失去他。虽然医务人员能及时应对文森特病情的各种紧急状况，但梅赫伦觉得很没有人情味儿。当文森特重病在床时，医护人员并没有给梅赫伦提供任何引导和抚慰，身为文森特最后的依仗者和决策者，她感到极度的害怕和沮丧，却不知道向谁求助。

后来她得到来自重症监护医生冉恩·内维尔（Thanh Neville）博士的帮助。内维尔医生能够专注于患者的需求，并以帮助患者实现愿望而闻名。她是一名谦逊、勤奋并致力于最大限度保护患者的医生。她参照加拿大医生黛博拉·库克（Deborah Cook）博士的工作，开启了一项患者临终医疗服务的研究，这个项目叫"3个临终愿望"，旨在为重症监护室的垂危病人提供服务。他们的目标是，改变冷漠的不够人性化的医疗服务，对垂危病人及其亲属给予尊重和关怀。

梅赫伦记得第一次见到冉恩博士和她的团队时的怀疑态度。"文森特情况当时特别糟糕，导致我也特别消极。冉恩博士给我介绍了她的项目，然后我看着她问道：'我想知道真相，现在就想知道。文森特是不是要死了？'冉恩博士握住我的手，对我说，'我必须坦诚地告诉你一个残酷的事实，您先生的医疗团队告诉我，文森特可能没办法痊愈出院了，相信他们也已经告诉你了，是吗？我们来这儿就是为了帮助他在剩下的时间里，过得更有价值，也帮你做好心理准备。'"文森特确实快死了，医疗团队也无能为力。"一开始，我很生气，也很失礼。我冲冉恩博士大吼说，'你又不认识我，你想从我这儿骗多少钱？'她颇费了很大一番功夫，才让我相信她之所以跟我交谈，是因为她真的在乎我们的感受。"而这就是"3个临终愿望"项目的宗旨和目标。

当梅赫伦意识到这一点，她放下了自己的戒备。"我两眼泪汪汪，喉头哽咽地说，'我害怕自己一个人面对这一切'，冉恩博士拥抱着我说，'我们不会让你一个人的。'冉恩博士的同事握着我的手，眼含泪水地对我说，'我们会一直陪着你，陪你走完这一段艰难的旅程。'"

梅赫伦顿了顿，"说实话，当我意识到自己不需要一个人经历这段痛苦的历程时，心里充满了感激之情。我不是一个人，看着医生们关掉维持文森特生命的仪器，我也能够接纳这个结局。"

在文森特生命的最后三天，团队兑现了他们的承诺。文森特要求搬到癌症患者病房，因为他跟那里的很多护士很熟，甚至还给他们起了昵称。除此之外，他希望过去一年中一直陪伴他的医护人员，也能在他生命的最后一刻陪伴自己的妻子。癌症病区本来没有配备患者所需的设备，冉恩博士的团队破例获得了批准，并兑现了文森特的这个愿望。

梅赫伦回忆说，"冉恩博士的团队甚至悄悄地为我们准备了鲜花。我是夏威夷人，我的丈夫是波利尼亚人，所以鲜花对我们有着特殊的重要意义。他们带来了尽可能多的波利尼西亚花朵，这个细节对我们来说意义非凡。"

到了该让文森特离开的时候，冉恩的团队就陪在他们夫妇身边。"直到今天"，梅赫伦说，"我依然很难相信，在我做出拔掉丈夫的呼吸管这个艰难的决定时，一直有人愿意默默地陪着我，这并不是他们作为医护人员的职责，他们的陪伴却让整个艰难的过程变得不同了。"

对于冉恩博士而言，这个项目的目标很简单："3个临终愿望"是停止询问患者的病情，关心并帮他们实现真正需要的。

在短短两年的时间里，该计划帮助了200多名垂危患者和家属。他们为垂危患者举办了两次婚礼；在患者的床头播放奈飞的电影，安排最后的约会之夜；安排当地的艺术学校在患者的卧室表演她最喜欢的音乐作品；用夏威夷的照片装饰一位女患者的房间，因为那是她最喜欢的度假胜地；还为失去至亲的家庭创造了许多纪念品，包括手模——纪念患者夫妇的最后一次牵手。

项目还提供了一项服务，在患者离世几周之后，给他们的亲属寄送一张由重症监护室的医生、护士和临终关爱团队其他成员共同签名的慰问卡。而患者家属们的回复，每次都让冉恩博士感到惊讶和意外："我震惊于这张慰问卡给人们带来的意义。无数家庭在访谈中表示，这张慰问卡让他们感到'自己并没有被遗忘，自己的故事依然有意义。'有位离世患者的家属，曾给我们的团队写过一封信。他在信里说，'在母亲离世的几周里，我觉得自己失去了一切。但是你们的慰问让我感到仍然有人在乎我。'"

医学或科技有时候无法帮我们挽回至亲的性命，但饱含爱意与同情的人际关系，总可以治愈我们的丧亲之痛。或许我们无法完全避免因至亲死亡带来的孤独和被遗弃感，但可以缓解这种痛苦。让这些患者和他们的家人感到自己是被关心和被爱着的，或许这是我们治愈这种痛苦的最好药方。

我想知道，类似"3个临终愿望"这样的服务的收费如何，毕竟，在人生最痛苦的时刻，为患者及其家人带来积极有爱的人际关系，要付出诸多努力和代价。但冉恩博士的"3个临终愿望"项目的平均费用仅为30美元。是的，不是3万美元，而是30美元，当你了解到这些临终关怀服务给每个医生、护士和其他护理工作人员带来的正面影响时，会更加震惊。例如，梅赫伦现在就计划启动一个项目，为了帮助医院的护理人员，在照顾病人时，病患家属不敢离开患者，其中一个主要原因是，担心错过医生的临床问诊。梅赫伦要做的是，在医生出现时，请护理人员呼叫家属，这既能够让护理人员坐在患者的床边休息一下，又能够让患者家属偶尔离开病房透个气。这些看似简单的小举动可以提醒我们，我们在这个世界上从不孤单。

这些年来，我遇到的类似的许多故事，时刻提醒我，孤独会严重损害我们的身体和情绪健康。但也正是同样的故事，让我坚信，健康的社交关系，才是我们更应该关注的。每个人都需要他人看到真实的自我，这是人类根深蒂固的长期需求。我们需要被他人视为有血有肉的脆弱的人类，确定自己的存在有意义，且是被人爱着的。这些是确保人际关系满足深层次需求的前提，当这些需求得到满足时，我们的生活将变得更健康、高效、有意义。

当我们忍受此类痛苦的折磨时，很难想象造成这种痛苦的根源，是人类的进化过程。但显然，在缺少社会联系这种关乎生存的东西时，孤独成了危险的警示信号，所以在人类的生存中起着至关重要的作用。最初认识到孤独这一重要功能的科学家认为，也许通过学会应对孤独（就像我们解决饥饿和口渴的需求那样），而不是屈服于它，能够减少其持续时间和负面影响，并从根本上提高生活质量。要实现这个目标，我们首先要研究和了解社会联系和孤独的演变和发展过程。

CHAPTER 2

孤独的进化历程

有了真正的友谊，我们就可以进一步巩固全世界和平的基础。

——圣雄甘地

如果不能和平相处，那是因为我们忘了我们属于彼此。

——特蕾莎修女

个温暖的秋日下午，我应爱荷华州公共广播电台的邀请，与来电的听众做了一个关于孤独的电话访谈。我一边在电话里聆听来电者的故事，一边赤脚在门口的私人车道上漫步。这是我儿时的一种习惯，那时候我很喜欢赤脚跑过这片庭院，感受脚趾间泥土摩擦的感觉。赤脚漫步、儿时的居所和电话中谈论的话题，整个场景突然唤起了我上学时代因孤独而挣扎的久远记忆。我们家是那个社区唯一的移民，没有人愿意分享我们的文化和传统，了解的人就更少了。移民之前虽然预见了这种情况，我还是花了很长时间才在这里找到归属感。

广播电台邀请我参加这期访谈，是因为几个月前我在《哈佛商业评论》上发表了一篇关于孤独的文章，电台希望我在这期节目里回应来自世界各地读者的问题。说实话，那篇文章能够获得如此多的关注，出乎我的意料。我没有想到那么多商业杂志的读者，会对社交关系的话题感兴趣。一周周过去了，仍然会收到来自全球读者的问题，有些来自记者，他们好奇为什么美国前卫生局局长选择谈论孤独，而不是吸烟或肥胖等传统的热门健康话题。但更多的问题，来自那些亲身经历过孤独的读者，他们在阅读文章后，发现自己并不是唯一感到孤独的人，并因此感到宽慰。

第一个打进热线电话的听众叫莫琳。她说："我想谈谈我的女儿。她刚从学校放假回来。"我从她颤抖的声音中，听出她正在努力憋住自己的眼泪。莫琳的女儿很喜欢跟朋友们在一起，但是她向母亲倾诉说，与朋友们相处时，她感到自己在单方面付出，没有得到任何回应。"我女儿昨晚对我说，'妈妈，从来没有人在乎我的感受，我很孤独。'而我不知道如何安慰她。"莫琳说完就轻声抽泣起来。我为她感到难过，莫琳把女儿送进大学，希望她能够找到自己的社交圈子。虽然她的女儿有很多网上的互动，在校园里也不缺朋友，但却没能找到她真正渴望的、满意的人际关系。

几分钟后，一个名叫罗德（Rod）的中年男子打进热线。他说自从十年前最好的朋友因癌症去世之后，他就感到非常孤独。他很少跟人提及这种孤独，也不知道该怎么办，他想寻求解决的办法。"想要找到新的好哥们真的太难了，"罗德在电话里说。

下一个打进热线的听众，是卡车司机瑞秋（Rachel）。因为需要长时间独自开车，她觉得很难找到真正的友谊，更别说恋爱关系了。她说，"我经常感到孤独，所以我想问问，是不是只有我才会有这种问题？"

瑞秋的问题让我停止了踱步，哪怕炙热的沥青开始使我的脚底发烫。因为我的人生中也数次问过自己同样的问题：是不是我出什么问题了，小时候，我不擅交友，觉得我个人本质的一些东西，不讨人喜欢。我以为除了自己以外，学校里的每个人都有很多值得信任的朋友，而我是唯一被排除在外的可怜虫。我曾感受过与瑞秋同样的焦虑，这就引发了一个重要的问题，有没有可能这种针对自我的怀疑，实际上并不是自身缺陷的反映，而是因为我们对孤独本身存在误解。

在这次电台访谈结束时，我回顾了自己的孤独经历。当我们长期处于孤独状态时（无论是儿童时期还是成人之后），这种情绪会侵蚀我们的心理，它会给我们对所有事物的看法（尤其是自己的性格）蒙上阴影。你可能会认为自己无法合群；甚至与朋友们在一起时，担心自己感到孤独。最糟糕的是，它会让你怀疑自己存在的价值，并错误地以为导致这种痛苦的根源是自身的问题。

但是我可以理解，为什么一个总是在路上奔波的长途卡车司机，一个因朋友逝去而悲伤的男子，以及一个第一次离开家乡到千里之外求学的大学生会感到孤独。我现在也能明白，为什么想要融入美国郊区的学校会令我感到社交层面的不安。但可能令很多人难以理解的是，像我这样一个成年男子，拥有亲近的同事、感情深厚的友人、享受着来自家人的关爱，却依然时不时地像小时候那样，感到被社会隔绝和孤立。所以，我们到底为什么感到孤独。

"孤独博士"

已故的约翰·卡西奥波（John Cacioppo）博士，是第一个将孤独与饥饿和口渴等人类的基本需求相提并论的人。约翰将孤独视为必要的警告信号，认为其具有生物和遗传根源。他的研究，为孤独领域的研究提供了核心信息，因此许多人将他称为"孤独博士"。

我与约翰博士的初次会面，是在2017年华盛顿特区的美国卫生与公共服务部。当时我的团队邀请他来为我们分享关于孤独的研究成果，作为本部门致力于改善公众情绪健康和保健的重要工作。约翰博士个子很高，身形消瘦，浓密的头发黑白夹杂，说话时面部表情严肃而专注，但他也会时不时露出令人感觉温暖而放松的微笑。

约翰对孤独领域的研究热情，始于大学时期一场惨烈的车祸。有一天开车途中，他不小心撞到一匹马，整个车子都被掀翻了。他伤得非常严重，差点丧命。在他以为生命即将结束的那一刻，完全没有想工作或声誉方面的事，只想着自己所爱的人。

那次的经历，让他从全新的角度审视了自己的生活和学术研究方向，他意识到，生活中最重要的是爱与人际关系。这种顿悟，对他的生活瞬间产生明显而深远的影响，并促使他改变了研究方向。他开始专注于人类关系的生物学根源，社会联系与孤独之间相互依存和对峙的关系。

大学毕业之后，约翰选择攻读俄亥俄州立大学的研究生。在学习期间，他沉迷于研究大脑与社交行为的关系以及精神状态对身体的影响。但对这种观点持怀疑态度的人，包括他的导师，都没有将心理影响因素的生理研究视为严肃的科学。有人告诉他，社会因素与神经系统毫无关系，但约翰坚信二者之间存在关联。他选择一往无前，哪怕是孤军奋战。最后，他终于与加里·波尔斯顿（Gary Berntson）博士组成了研究团队。波尔斯顿博士是约翰的老朋友，也是研究生院的研究员。他们共同开辟了一个全新的研究领域——"社会神经科学"，并专注于研究生物系统与社会发展之间的相互作用。

约翰博士在1999年入职芝加哥大学后担任社会心理学系的领导。他成立了认知与社会神经科学中心，建立了一项孤独研究计划，他的研究，描述了孤独和人际关系对人体生物过程的影响，改变了现代人对孤独的理解。他对研究的科学性和严谨性，使孤独成为一门值得更多研究和关注的自然科学学科。

通过历史和生物学的角度研究孤独，约翰及其研究团队发现，人类对社会的需求，不仅仅是一种情绪，更是一种根植于人类本性的、数千年进化而来的生物和社会层面的需求。他坚信，在漫长的人类进化过程中，孤独已经演变成一种警示信号，提醒我们需要满足社会联系的需求。

"孤独实际上就像是一座冰山。"约翰在2016年接受《卫报》采访时说，"我们看到的只是表层的问题，水面下还有许多更深层次的生物进化问题，因为太过深奥，以至于我们无法看到。"

孤独的进化之路

约翰博士的孤独的进化理论是基于这样一种观察：人类作为一个物种，得以幸存的原因，并非是拥有体形、力量或速度等方面的身体优势，而是我们有能力通过人际关系建立社会群体，得以在群体中交流思想、协同目标、分享信息和情感。约翰表示，人类的生存优势，在于具备沟通和合作能力。

2011年，牛津大学的一个人类学研究团队，发表了相关成果，证明约翰的理论是正确的，并且其历史可以追溯到5200万年前。研究团队发现，与一些科学家的早期结论不同的是，最早的猴子和猿猴不是成对生活的，它们以群体的形式相互联系，群体中包含雄性和雌性。该研究的主要作者苏珊·舒尔茨（Susanne Shultz）博士认为，存在这种情况的主要原因是，以前仅在夜间出行的灵长类动物开始在白天捕食，因此更容易被捕食者发现，而形成一个群体，就可以相互照应，从而降低被捕食的风险。显然，这体现了社会联系的显著价值：团结就是力量。

《社会大跳跃》（*The Social Leap*）的作者，心理学家比尔·冯·希普尔（Bill von Hippel）告诉我，300万年前，当澳大利亚人猿进化到可以适应投掷的方式时，这些社群团体的存在就变得特别有价值。"当时，原始人类进化出军事史上最重要的创新，"比尔说，"即远距离的杀伤力。"在此之前，近距离地捕猎一头狮子，哪怕进攻，有50名狩猎者伤亡率也很高，但远距离投掷使他们能够从相对安全的位置进行攻击，"人类一旦可以远距离杀伤，一切都会改变。现在，所有人都具备了组建团队共同生存的驱动力。因为如果团体里的所有人，都能齐心协力并全力以赴，大家就都能长久生存。"

随着人类的发展和进化，生存压力迫使原始人类选择合作，因为合作提供了诸多生存优势：他们可以为未来做计划，也使分工变得可行。我们的原始祖先可以成群结队地轮流监视狼或剑齿兽，如果遭到攻击，他们可以组织起来反击，使得战胜老虎和互相拯救的概率增加。他们可以将采集和收集到的食物进行集中分配，确保不会有人连续几天因为采集不到食物而挨饿。原始社会的人很快就会发现，与群体的其他人分开，就意味着更容易遭受攻击或挨饿。

但生存并不是人类聚集在一起的唯一理由。通过人际关系形成群体，还意味着找到伴侣的机会和安全性大大提升，这将确保部落得以繁衍和延续。成年人构成大家庭，通过合作，分担整个部落养育子女的责任，使得人际合作进一步为整个部落的生存提供庇护。当教育和保护孩子成为一项公共工作，而不是个人的责任时，效率也将得以提高。因此，不仅个人的生存取决于社会人际关系，整个人类的延续，也将依赖社会人际关系。

除了维持基本生存之外，人际关系还提高了部落中的创造力。比尔对我说："人类是地球上唯一能够与其他人分享自身想法和思维的物种。"我们之所以愿意分享，是因为这能够帮助我们达成一致的理解，并更好地了解彼此的思想，为长期合作提供帮助。

早期的人类通过共同努力，解决单打独斗无法解决的技术问题，并分享、传播和改进这些技术。试想一下，第一批原始人在讨论火的使用或者如何在宽阔的河流中泛舟，他们会多么的激动。

在情感层面也具备同样的价值，"人类在发展过程中进化出寻求情感共识的需求，"比尔表示。那个猎人会慷慨地分享他的收获吗，那位母亲会善待她的孩子吗，那个首领可靠吗，我们可以相互依靠吗？口口相传的故事，也慢慢进化为记录和培养这种共识的工具。

值得注意的是，人类祖先天生拥有团结互助的基因。人类学家估计，原始人类花费约三分之一的时间在狩猎和采集等工作上，三分之一的时间用来社交，剩下三分之一的时间与孩子们玩耍和睡觉。他们几乎从不分开，所以他们有足够的时间交流和分享，而且他们也喜欢这样的生活方式。

"人类在进化过程，发现一个人会感到孤独，"比尔说，"可能早在那个时候，孤独已经被视为一个问题。"而分享彼此的故事，可以解决这个问题。

哪怕身边没有其他人，分享也会让人感到人际关系的连接，并产生归属感。

这就是为什么分享自己的故事在确定人类价值、目标和身份，以及情感联系方面，有巨大作用。从人类第一次绘制洞穴壁画以来，我们一直在尝试通过文字、图片、音乐等方式，将自己的经历记录下来，并代代相传。这些故事能够帮助我们了解自己，也让我们的挣扎和困惑变得有意义，在我们遭受苦难或恐惧时得以安抚，也是这些故事，使人类团结到一起。

所有这些，都意味着人类的社会进化和身体进化是紧密地交织在一起的。比尔告诉我，而且是深深扎根于我们的集体意识中，"如果我不能分享自己的情感和故事，会感到很孤独。"

按照约翰的说法，"孤独是一种信号，警告我们该建立和维护社会联系了。"当我们对一个紧密联系的团体或家庭感到"归属"时，就知道这种社会联系的需求得到了满足。人类需要通过分享自己的故事、感受甚至担忧来建立归属感，这就是为什么当我们收获了真正的友情或爱情时，不仅会精神振奋，身体也会得到放松。健康稳定的人际关系，可以缓解压力，为我们的生活增添欢乐，也对我们的身体和情绪产生积极的影响，使我们更容易得到帮助和支持，以渡过人生无法避免的难关，例如疾病、工作变动、失去亲人或其他重大人生变故。人类的联系越牢固，整个社会也会越强大。

建立联系的天性

我现在对人际关系和孤独的进化历程有了更深的了解，但摆在我面前的问题是，这种天性是如何发挥作用的。为了解答这个问题，我向加利福尼亚大学洛杉矶分校的基因组学研究人员史蒂夫·科尔（Steve Cole）博士寻求了帮助。他从生物学的角度，解释了为什么人际关系可以促进身体健康。

史蒂夫告诉我，社会联系带来的好处，包括人体对压力反应的减少，利他的社会行为，例如帮助他人，可以减轻人们的焦虑感和受威胁感，从而让人们更有安全感。史蒂夫还表示，这种压力较低的人际关系连接状态，才是人类的默认状态。从生物学上来说，具备群体归属感的人，感觉更好，也更健康。

人体会分泌一系列激素和神经递质（包括催产素、多巴胺和内啡肽），催产素在希腊语中意为"快速出生"，其更为人知的应用领域或许是怀孕、分娩、哺乳和母子关系等，但科学研究还发现，催产素可以减少恐惧和压力情绪，来促进群体内部的联系。同时，催产素可能会使人对不属于自身群体的外来者，更具警惕性和防御力，换句话说，催产素会使亲密的人际关系更紧密，疏远的人际关系更疏远。内啡肽是天然存在的阿片类药物，可以减轻我们对疼痛的感知，并产生愉悦感。我们在运动或感到疼痛时，会释放内啡肽（例如跑步上瘾症等问题），与他人进行身体接触或同步运动时，人体也会释放内啡肽。这就解释了为什么跳舞和爱，是解决孤独的最佳拍档。此外，作为大脑奖励系统的关键角色，多巴胺在我们感到孤独的时候会大量分泌，以此来提醒我们寻求陪伴，它是建立人际关系的强大动力。

社交关系不会24小时占用我们的大脑，但它占用的时间的确比我们所知道的多得多。加州大学洛杉矶分校的另一位神经科学家马修·利伯曼（Matthew Lieberman）博士，在过去的20年中，一直使用功能性磁共振成像来观察人们在说话、拥抱、解决数学问题或独自一人时的大脑活动，他发现人类依靠两个独立的系统来处理社会和非社会的思维活动，将这两套系统之间的思维活动比作"神经的跷跷板"。当我们进行税收、化学作业或桥梁设计时，我们的非社会系统变得十分活跃，而当我们与朋友见面，共进午餐或帮孩子做作业时，大脑的活动就转移到社交系统上。

利伯曼博士还想知道如果我们拒绝社交型思考，并放空脑袋，我们的思维会有什么反应，研究结果令他大吃一惊。

利伯曼告诉《环球科学》（*Scientific American*）："每当我们完成某种类型的非社会性思考后，负责社会性思考的神经网络就会自动跳转回来，而且几乎是立即切换到社会性思维系统。"换句话说，"进化过程已经帮我们决定，人类的大脑在任何闲暇时间里，能做的最好的事情，就是准备从社交的角度看世界……

这就意味着，人类天生是社交动物。"

这也意味着，我们时刻都在为下一次的见面、恋爱和争辩做准备。哪怕我们自己对此一无所知，不管是内向的人还是工作狂，脑子里大多时候想的都是如何跟别人打交道。利伯曼表示，这是因为在很大程度上，我们与他人的关系，定义了我们。

为了解释这一点，他指向了我们双眼之间，被称为内侧前额叶皮层的大脑区域。当我们考虑并做出个人的相关决定时，例如要穿什么衣服，对自己外表的看法，或在确定个人喜好时，如我们最喜欢什么颜色，这个区域就会随着此类活动而变得活跃。神经科学家将这种活动描述为"自我分析"，在我们回忆过去的时候这个活动也会发生。这些活动塑造了我们对自己身份的认可，这看起来完全以个人为中心，但利伯曼表示，背后另有玄机。

如果自我分析的过程，完全是个人导向的，那么当我们将注意力转移到他人身上时，内侧前额叶皮层应该停止活动。但事实恰恰相反，当我们与他人互动时，这个以自我为中心的大脑区域的活动反而加剧了。换句话，即在社交过程中，我们也在不断定义自己。

利伯曼进一步解释说，我们对个人身份的认定，就像一块社交海绵，会吸收他人的影响。当然，每个人受到影响的程度不同，但不管你是否能够意识到，我们都在一定程度上受到他人的影响。而且，我们对试图打动或说服自己的人越感兴趣，就越有可能采纳这个人的观点。利伯曼把这个过程比作特洛伊木马："在黑暗的掩护下，在我们没有意识的时候，他人的想法已经侵蚀了我们的大脑。"

于是，人类的大脑就进化成这样的天性：倾向寻求人际关系、思想聚焦他人，并由周围的人来定义自己。在我看来，这种天性可谓喜忧参半，如果"影响"我们的是值得钦佩和信任的人，那就是福音；但如果造成影响的是骗子或敌人，那就要防止我们被太多人影响，以至于不"丧失自我"。尽管来自他人的联系和帮助，是实现个体发展的必需条件，但每个人的人际社交能力并非无限的。我相信生物进化也一定为我们提供了某种机制，防止我们的社交回路因过载而崩溃。

而答案，是肯定的。

是敌是友

约翰博士于2017年在亚特兰大州的一次采访中，描述了这一难题。他说："原始人类，不会对所有人保持友善。他们倾向于互相剥削、互相惩罚和互相威胁。"而这是由生存的风险造成的。"如果我错误地将一个本可以作为朋友的人当敌人，那没关系，这只会导致我们没那么快建立友谊，但是我可以活下去。但是，如果我错误地将敌人当作朋友，那将是一个致命的错误。"

人类不仅需要神经网络来帮他们形成人际关系，同样需要一些机制，来帮助他们决定哪些人不值得结交。正如约翰博士所建议的那样，人类有一种判断信任程度的防御机制，即能快速区分出是否值得信赖的能力。婴儿在出生半年内，就会发展出这一技能。

研究婴儿发育的专家发现，人脑的社交海绵在生命之初对每个人都很关注。新生儿在刚进入这个世界时，不存在任何的偏好。对他们来说，好像全世界的人都是可以信任的大家庭成员。他们会被人脸吸引，也就是说在出生之后的一两个月内，任何人都能吸引他们的注意力。他们对猴子的关注度，完全不亚于对亲生父亲的关注度。此外，婴儿具有惊人的面孔辨识能力，甚至可以轻松地分辨出不同猴子的面孔，还可以轻松区分不同种族的面孔。例如，刚出生几个月的白人婴儿，就可以区分亚洲人面孔和非洲人面孔。

然而，研究发现，三个月大的婴儿开始偏爱家人所属种族和民族的面孔。被研究人员称为知觉窄化（perceptual narrowing）的过程，把婴儿熟悉且信任的较小人际圈中的不同面孔筛选出去，结果是，婴儿能发现他们最亲近最熟悉（也是他们最为依赖的）面孔的细微差别，也可以区分其他种族成员的群体。

人际关系具有高度的复杂性，这种亲近范围的缩小，具有重大的实际意义。

为了与其看护人建立牢固的关系，婴儿需要解读看护人的情绪线索，包括后者的肢体语言、语音语调、讲话方式、面部表情，甚至眼球运动。婴儿们必须学会评估母亲的情感反应、确定兄弟姐妹的可信度，并理解父亲的情绪。他们还需要学会回应那些让家人更亲近的情感线索，增强自身的安全感和信任感。这种人生早期阶段的教育，构成了婴儿归属感、人际关系和爱的基础，但这需要消耗大量的脑力。因此知觉窄化的过程，能够帮助婴儿将有限的脑力集中在最重要的事情上。

值得一提的是，当今最先进的人工智能，也无法与这些复杂的信号系统相提并论，更不用说相媲美。大脑循环产生的深远的人类联系，面对面的人际交流，是任何社交网络都无法替代的（可能永远无法替代）。

人类很难区分陌生种族或民族的面孔，对那些只能接触一个种族或民族人群的婴儿进行了一项研究，结果发现，高加索的婴儿到9个月大时，分辨不出不同中东人的面孔差异。而对于同龄的中国婴儿来说，所有白人的脸看起来都是一样的。随着接触其他种族人群时间的延长，我们区分这些陌生面孔的能力会有所增强，但永远无法回到刚出生时期的超强的面孔辨识能力，因为人类从出生开始，就将注意力集中在对我们最重要的人身上。

在语言习得方面，也会发生同样的筛选过程。人类天生具备掌握所有语言的能力，随着时间的推移，这种能力也会逐渐丧失，导致我们只会掌握所在群体的通用语言。因为只有掌握了这种语言，才能与自己的同伴沟通以确保自身的安全。这也是随着年龄的增长，大多数人越来越难以掌握其他语言的原因。

在原始人类的部落里，这种感知层面的窄化过程，实现了人类至关重要的生存目的，即确保归属感且部落成员不与可能的敌人成为朋友。但是，如果一个原始人被部落抛弃，或陷入孤军奋战的困境，且身处无法信任的外来群体之中，他们该怎么办呢？约翰博士表示，这种情况下的高度警觉，或许会导致孤独。

人在被孤立的时候，不管是独自一人，还是身处群体之中，被困者的交感神经系统会切换到高度警觉状态，并引发恐惧迅速陷入战斗或逃跑的应激反应中。导致这种压力反应的根源，是大脑中被称为儿茶酚胺的激素（例如肾上腺素）的激增。这种激素随着血液的流动在体内循环，导致瞳孔和气道扩张，心跳加快，更多血液流向肌肉、心脏和大脑，同时激活下丘脑—垂体—肾上腺（HPA）的核心应激循环系统。从大脑的下丘脑开始，警示信号先传递到垂体，然后到肾上腺，触发盐皮质激素和皮质醇的释放，进而使血压和血糖水平升高，人体获得能量。从这个意义上讲，人体会将孤立甚至孤立的潜在风险，视为关乎生存的紧急情况。

随着警觉性的增强，落单的原始祖先可能会检测到掠食者发出的最轻微噪声、气味或光线的偏移。他们的肺部能以更大的力量、更快的速度吸收更多空气，肌肉和心脏为重要器官获取更多的血液和氧气，并且在受伤和感染的情况下快速激活身体的免疫系统。这种情况下，整个身体都处于自我保护的高度警觉状态，注意力集中在即时信号上，自动忽略其他想法，如欲望、好奇心或反思等，并保持浅度的睡眠，以免夜间被掠食者袭击。

在发生危及生存的紧急事件时，这种高度警惕的状态可以挽救生命。但一直保持高度警觉，也会给人体带来巨大压力，这种状态很难长期维持，高度警觉的时限性，也将迫使落单的原始祖先，迅速回归部落。

经过数千年的进化，这种对孤立的高度警觉反应，已经扎根于人类大脑的神经系统，会让我们在孤独的时候产生焦虑感。因此现代的社会人的孤独，依然与孤身一人迷失在草原上，身陷随处可见的野生动物、被外来部落人员包围的原始祖先一样。孤独的持续存在会促使大脑中激增的维持短期保护的抗压荷尔蒙，开始产生长期破坏，因为它们增加了整个人体的心血管压力和炎症，也会损害人体组织和血管，并增加患者心脏病和其他慢性疾病的风险。研究还发现，孤独会导致白细胞基因的变化，使人体防御病毒的能力降低，进而导致炎症增加。

在约翰博士的帮助下，我们也了解到孤独导致精神不振和身体疲惫的另一种表现：睡眠质量下降。当我们感到极度孤独时，往往无法获得深度睡眠，夜间频繁惊醒，就像落单在野外的祖先，为防止被狼或敌人追赶而无法安睡。约翰博士的团队，以及他经常合作的芝加哥大学心理学家路易斯·霍克利（Louise Hawkley）博士发现，孤独的人，一晚上可能会多次从睡眠中惊醒，严重破坏睡眠质量，并让人感到疲劳和烦躁，即使他们认为自己获得了充足的睡眠。

人体对孤独的应激反应的初衷是增加存活的机会，但这种应激状态持续时间过长，或突然剧烈地发作，可能会适得其反。极端应激反应的一个例子，是所谓的takotsubo综合征，也被称为"心碎综合征"。

心碎综合征于1990年在日本被首次提出，其命名源自一个罐形章鱼陷阱，因为研究人员注意到，当人们遭遇极端压力，例如令人无法承受的悲伤时，人体心脏中最强大的泵腔就会变成一个章鱼壶的形状。大多数人一生中总会经历某些令人心碎的时刻，比如失去亲人的孤独，但往往能够随着时间的流逝而消失，尤其是在我们得到他人强有力的情感支持的情况下。也极少数情况，比如被遗弃所带来的痛苦，的确会让人（在情感上和身体上）心碎。

当我的外祖父因心脏病意外离世时，在读高中的我感到了心碎的悲痛。我们的关系非常亲密，人生中第一次经历失去至亲，我深陷悲痛而无法自拔。外祖父的弟弟瓦萨那也同样如此，因为他们的母亲在他们两兄弟年幼时就去世了，而继母又是个严重忽视并虐待他们的女人，两兄弟就在这种艰难的困境中相互扶持长大。经常忍饥挨饿，衣不裹身，晚上也没有一张可以安睡的床，无依无靠的两兄弟就这么彼此照顾着走过多年的岁月。他们的关系就像双胞胎一样亲密无间，所以外祖父的离世，对他的弟弟来说无异于世界的崩塌。收到外祖父去世的消息，瓦萨那立马赶了过来，站在哥哥的棺材旁，哭得悲痛欲绝。

"你就这么丢下我一个人走了。"他泪流满面地说着，突然抓住胸口的衣服，昏倒在地。没过多久，医生就宣布了他的死亡。

十年后，当我在接受住院医师培训时，那些因突如其来的悲痛，诱发心力衰竭的患者，让我想起了瓦萨那。那时候我才意识到，瓦萨那经历的就是所谓的心碎综合征。距离死亡打击的时间越近，对心脏造成的冲击就越大。所以在失去至亲后的短时间内，遭受心碎综合征的风险是最大的。

是什么让心脏对这种悲痛反应如此强烈呢，悲伤的冲击会导致过量肾上腺素和其他应激荷尔蒙急剧分泌，使心脏扩张，丧失泵血功能。血液停止流动，滞留在肺部，导致呼吸困难，最终整个人体肿胀，心碎综合征可能伴随胸痛和呼吸急促等心脏病发作的类似症状。因此，在心碎综合征发作时，如果患者能够及时接受救治，通常可以活下来，但也常被误诊为心脏病发作。

为什么亲人的离世会导致激素的大量释放呢？简而言之，这种信号是人体内部进化后形成的一种反应机制，其根源是被部落抛弃的原始人类，在面对野兽的威胁和不确定性的过程中进化的压力反应，就像极致的孤独的集中爆发。

孤独的悖论

孤独对健康有害，所以在出现社会孤立的初期，大多数人会努力与他人建立联系，这是符合逻辑的做法。如果我们的身体系统能够按照进化形成的既定模式运行，那么在感到孤独和焦虑的初期，就会去寻找"志同道合之人"。我们会回家找妈妈，或拥抱我们的配偶，或给老朋友打个电话。如果我们能与这些信任的人建立联系，得到积极的回应和理解，那么这种孤独就会消退，人体的压力应激症状也会减轻，大多数人也可以借此度过阶段性的孤独。例如，当我们搬到新城市、开始新工作或转学的时候，这些积极的人际互动，能够大大缓解孤立无援的感觉。

但是，建立这些积极的人际关系并不总是这么容易。如果我们长时间处于孤独的状态，不管是否有意，大多数人会倾向于回避人际互动。约翰博士的研究证明，当我们长期处于孤独状态时，对威胁的感知会更敏感，比如会将怀着善意的人推开，因为我们会选择性地看到社交机会中的风险和威胁。约翰博士的遗孀，蒂芬妮·卡西奥波（Stephanie Cacioppo）博士曾是他亲密无间的研究伙伴，并在他离世之后继续在芝加哥大学推进约翰关于孤独的研究工作。蒂芬妮说，长期处于孤独中的大脑，感知社会威胁的速度是正常大脑的两倍。这似乎有悖于为抵御孤独而进化出来的防御机制，但从进化论的角度看，似乎又是合理的。

当人类的原始祖先被部落遗弃而落单时，他们需要对很小的威胁采取最高防御机制，因为这些小的威胁或许就是致命的。但是在现代生活中，高度警惕会让我们把无恶意甚至友善的人和环境视为威胁，陷入这种自我保护模式的我们也会倾向于避免与人接触，甚至不信任那些伸出援助之手的人。长时间的孤独，会让我们逐渐拒绝所有的社交。

高度警惕还会提高我们对自身需求和安全性的关注度，感知威胁的敏感和对自我的极度关注这两个要素，是导致我们在孤独时无法与他人进行社交和互动的关键原因。更糟糕的是，高度警惕还会导致他人的消极反应，让想心怀善意的人因为我们的回避和拒绝而离开，而这将加剧我们的孤独，最后陷入怀疑、嫉妒和怨恨的恶性循环，直到重度的与世隔绝。显然，想要解决这个问题，绝不是让一个孤独的人参加聚会或多跟人打交道那么简单。

史蒂夫·科尔说："糟糕的是，现代社会的文化，早已不同于原始社会。我相信，进化后的人体应该是放松而自在的，且更多的时候喜欢聚集。但事实上很少有人能感受到这种安静的人际互动：坐在火堆旁与邻居交谈，是现代社会的罕见现象，相反地，大多数现代人都忙于工作，基本没时间停下脚步。所以我认为进化而来的生理机制，已经无法适应现代社会的变化和需求了。"

有时候，高度警觉的现代社会，会触发负面情绪并使孤独倍增。现代社会的多样化和流动性，加剧了人际关系的脱节。当我们身处陌生的环境，身体的应激荷尔蒙激增，可能更容易受到文化偏见、种族歧视的影响，误解善意的社交信号，并臆想出本不存在的社交威胁。轻微的刺激就会导致过激的反应，一支放错地方的笔，或意外泼洒的饮料都会导致我们暴跳如雷，其他车辆并入自己的车道可能会被视为针对个人的挑衅，搬到新城市，开始新工作，到新学校就读，所有人看起来都找到了既定的"部落"或群体并难以接近时，孤独会让建立友谊的难度翻倍。

　　但是，为什么我们不能训练自己的身体，在感到孤独时做出不同的反应呢？约翰和蒂芬妮在研究这个问题时发现，事实上并不是每个人都那么容易受到孤独的影响。有些人天生容易感到孤独，而有些人很少感到孤独，或孤独的持续时间比较短。对一些人来说，孤独让人很痛苦，而对有些人影响轻微。约翰观察到，从进化的角度看，这种结果的变异具有重大的实际意义，这意味着部落中的某些成员"因疏离而感到极度痛苦，所以有强烈的意愿去捍卫部落的安全"；而其他成员，"则愿意离开部落去探索未知的可能，但仍希望维持足够的人际联系，以确保可以回来分享探索的发现。"

　　但这种进化的变异引发了更多问题：这些差异是人的自主选择还是迫于外部环境，是后天的生活经历迫使人们变得比其他人更警惕，还是先天的遗传基因决定的呢？

　　约翰博士和他的同事开展了一项全基因组人际关系研究，并于2016年在《神经心理药物学》（*Neuro-psychopharmacology*）杂志上发表了研究成果。研究证实了基因确实会影响人的慢性孤独，但其作用远不如人生经历和外部环境。约翰博士的团队对一万多个50岁以上的老人进行了研究，得出的结论是，基于共同基因的分析，这些人感到孤独的概率（非外部环境引发的偶然案例）可遗传的比例在14％至27％之间。而其他的研究，包括针对双胞胎的遗传研究发现，孤独总体遗传的可能性高达55％。但需要指出的是，孤独在研究中被视为一种情感反应，而非离散条件。约翰博士表示："通过基因遗传的并不是孤独，而是一种无法建立人际连接的痛苦。"

　　约翰博士真正想表达的是，孤独是复杂的，是个体的基因、过往经历、当前身处的生活和文化环境以及个体的性格等各项因素的综合反应。我们并不能确定，孤独到底是由哪种因素造成的。

　　孤独经常与焦虑症或抑郁症同时出现并遗传，这些症状的共存足够令人困惑，因为有时很难区分，应对孤独也就变得更加艰巨和复杂，所有这些症状都会对情绪产生负面影响，导致社交障碍和退缩。而且它们还会相互强化，抑郁和焦虑会阻碍人的交往，加重孤独，反过来孤独也会放大焦虑和抑郁的影响。

真实的痛苦感

来自伦敦的米歇尔·劳埃德（Michelle Lloyd）深知抑郁症、社交焦虑和孤独捆绑在一起的痛苦，她一生中的大部分时间都在与这三种症状作斗争。今年30多岁的米歇尔是一名人力关系经理，她创建了一个博客，经常发表心理健康相关文章，帮助人们了解患有这三种疾病的人在社交方面的问题。她发现解释孤独与抑郁症或社交焦虑的不同，以及这三者之间的相似之处非常困难。

米歇尔说："我认为要区分这三者非常困难，因为孤独会导致心理问题，反过来，心理问题更容易使人感到孤独。患有抑郁症和焦虑症的人，了解自己和让他人理解自己都会变得很难，存在心理方面问题的人，会因为害怕被评头论足或不想面对而将靠近自己的人推开，这会让他失去朋友，然后更加孤独。"

这听起来像一个残酷的恶性循环，"我想大概很年轻的时候，就感到很孤独。我总觉得自己跟其他孩子有点不一样，所以我一个人待着的时间，比交友的时间更长。后来我的父母离异，这让我感到非常非常孤独，因为我觉得自己没有可以说话的人了。"

那么抑郁症呢？

"我大学二年级的时候，抑郁和焦虑的症状非常严重，我会长时间把自己锁在房间里，不与任何人来往，也不告诉别人为什么，我向家人、朋友和所有人隐瞒了自己的病情。"

毕业后，米歇尔在曼彻斯特生活。"我当时工作很忙，刚刚分手，我感到非常孤独和无助，不想见任何人，没想过自杀，但也完全厌倦了生活，真的。"

最后，她还是决定求医。医生给她开了抗抑郁的药，从那时起，她就一直没有停止服药。"但是，你知道，"米歇尔接着说，"在出现这些心理问题时，很多人只不过是想要找人聊聊。我也接受过心理咨询，但我总觉得这些心理医生，不能让我敞开心扉。心理咨询没有效果，后来我总会想，'为什么有人想跟我做朋友呢，为什么有人愿意花时间真正了解我呢。'"这种自我怀疑加剧了米歇尔的孤独。

"说到孤独，你越感到孤独，就越觉得其他人都讨厌你，因此更不愿尝试与他人接触和交往，这就是恶性循环。"

那么社交焦虑又是怎么跟这些症状联系在一起的呢？

米歇尔告诉我，人多会让她感到焦虑不安。"只要身边的人超过三四个，我就会感到焦虑。以前经常跟朋友外出聚会，但每次都不得不提前离开，因为人多会让我感到非常不舒服甚至恐慌。那种情况下，我必须离开，就像逃命一样。而当你发现自己完全无法摆脱这种情况时，就更难社交了。所以每次出去聚会之前，都要提前规划好回家的路线，或预先想好一个脱身的方案。"

"我收到要聚会的消息时会变得非常焦虑，有时候这会让我看起来很无礼或冷漠，但这是我应对社交焦虑的方式。我现在能够更坦白地告诉朋友我的问题，有时候朋友会说，'你待一个小时就行'或'你不用勉强自己一直在场'等，他们的鼓励使我的紧张感缓解了很多。"

但是，患有社交焦虑症的米歇尔，非常喜欢跟一小群朋友待在一起，他们对她而言很特别，因为他们了解她的抑郁和焦虑，不会排斥她的心理问题，也不会因此而否定她，对米歇尔来说，真正重要的是高质量的人际关系，她非常珍惜这样的朋友。

"我选择向这群值得信任的朋友坦白自己的心理问题，因为他们能真正地理解我。有的时候，我觉得暴露自己的弱点也不是坏事，因为当你真正敞开心扉，可以找到理解自己的朋友。但如果拒绝展示真实的自己，拒绝与人交往，那么就只能永远孤单一人。"

同时，拒绝社交也说明抑郁情绪可能正在恶化，米歇尔承认："我有时候会在事情发生之后才意识到这个问题。我与家人的关系非常亲密，但有时候就是不想接他们的电话，说明我的情绪已经非常低落。如果我开始躲避自己喜欢的人，说明已经陷入各种负面情绪的恶性循环中了，看似还可以正常上班，但生活也只剩下上班—回家——一个人待着。"

米歇尔承认，治疗抑郁和焦虑的最有效的方法就是社交。"我会给朋友发短信或邮件，告诉他/她'我的周末过得很糟糕，这个星期有没有兴趣碰个面，一起喝杯咖啡什么的。'我可能要竭尽全力才能做到这一点，因为我的内心和大脑都在抗拒社交，且不断告诉我'你不想见任何人'。我尝试跟其他人讨论自己的病情。有趣的是，当他们了解了你正在经历的痛苦，会更容易感同身受，这正是帮你建立人际关系的纽带。真正的朋友肯定不是点头之交，你们之间必须有一些能把彼此联系到一起的东西或共同点，而且是自然地结合，无须强求。"

米歇尔之所以努力社交，是因为她清楚地知道，人际关系能够帮她治愈心理疾病。她说："这真的很累，我需要时刻克服内心对社交的恐惧，但我发现，每当我迈出舒适圈，尝试更多的社交，都会收获很多。而在过去的几年里，我发现很多人存在同样的问题，这并不意味着他们是怪人或奇葩。事实上这是很普遍的问题，大家之所以觉得奇怪，是因为我们很少谈论。"

米歇尔的经历让我们看到抑郁情绪、社交焦虑和孤独之间的区别，但那个问题依然没有得到解决，为什么这三种情绪问题会如此紧密地联系在一起，并且通常会同时出现。我们都知道，孤独是造成抑郁症的重要因素，但两者同时存在是一个普遍问题，还是只是少数人的不幸遭遇呢？

带着这些问题，我访问了纽约心理学家《情绪急救》（*Emotional First Aid*）的作者盖伊·温奇（Guy Winch）博士。他表示，"对我来说，它们更像是两个非常独特的临床症状。有些人可能会感到非常孤独，但仍然对自己的生活感兴趣，对自己的兴趣爱好和工作充满热情。而抑郁的人，则不会对任何事情表现出兴趣或激情。相较之下，抑郁对人体产生的负面效果，是更深刻而系统化的。"

"为什么它们的症状或表现如此相似？"我问。

盖伊博士表示："长期处于抑郁状态的人，可能会因为不愿意培养人际关系，而变得十分孤独。而孤独的人，在这种隔绝的状态加剧时，可能会变得更加抑郁。"

盖伊用一位患者的经历论证自己的观点，这位患者以为自己患上了抑郁症，事实上，他只是因为无法与配偶沟通而感到孤独和失落。当他再次与配偶建立亲密关系后，抑郁症状就消失了。"所以他的真正的问题是孤独，而非抑郁症。"

盖伊表示："在治疗过程中，我会重点帮他们建立人际关系，让他们尝试以新的方式与配偶恢复关系；重新与老朋友取得联系，发展友谊，都是很好的办法。"

盖伊也表示，他也经常遇到一些人，人际关系很丰富，却是重度抑郁症患者。"他们拥有至爱的配偶，他们清楚地知道自己拥有这种亲密的人际关系。在抑郁症发作的时候，他们感到自己被配偶隔离或疏远，抑郁症消失之后，他们又能重新找回这种亲密的感觉。"

个人病史和遗传因素对社交焦虑症产生了同等程度的影响。人际关系对缓解孤独有所帮助，但并非所有的人际关系都是可取的。史蒂夫·科尔解释说："人类是彼此的宝贵财富，但同时也可能是巨大的威胁。"

约翰将其论述为："为了生存，人类有进行社交的动机，但同时过度社交可能会带来死亡。因此神经机制为了自我保护，会让我们时刻对人际关系保持适度的怀疑或不信任。"如果你在过往的恋爱关系中遭受过深重的伤害，那么这种习得的神经机制会提醒你，一朝被蛇咬十年怕井绳，让你不敢再谈恋爱。

例如，在一个关系冷漠的家庭中长大的孩子，很难相信陌生人。因为害怕再次遭受伤害，在与陌生人的交往中感到极其焦虑，也是完全可以理解的。

专家科尔从分子学角度，对孤独的影响进行了研究，他表示，反复或长期的威胁经历会改变大脑的认知模式。遭受过情绪重创的人，会进化出"对威胁的神经生物学敏感性"。这种敏感性表现为，大部分人天生患有社交恐惧症，而天生患有社交恐惧症的人，后天又不幸遭遇了痛苦的社交挫折，这种恐惧就会加剧，他们会在社交场合中保持高度的警惕，评估周围所有人的可信度，并时刻区分潜在的朋友和敌人。

科尔说："如果我的成长经历并不怎么愉快，那么当我进入新的社交环境时，绝不会相信看到的第一个人，并对他们友好。"相反，我的第一反应可能是谨慎和警惕，对于其他人来说，这可能像是防备，甚至自大。那些天生相信所有人都是友好的，可能会因不理解而发脾气。这就意味着，在我们无意识的情况下，对社交的恐惧让我们更加觉得自己一定会被他人拒绝。

科尔表示，并不是每个对威胁和拒绝敏感的人，都会感到同样的孤独，这是因为孤独的程度会因个人性格的不同而不同。有些人天生内向，就如前面的米歇尔一样，他们会对由少数的但值得信任的朋友组成的社交圈感到安全，并且更喜欢一对一或小群体的互动，而非大型团体活动。他们通常更喜欢独自待着，乐于观察陌生人，而不是与他们互动。有时候我们想要建立人际关系，被他人接纳，却害怕被他人利用或伤害而拒绝与人交往，孤独就会滋生。科尔表示，这就造成了典型的"身处热闹的人群之中，却依然感到极其孤独"的问题。

我以医科学生的身份在医院轮岗时，看到医生对患者情感层面的痛苦和身体疼痛的态度差别非常大，我很震惊。对患者身体的疼痛，我们会尽快寻找病因、为患者开展各类检查、分析实验和影像报告，并提供积极的监控和治疗。对患者情感上的痛苦，只是表达担心和同情。而且与身体上的疼痛相比，医生很少关注情感痛苦的医学成因和后果，也很少有人知道，在大脑内部，身体疼痛和情感痛苦之间的差异，比我们想象的要小得多。

大脑中记录情感痛苦和身体疼痛的感觉神经是重叠的，这种相互交织的关系，意味着孤独、失落或失望等类似的情绪可能会带来与身体疼痛造成的相似症状。研究人员发现，情绪层面的反应在神经系统中的表现，就像试图躲开耳光的身体退缩一样。对情绪退缩和躲开耳光的大脑进行功能核磁成像研究，就会发现，在这两种情况下，大脑的同一区域（前口带回皮层）会变亮。

神经科学家内奥米·艾森伯格（Naomi Eisenberger）博士和心理学家内森·德沃尔（Nathan DeWall）博士对止痛药泰诺（Tylenol）的效果进行了测试。他们做了一个对比实验，将受试者分为两组，其中一组每天服用泰诺，持续三周，而另一组则服用安慰剂。第一组服用泰诺的人报告说，在服药的三周内，他们感到社交层面的痛苦减少了。第二组受试者被要求去玩一个Cyber ball的在线视频游戏，游戏中还有其他两个虚拟玩家，受试者以为它们是人类。在游戏过程中，虚拟玩家只跟对方打球，以示对受试者的"嘲笑"。艾森伯格和马修·利伯曼（Matthew Lieberman）先前的研究已经证明，当人们在赛博球游戏中被拒时，大脑显示大脑背扣带前皮质和前岛鞘中的活动增强，而大脑的这两个部分，通常会在遭受身体疼痛时变亮。在此实验中，服用泰诺止痛药的受试者的大脑区域的活动，明显少于服用安慰剂的受试者。

这个研究和其他类似的研究已经证实了大多数人的猜测，即被拒绝也会造成疼痛。这些研究还表明，大脑以非常相似的方式处理情绪和身体上的疼痛。这个事实也解释了为什么人们会因孤独而选择服用更危险的麻痹物质，例如阿片类镇痛药和酒精，特别是阿片类药物，情感上的痛苦推动了此类药物的使用和滥用，药物致死的情况也越来越多。

我们已经认识到孤独和其他情感上的痛苦是造成药物或毒品滥用和成瘾的危险因素，但对这种关联的强调和关注远远不够。我还发现另一个事实：社交联系是克服成瘾的重要组成部分。

在我任职期间遇到过成千上万个阿片类药物、酒精和其他药物成瘾的患者。回顾那些漫长而黑暗的康复期，成功戒掉上瘾的经历，几乎所有人都强调了人际关系的重要性，并表示要是没有那些来自家人和朋友情感层面的支持，他们或许无法坚持到底，成功康复。孤独或许致命，但人际关系蕴含着更大的治愈力。

所有这些研究都证实了，建立社交关系的动力，是人类最重要的生存本能之一，帮助我们找到自身发展所需的情感寄托和力量，这种本能是如此强烈，以至于当我们失去社会联系时会感到很痛苦，而痛苦在人类生存中的作用之一就是提醒我们去找到痛苦的原因。

回想接受电台采访的卡车司机，因孤独担心自己出了什么问题。我希望我的解答能让她相信，她的感受是正常的、自然而必要的。这种孤独的情绪，是身体发出的警示信号，而不是指责，只是为了提醒她的生活已经失衡，需要重新建立社会联系，来满足自己的社交需求。

　　抛开进化的因素，现代社会需要的社会联系与原始社会一样多，甚至更多。因为日益复杂的世界，让身处其中的人们更容易感到迷失和被遗忘。或许我不再需要参加狩猎聚会，来确保我的家人有足够的维持生命的食物，但我肯定依然需要能与我一起分享美食的人。我可能无须再与邻居们轮班值守，以确保不被掠食者袭击，但我知道，在需的时候，随时可以向邻居寻求帮助，肯定会让我和家人感到更安全。孤独是人类进化来的一种天赋，提醒我们：团结会产生更大的力量，不仅以家庭或氏族为单位，还要形成相互关照的社区，以实现全民健康。

CHAPTER 3

从独处到孤独

不求回报的友谊，实现了精神的升华。

——卡里·纪伯伦《先知》

你可以称它为一个宗族、一个网络群体、一个部落、一个家庭。不管你叫它什么，不管你是谁，都需要这样一个群体。你需要属于一个群体，因为你是人类。

——简·霍华德《家庭》

如果说人与人之间的联系需求以及孤独的信号，经过数千年的进化，已经根植于我们的身体和大脑，这就意味着，它们必定也在人类社会和文化的进化中发挥了重要的作用。然而，世界各地不同的文化传统，对社会关系的重视程度却大相径庭，这反过来，也会影响不同社会个体孤独的体验和经历。

最近的一次旅程中，我和我的妻子与一个来自埃塞俄比亚首都亚的斯的优步司机交谈。这个年轻司机表示，关于亚的斯，他最想念的是，在那里身边的所有人都会照顾他，而他也会照顾身边其他人。他还说："如果有事需要离家四五天，可以放心地把孩子交给邻居，他们会帮你照顾孩子，所有人都会这样做，我们会给其他人做饭，互相照顾对方的孩子，大家就像家人一样相互照顾着过日子。"

在远离大家庭的陌生城市，独自抚养着两个年幼的孩子，身为双职工父母的爱丽丝和我，对司机最后的那段话十分感兴趣，我们想要了解更多信息。

司机接着告诉我们，他的妻子和孩子现在依然生活在亚的斯。我问他是否会因远离妻儿而感到孤独，他表示："我当然十分想念他们，但是我在华盛顿这边也认识了其他来自埃塞俄比亚的家庭，我们也过着埃塞俄比亚式的生活。虽然规模比较小，但因为有了可以相互依靠和照顾的老乡，我们都不再感到孤独。"

我和爱丽丝互相看了看对方，司机所描述的世界，和我们所生活的世界是如此不同。我们的日常生活，同样需要兼顾孩子和工作。但我们的处理办法是像大多数朋友那样，采用现代社会流行的各类临时解决方案。我们会聘用保姆来平衡工作和孩子。当我们需要带着孩子外出工作时，会在信誉度较高的网站上寻找可靠的保姆，保姆带着孩子出去玩耍时，我们考虑的是如何在孩子身上安装跟踪装置，以确保孩子的安全和自己的安心。没有保姆的夜里，我们可能要花数小时换尿布，深夜上网检索育儿建议，从湿巾和婴儿车的选择，到如何让年幼的孩子爱上吃蔬菜（迄今为止，我们都没有找到这方面有效的做法）。

我和爱丽丝的成长环境，都没有大家庭帮忙照顾孩子的传统，现在也没有跟自己的大家庭生活在一起。所以在照顾孩子方面，全靠自己摸索。尽管所有的创新技术和资源都承诺让现代生活变得更轻松，我还是更向往优步司机描述的这种互相照应的群体生活。他们跟家人生活在一起，所有的邻居像家人一样互相照顾，我宁愿选择这种传统的育儿法，而不是现代化社会提供的便捷式租赁服务。

千姿百态的社交文化

这次相遇让我想起了担任住院医师的第一年，遇到的另一个埃塞俄比亚家庭。一个星期六的下午，我接到一个叫贝克勒的病人，因多年前的一次血液透析患上丙型肝炎，导致晚期肝衰竭。这意味着，没有任何方法可以治愈她，她也已经接受了这个事实。在收治后，医院为她提供安慰性护理，她一直在接受吗啡点滴和其他药物的维持，用来缓解恶心和疼痛等症状。

贝克勒夫人的病房总共有20张病床。住院区楼层一如既往的喧嚣：新病人入住、治愈病人离院，也有病人坐着轮椅被推去检查。但当我走近贝克勒夫人的房间时，所有的喧嚣声都变小了，我感觉到一片寂静。我想她一定是睡着了，就敲了敲门，然后微微推开房门。

十个人静静地围在她的床前，有的穿着传统的埃塞俄比亚服装，有的穿着牛仔裤和羊毛衫，后来得知，这些是她的儿子、女儿、侄女、外甥女、侄子、外甥、孙子、孙女。他们从遥远的地方赶来，向家庭的长者表示敬意。而贝克勒夫人躺在床上，穿着鲜艳的埃塞俄比亚传统服饰。

贝克勒夫人冲我点点头，示意她看到了我。她的脸上没有一丝痛苦的神情，双臂安然地放在身体两侧，从身体的其他地方可以看出她身患重病：肚子肿胀，眼睛发黄，手脚枯瘦，但她看起来神圣而宁静。

我先介绍了自己，她的病情与入院时相似，没有出现发烧或疼痛加剧的迹象，说明没有感染或血栓。她的血压、心率和呼吸频率都很正常，血氧水平也非常稳定。我告诉贝克勒夫人一切正常。而且如果她愿意，在身体疼痛时可以稍微调快吗啡点滴的流速，以缓解疼痛。

通常情况下，完成这些操作之后，我应该迅速离开去别的病房，因为查房过程中我的寻呼机一直在不停地响，提醒我还有其他病患在等着我的服务。但贝克勒夫人和围坐在她身旁的人，他们温馨的人际关系，在病患中如此罕见。于是我又多停了几分钟，和他们聊了聊。

就像送我们去机场的优步司机那样，贝克勒夫人的亲人们表示，传统的埃塞俄比亚文化，强调相互扶持和友谊，无论是身处顺境还是逆境。所有人都在这种相互扶持的文化中长大，无论是相隔几座房子，还是需要穿越大洋或陆地，只要有需要，他们就会出现在对方身旁。无论是共度时艰还是分享胜利，他们都要一起经历。这就是为什么那么多人，在她患病的时候不远万里前来探望，而不是到葬礼时再出席。

我感觉到这个大家庭成员之间亲密和强烈的联系。他们分享了对贝克勒夫人的敬佩与爱，因为从出生那一刻起，贝克勒夫人就是他们生命中给予关爱的长辈。他们为贝克勒夫人的病痛感到悲伤。但整个房间最主要的依然是平静和感恩之情，他们感恩能够拥有与贝克勒夫人的美好关系。虽然我可以调整贝克勒夫人的止痛药剂量，缓解她身体的疼痛。但她最需要，也是最重要的——爱和人际关系，此刻就围坐在她身旁。

回想起来，我意识到这些埃塞俄比亚的传统，与传统的印度习俗并没有太大的区别。我的父母与我分享他们在印度成长的经历时，他们描述了同样紧密的群体联系。我小时候住在班加罗尔的曾祖母家，每天都有朋友和大家庭成员的来访。大多数客人都住在附近，无论是否真的存在亲戚关系，曾祖母都会鼓励我和姐姐称他们为"叔叔""阿姨"，就好像我们都是一个庞大家族的成员。后来，同样成为名义上"叔叔"的我，也发现这种做法能够起到一种类似真正血缘关系的亲情作用。每当有孩子叫我叔叔，我就会感到与那个孩子更紧密的联系和更多的责任感。

就像贝克勒夫人的家人那样，我的亲戚们在扎堆聊天时，也会陷入长时间的安静。即使在我小时候，我也注意到，他们并没有着急用话语来填充每一个沉默的时刻。毕竟，最重要的是待在一起的时光，而不是交换信息。

搬到美国居住后，虽然我的父母尝试复制印度那种庞大家庭的人际关系模式，并欢迎朋友和亲戚随时过来跟我们住，但从未获得同样的效果。虽然他们也找到了一个印度家庭的群体，但因为大家分散在美国各地，日常的面对面沟通和相互扶持变得不切实际。虽然我们居住的街道上也有很好的邻居，但一些人际交往的默认界限，是我们无法跨越的。

长大后，我意识到父母的童年世界与我的截然不同。印度的传统家庭（包括美国南佛罗里达州的印度人群体）看起来似乎混乱而复杂。所有人都亲密地生活在一起，深度牵涉到彼此的生活之中，大家看起来都不太注重所谓的隐私。当然，这种生活方式也有其弊端，但我们依然很享受，甚至很期待这种相互交织的群体生活。而我在迈阿密看到的大多数核心家庭的生活方式，在很多方面恰恰与此相反，现代都市的小家庭生活，都高度重视自己的隐私和独立性。

这一点也反映在电视节目和影片中，如西部片中的牛仔和驾着马车的先驱者身上。此外，电视节目中的家庭成员关系，例如《家庭关系》（*Keatons of Family Ties*）中的基顿夫妇和《细路仔》（*Diff 'rent Strokes*）中的德拉蒙德家庭，都强调了个人和核心家庭作为自给自足的社会单位的存在。叔叔和阿姨、邻居和祖父母的角色看起来极为疏远，使得美国像戴维·克罗克洛基特和安德鲁·卡耐基等典型的英雄们那样，体现了个人的胜利，并展现了敢于冒险和独行的美国式勇气。当速度、效率和竞争成为社会进步的主要条件，从大家庭向核心家庭人际关系的转变，也席卷了整个工业化世界。

我在成长的过程中慢慢接受了这种文化，但在我成为医生后，面对病人普遍存在的孤独，我开始觉得，或许我们在向现代文化快速迈进的过程中，失去了一些比我们想象中更有价值的东西。像贝克勒夫人这样的大家庭出现在医院里，会给病人带来莫大的帮助，因为他们带来了希望、支持和爱。多年的从医生涯中，看到病人身上所展现的关于亲情和友情的不同的文化传统，我不禁思考，为什么有些文化更注重人际关系。

从独处到孤独

原始社会，人类就经历了社会隔离的生理状态，"孤独"这一描述心理隔离状态的词，一直到16世纪末才出现在英语中。莎士比亚首次用"孤独的龙"比喻《科里奥兰纳斯》的英雄主人公。人们害怕他，亲朋远离他，甚至关于他的谈论也大多是道听途说，因为很少有人真正见过或认识他。显然，莎士比亚描绘的孤独，与当时西欧普遍称作"独处"的状态大为不同。

"独处"没有贬义，与"隐居"一样，它意味着一个人有时间和空间去自省。独处不仅不会被视为一种令人不愉快的情绪状态，反而被当成与上帝亲近的机会。因上帝会将所有子民联系到一起，所以独处意味着不孤独。

正如约翰·多恩（John Donne）在1624年写的那样："没有谁是一座孤岛，无论谁死了，都是我的一部分在死去，因为我包含在人类这个概念里。"但在莎士比亚之后，其他作家开始将社交孤立视为一种道德危机，1667年，约翰·弥尔顿（John Milton）甚至将孤独与《失乐园》中的撒旦联系起来。

当弥尔顿描述撒旦，迈着"孤独的步伐"走出地狱，前往伊甸园破坏亚当和夏娃的幸福时，他不是在描述撒旦的感受，而是在给孤独贴上道德败坏的标签。撒旦形单影只地游荡于荒野，从事着"粗鄙的差事"。如果他不那么孤独，那么他的形象或许会更光鲜。

英国历史学家费·邦德·阿尔贝蒂（Fay Bound Alberti）博士等学者认为："在弥尔顿时代，人们对孤独的担忧，源于文化向更加个人主义的转变。"阿尔贝蒂认为："因为信仰一直在身边，所以从来没有一个人是真正孤独的。"至少，这是17世纪以前的假设，没有必要告诫任何人警惕孤独的存在。但是，为工业革命铺平道路的趋势改变了这一假设。消费经济的增长以及进化生物学的普及，都在强调个人才是最重要的，而这与认为每个人在社会中都有一席之地的传统家长式观念不同。

阿尔贝蒂进一步解释说，当查尔斯·达尔文将"适者生存"变成家喻户晓的字眼时，整个西方世界的人口正从农村转移到城市，并且对个人财富的追求俨然成为一种全新的信仰。然后，随着欧洲殖民地的扩张，这种观念传播到世界各地。孩子们也不再去乡村学校接受教育，而是被塞进了寄宿学校，有的孩子甚至只有五岁。

那个时代的人感到孤独的一个原因，是他们陷入了独立的新期望与旧有的相互依存生活方式之间的情感夹缝中。

文化是社会的映射

心理学家阿米·罗卡奇博士在过去的几十年间，对不同国家的文化和孤独进行了研究，这一主题几乎主导了他整个研究生涯，他对此的迷恋，始于1981年的渥太华出差之旅。在会议即将结束时，他发现自己返程的机票订晚了一天，所以他需要在渥太华多待一天。对他来说，这是一个举目无亲的陌生城市，同事都先行返程了，他站在酒店的高层套房里，透过窗户看着下方车水马龙的繁华街道，他感悟道："我突然就理解了什么叫孤独，我可以清晰地看到周围的繁华世界，但也清楚地感受到自己无法融入其中。"

阿米博士了解到，传统文化通过塑造我们的社会期望来影响人际关系的质量，甚至孤独的严重程度。他告诉我，当我们的社会体验不能满足我们的社会期望时，就会产生孤独。当我们的生活哪里"出了问题"：没有以"预期的方式"交到朋友，没有与"对的人"结婚，没有按照"既定的方式"与邻居或同事互动，我们都会感到孤独。所有这些"期望"，在我们的成长过程中都悄悄地渗入我们的内心，形成在家庭、学校、工作场所、邻里以及更大层面的文化，包括爱情、友谊和社交等各个方面的期望。电视电影和社交媒体上的信息，也会影响我们的期望，当我们的社交生活与周围的文化规范不一致时，我们就会感到孤独。

将阿米的理念融入日常生活，我们会对孤独有更深刻的理解。当我走进一家咖啡店，一个人坐下来喝咖啡，并不会感到孤独，因为店里过半数的顾客都是独自一人。但是如果我走进一家餐厅，顾客都是热闹的大家庭，只有我是一个人用餐，感觉或许会完全不同，会产生一种怪异的不为大家接受的尴尬感。

在婚姻问题上，个人预期与社会规范发生冲突时更容易让人感到孤独。例如当你身边的朋友都结婚了，只剩下你一个单身，你的孤独会比朋友跟你一样单身的时候更甚。现在想象一下，当你身处的社会文化不允许你这个年龄段的人结婚，或反过来，你这个年龄段的人都应该结婚，但你自己不想结婚，你的孤独会怎样。孤独产生的根本原因，是社会规范和个人的需求之间微妙的平衡被打破了，而这种平衡会因文化的不同产生巨大的差异。

阿米博士指出，在南欧地区，家庭和群体的联系往往很牢固，且很少有人独居，在北欧地区，情况就不太一样。意大利和希腊对家庭和群体的社会支持期望比瑞典要高得多，因为在瑞典，孤独是一种正常而熟悉的生活方式，在意大利，当你的配偶离世、家人搬走或在需要的时候没有得到相应的支持，就会感到孤独，你越依赖家庭和群体的支持，这个时候就会越感到孤独。这种现象，最初被研究人员称为"孤独阈值"，即不同文化价值观和期望值的人，需要不同程度的社会联系。与北欧地区的老年人相比，南欧地区的与社会隔离的老年人更容易感到孤独，因为在北欧地区，家庭并不会被视为提供社会支持的主要人际关系网。

我认为，现代社会人们被迫更加独立的同时，内心深处依然渴望原始社会赖以生存的人际联系。当然，在北美地区，许多家庭和群体保留了紧密联系的文化传统，但大多数地区的社会文化，正在朝着相反的方向发展。在一个强调人际关系疏离的现代社会，如果有一个群体致力于朝着团体主义发展，会是什么样呢，我在哈特派人们的信仰中找到了答案。

在经历了数百年的欧洲迫害之后，哈特派于19世纪后期登陆北美。他们的哲学可以用一句话来概括："所有人荣辱与共，所有财物为大家所有。"人们都严格执行，不允许存在私有财产，所有收入都归殖民地管理者所有，再由管理者向其他成员发放食宿和基本生活用品。他们接受现代的农业技术，以小群体的方式居住，让每个成员都承担相应的责任，完成有意义的工作。

哈特派人注重彼此之间的相互帮助，在聚居区内，每个人从出生到死亡，都会得到妥善的照顾。老年人得到大家的照顾和尊重，新手妈妈得到来自家人和群体成员的帮助，新手妈妈有了孩子以后，就会有一个11岁到15岁的小女孩（有时也可以是男孩）成为她的"索尔盖拉（Sorgala）"或学徒，帮助她照顾孩子。学徒在这个过程中学习如何做父母，新手母亲和她的"索尔盖拉"也会建立深厚的感情。

从独处到孤独

每个哈特派群体都有一个集体厨房，每个人都要坐下来一起用餐。男人和女人分别坐在餐厅的两侧。早上7点的第一声钟声响起，所有人都集合在厨房用餐（孩子们参加前面一轮的聚餐），用餐完毕，妇女们负责清理，并开始准备午餐，男人们出门完成各自的工作，孩子们去上学。中午时分大家再次聚集到厨房，共用午餐，然后各自回去午睡。下午则继续完成各自的任务，直到当天的工作结束之后，再次聚在一起进行晚上的祷告仪式。在教堂完成祷告，再一起共进晚餐，并唱圣歌。对于哈特派人来说，唱圣歌是最崇高的娱乐形式。

琳达·曼德尔（Linda Maendel）是哈特派人，她一生的大部分时间，都与父母同住在白色的木屋里，直到最近，她的姨妈安娜也住进了那里。

琳达的姨妈安娜在群体里备受尊敬和欢迎。她去世后，很多群体成员前来与琳达的家人一起祈祷，分享与安娜有关的缅怀故事，邻居们还接手了葬礼的事宜，处理家庭杂务、安排工作，以便她的家人快速平复伤痛。

琳达告诉我："我们永远不会因失去亲人而感到不知所措，独自背负这种悲伤，我们的整个群体都在热心地提供支持和帮助，在姨妈葬礼前后和去世后的日子里，身边的人都一直陪着她的家人，用心祈祷，一起走过那段低落的日子。"

哈特派的群体，每个人都能够得到这样的支持，不会有人觉得独孤或被遗弃，但也存在一种例外：那些不遵守哈特传统的人，不在受照顾的行列。

与许多传统社会一样，遵从性是哈特人生活的基础。尽管有些人可以在聚居区以外的地方工作，但总体上不允许群体成员自行选择职业。群体里的成年人，无论男女，都要接受传统的角色分工。同性恋是不被允许的，每个哈特人，都必须接受他们的信仰，并服从群体首长的统治。不能或不愿意遵守这些约束的人，会在群体内遭到极大的排斥，并被迫离开。

1969年，玛丽·安·柯比（Mary Ann Kirkby）的父亲与他们的哈特聚居区首领闹翻后，她的家人都被迫离开，家里有7个孩子，他们搬到温尼伯的一个小镇，被迫适应那里的生活。玛丽·安在她的《我是哈特人》（*I Am Hutterite*）一书中回忆起那个时期时，称"我们一生中最孤独的夏天"。

　　突然从一个紧密联系的群体中剥离，进入一个现代化的疏离社会，给全家人带来了痛苦和群体孤独，"我们当时真的与整个社会格格不入，"玛丽·安告诉我，她和她的姐妹穿着老式衣服，扎着老式的辫子，"穿着热裤满头卷发的孩子们遍地乱跑，我们看起来像多余而无用的存在，与幽默和流行文化脱节，沃尔特·迪斯尼是谁，我们听不懂他们的谈话。"在这种全新的文化中，她感到自己各方面的不同和迷失，她说："书成了我最好的朋友。"因为只有在书中，她才能找到共鸣和归属感。

　　玛丽·安说，她花了大约十年时间，才适应了那个"外面的英语世界"。她一直深深怀念哈特人对彼此的深切关怀和照顾。她试图与原有的群体保持联系，"即使是现在，哈特人聚居区的客厅还是没有安装电话，而且每代人都聚集在一起，在那里你可以看到人们脸上难以置信的表情，客厅里总是挤满了各个年龄段的人。"

　　这场景，跟我的曾祖母的家庭聚会一模一样，这种亲密无间的关系，鼓励大家分享自己的故事。玛丽·安说："分享让我们的人际联系更紧密，把所有人深深地凝聚在一起。"她回顾著名作家布伦内·布朗博士所说的话："人们不会讨厌近距离的接触。"

　　我是从约翰的研究中首次听说哈特人，他和霍克利（Hawkley）的研究表明，孤独会增加微觉醒的频率，而微觉醒会降低睡眠质量并削弱安全感。孤独和微觉醒的关系，在哈特人群体中得到了论证。同时，由利安妮·库里纳（Lianne Kurina）和卡罗尔·奥伯（Carole Ober）领导的研究也证明了这一点：哈特人的孤独程度比其他群体低得多，约翰博士告诉我，哈特人群体中微觉醒的频率是最低的。

　　对于我们大多数人来说，把哈特群体的生活方式作为模板，不是一个现实可行的选择。哈特人对服从的高要求，以及对角色和隐私的限制，与现代社会对个体自由和独立的期望不符。性别角色、性取向、工作分配以及向群体贡献所有收入的做法也不符合现代人的思想，但我们可以从哈特人的生活方式中吸取经验，学习建立更紧密的人际关系。

玛丽·安·柯比与非哈特人的丈夫和儿子，居住在原籍聚居区之外的地方，但她几十年来，一直在践行哈特人的传统习惯。例如，她举办活动的时候一直沿袭小时候邻居的习惯，确保出席的每个人都能感受到快乐。"我首先会抛出一个大家都感兴趣的问题，'您的父母教会您关于婚姻的什么道理？'聚在一起沟通很重要，聚会上没有电话，所以大家都能看着对方的眼睛，坦诚地交流。"

她还会积极地向陌生人施以援手，主动与他们建立关系，帮他们找到归属感。这些微不足道的善举，反映了哈特人的信念，即每个人都对群体负责。换句话说，即使我们互不相识，也会互相照顾。

世界上很多地方都以共同的历史、交织的血统、相似的故事和信仰为存续的基础。与哈特人一样，归属感是这种文化传承的核心——这种现象在南非如此普遍，以至于祖鲁语中都用一个特殊的词 "Umuntu ngumuntu ngabantu" 来表述。这个词组的意思是："我因你而在，你为我而存。"这个概念在 "ubuntu" 一词中得到了提炼，意思是因他人而活。与个人主义文化形成鲜明对比的是，ubuntu首先强调个体与群体的联系，和谐相处是先于一切之上的原则。

研究人员使用"集体主义群体"来描述在结构上强调群体高于个人的社会，而这恰好与强调个人主义的社会相反。此外，还存在正在从集体主义向个人主义"过渡"的第三类文化形态。阿米·罗卡奇（Ami Rokach）发现，处于传统文化的老年人，经常面临孤独的高风险，因为他们已经习惯强大的社会支持，难以应对疏离的现代社会。罗卡奇表示，像挪威这样具有个人主义传统的国家，老年人可能习惯自己生活，但在日本或以色列，独处的老人认为他们的孤独是不正常的，他们不愿承认自己是孤独的，他们会压抑自身的孤独，将社交隔离视为个人问题，把一个人生活看作"我不值得被关爱"。

我们很容易神化或美化传统的集体文化，将它们视为解决孤独问题的天然良方，这是错误的。因为大多传统的集体文化，并没有为个体的发展和表达留出空间，如果群体中的个体没有按照规范行事，就会受到集体的排斥，形成另一种孤独，其结果类似于社会隔绝。如果遵守严苛的条件或规定是获得群体归属感的前提，那么即使非常小的违规行为也会造成严重的后果。反抗者或违规者会被群体孤立或放逐，或遭受更悲惨的结局。

为了不给家族蒙羞而杀害违反规则的个体成员，就是极端的例子。可悲的是，每年在南亚、北非和中东，有成千上万的此类杀人事件。邻居间长期争执不休，也可能导致群体暴力、分裂和战争，正如我们在土耳其、印度、卢旺达和前南斯拉夫看到的惨案那样，更不用说中东地区了。

传统社会的根源是部落文化，帮助成员遵守群体的行为准则并建立紧密的人际联系。他们往往对外界的多样性和变化持怀疑态度，熟悉的亲戚朋友和邻居，是人们获得支持的来源，但如果个体的肤色、性取向或种族，与群体中的人不一样，或选择了被禁止的职业或生活方式，那么可能会招致痛苦，甚至致命的结局。

德里克·布莱克（Derek Black）就是这样一个深受其害的孩子。他的父亲是白人民族主义运动的领导人，德里克在一个充满关爱和安全感的群体中长大。在上大学之前，他接受的是大家庭教育，教师就是他的大家庭成员，身边都是熟悉的亲朋好友。直到他离开这个人际关系紧密的群体，进入"外面的"世界。在2019年德里克回忆说："整个群体都有共同的目标感，都觉得自己在做正确的事情，正是这样相互紧密联系的人脉网络，让身处其中的所有人都感到安心。"

德里克在佛罗里达新学院（New College of Florida）学习时，他说："我在白人群体里长大，并在这里找到了归属感，因此我也关注其权益和发展，但直到上了大学，我才第一次看到与我成长环境不一样的地方。"有一个听众，给德里克父亲主持的广播节目打电话，将德里克上学的新学院称为"多元文化主义的温床"。他父亲的反应很夸张，好像德里克不是去上学，而是在敌人的营地进行秘密的情报收集任务。

有一天同学"揭发"了德里克的白人身份，学校大部分的同学都谴责和排斥他，也有一些同学向他表达了善意和尊重，他们一起交流和分享，德里克慢慢改变了自己的想法，并意识到他原本的价值观是多么有害。德里克开始拒绝家庭文化的教条，但家人无法接受他背叛群体的核心价值观，后来与家人的关系日趋紧张，甚至断绝了来往。这种与原生文化和价值的割裂，让德里克对群体文化的积极或潜在的负面影响，进行了长时间的深刻思考。

德里克得出的结论是："群体的意义源自对共同事业的追求，植根于共同的信念。"无论这些信仰是基于政治文化还是艺术，都反映了群体成员对自己理想的憧憬。尤其是在当今这样一个多元化的社会，为了找到归属感，我们需要与来自不同生活环境的人打交道，认识和欣赏来自不同生活背景的人。

并不是说我们应该完全忽视彼此的不同和分歧，但人与人之间的共同点，才是把我们团结在一起，并克服孤独和焦虑的力量。正如德里克发现的那样，一个只接纳志同道合成员的社会群体，注定会被更大的社会所疏远。更多的时候，其成员会害怕周围世界的变化和发展，并越来越容易陷入孤独等负面情绪中。人与人之间的联系是让人感到归属感的唯一黏合剂。

第三种文化体系

把文化看成构建人际关系的体系，能帮助我们理解不同文化对人际关系的影响，这个体系大小和形式的不同，必然会改变我们对团结和孤独的体验。

来自不同背景的人聚在一起形成的文化体系，给我们充分的空间去体验多样化和改变，同时也意味着要想创造出共同点，需要付出很大的努力。偶尔会找到志同道合的人，成为朋友，大多时间各自生活。每个人都有很大的空间来选择自己的路，但能否找到同伴的加入，在一定程度上取决于我们是否愿意向陌生人伸出援手。在这个宽广的体系里，漫无目的的漂泊会令人产生孤独。

与之对应的更为传统的集体主义文化，相对狭隘而深刻。在这个体系里的人，世世代代生活在一起，没有太多的空间去外界闯荡。不同年龄、不同性格的人都紧密地生活在一起，以相互促进、相互扶持的方式共处。人们在物理层面和社会层面都很亲近，这种亲近也是其文化推崇和珍视的传统。然而，那些无法适应这种限制、需要更多空间或其他支持的人，可能会讨厌这种亲密无间的关系。在这个狭小的文化体系里，孤独会让人感觉压抑和被束缚。

让人好奇的是，是否能创造出第三种文化体系，将这两种体系中最好的东西融合在一起。在这种文化体系中，人与人之间具备共同的基础，如传统文化体系中那般牢固，而社群里的个体，依然可以根据个人的兴趣和理想而不是所在的文化环境来建立个人喜欢的人际关系。

这种全新的文化体系，将保留个体自我表达的自由，让人们以真实的样子，按照自己的意愿与他人交往，与社会的脱离，是个人的主动选择。但同时，这种文化体系，会提供一种机制，通过建立人际关系和信任感来防止孤独。每一个独立的个体，都可以在建立良好社会关系的基础上，进行自己的独立思考。良好的社会基础包括可被称为家的地方，让他们不会感到孤独和沮丧。

要创造第三种文化体系，既有的社会和文化结构显然需要改变。在加利福尼亚州阿纳海姆市，我看到了这种变革的先锋行动，在汤姆·泰特（Tom Tait）的引领下创造了一种潮流。

汤姆·泰特认为，在培养归属感的同时，支持个体独特性的方法是培育友善的文化。十多年前，在汤姆还是阿纳海姆市议会成员的时候，他第一次接触到这个理念。他看到分散在城市各处的墙壁上的海报都写着：传递善良。除此之外，海报上没有任何其他广告，也没有以赞助商的方式列出公司的具体名称。这个信息，让汤姆回忆起自己曾经的挣扎。自称内向的汤姆，长期以来一直都很害怕公开演讲。在学校里，他绝不选修任何需要口头展示的课程，然而毕业后他却对公共服务工作感兴趣，并希望从事帮助民众的工作。当时的市长，任命他担任市议会的空缺职位，他接受了。通过来自国际演讲会①的朋友的支持，他最终摆脱了对演讲的恐惧，变得非常享受新的工作，并在任期结束后申请连任。

① Toastmasters International（TI，国际演讲会），成立于1924年，总部位于美国加州。是一个非营利的教育组织，致力于提高会员的演讲技巧、沟通技巧和领导力。

从独处到孤独

传递善意的海报，引起了汤姆的强烈共鸣，他告诉我："海报瞬间吸引了我的注意力，让我振奋起来。于是我安排了一次会面，见到海报的负责人杰耶夫斯基（Jaievsky）医生。"

杰耶夫斯基医生的家人，曾为了躲避纳粹分子的迫害，远逃至阿根廷。他在那里长大，最终带着家人移民到美国。他告诉汤姆，几年前的一次度假，他的家人发生了一场可怕的交通事故，导致他6岁的女儿娜塔莎（Natasha）离世，他和家人在整理娜塔莎的遗物时，发现了很多传递善意的便签。在女儿的启发下，杰耶夫斯基医生开始更深入地思考善良在情绪康复中的作用。"他是一个全科医生，"汤姆回忆说，"我相信，就像治愈身体的病痛那样，我们也可以通过仁慈的力量从内部治愈一座城市。对我来说，那是一个顿悟的时刻。在市议会任职期间，我花了长达十年的时间去解决社会的各种问题，感觉就像是不断地打地鼠，旧的问题按下去了，新的又立刻冒出来。"

"6年后，我参加了市长竞选，在这个过程中，我一直在考虑用竞选的平台传递这个信息，哪怕可能会招致其他人的嘲笑。但是，当我宣布将竞选市长并表示要在我们的城市打造仁爱的核心价值时，我看到听众们点头认同。因为他们知道，这是这个城市真正需要的。"他的行为引发了如此强烈的共鸣，汤姆在市长竞选中大获全胜，他实现了阿纳海姆市成为仁慈之城的愿景。

汤姆上任后处理的第一个问题是"社会疏离"，这是为个体提供广泛空间的现代社会文化体系的典型问题，他说："在我们这个国家，社会文化强调的是隐私、是房屋之间高耸的厚墙，每个人都拒绝与他人过多的交往。"因为许多人不认识邻居，只能自己独自应对生活的艰辛和疾病。汤姆想通过善意引导他们重新建立彼此间的联系。虽然在那个地方生活了十年，汤姆也不认识大部分邻居。他率先发起了一场"邻居你好"的活动，在同一个街区生活这么多年后，第一次敲开邻居的大门并自我介绍，的确令人万分尴尬。所以他真情实意地写了一张便条："嗨，亲爱的邻居，我认为我们最好见面认识一下，这样就可以在需要帮助的时候，互相照顾。"他的妻子朱莉（Julie）负责将这个便条塞进每个邻居的门下，并邀请他们在约定的时间到汤姆的家里聚会。

受邀的十户邻居中，有九家出席了汤姆家举办的聚会。几分钟尴尬的沉默之后，汤姆率先抛出话题，"善举是增强我们之间人际关系的纽带，"汤姆说，"这对于确保我们的安全也非常重要。我们这个社区里的人，想要相互照看，就得先了解自己的邻居，并建立联系。警察还告诉我，罪犯往往会知道某个社区里的人是否亲密无间、互相照看。如果是，他们会选择远离这样的社区。因此，建立亲密的联系之后，我们所有人都会更安全。"

在汤姆引导下，邻居们纷纷加入了这个活动，他们开始探讨在紧急情况下如何互相帮助。聚会之后，邻居们开始互相打招呼，帮忙拾收垃圾。汤姆认为这些善意的举动，构成了和谐社会的基础。因此，他将这个做法推广到整个城市，并在市政官网上张贴"你好邻居"的操作范本，供其他社区的人推广。

汤姆告诉他的选民，在未来的几年中，他们或许会遭遇大地震、恐怖袭击或其他重大灾难。他认为，发生此类重大事件时，要确保所有人的安全，仅靠警察和消防人员是远远不够的，人们必须互相帮助，才有可能在类似的灾难中幸存。

他还在阿纳海姆市的小学发起了"百万善举"计划。每个学期的开始，学校都为学生设定一个善举目标，当他们实现了自己的目标，整个学校都会举行庆祝仪式，汤姆以市长的身份参与其中。令人惊讶的是，全区在实现了一百万人善意目标的时候，校园欺凌行为明显减少，整个区的停学率也减少了一半。

传递善意是汤姆市长所有工作的指导方针，从招聘员工，到评估和确定项目的重要性和政策等。"每当遇到了难题，我都会静下来问自己：一个充满善意的城市，该怎样应对这个问题？"汤姆用善意的力量创建城市的公民服务，使城市变得更安全、更健康，实现更友好的人际社会，这是第三种文化体系为现代疏离社会提供的解决方案。

例如，在应对阿片类药物成瘾危机时，汤姆让警察劝诫成瘾者接受治疗，而不是逮捕他们。"我想通过警察们的善举，传递一个信息：社区的行为不是审判你，而是帮助你。我想向公民传递的是，我们与他们在一起，"汤姆说，"在实施方案一年半的时间，270人得到了治疗。所有这些成果，都得益于那个简单的问题：仁慈而善意的做法是什么。"

汤姆发现，想要改变城市的文化，最有影响力的方法是以身作则。"我需要持续强调核心价值观的重要性。企业的首席执行官们为了树立企业文化，可以这么做，为什么市长就不能。"当他开始将市长办公室作为宣扬善行的最佳讲坛时，整个城市就像好风助阵的船只，开始迅速朝着预期的方向发展起来。

汤姆说："有时候反复强调友善的必要性，似乎多此一举。但实际上，从未有人从官方层面，明确强调过善意的重要性和必要性，因此我不得不这样做确保其成为我们城市文化的一部分。"一旦民众接受了这个信息，"善意就具备了感染力。毋庸置疑，如果城市的每一个人都变得更友善一点，一切都会变得更美好。"

通过这种善意的传播，城市的社会规范开始发生变化，跨阶层帮助他人变得越来越容易接受，也被视为常态，好的人际联系推动了第三种文化体系的形成。例如，汤姆推广善意的行为，改变了许多学生的观念，其中就包括一个名叫肖恩·奥留（Sean Oliu）的男孩。肖恩是一名高中在校生，他告诉我，"汤姆市长在我上小学时讲的话，改变了我对一切事物的看法。"几个月后，肖恩赢得了歌唱比赛。他说：《西语之声》（*La Voz Kids*）是针对西班牙裔孩子举办的好声音歌唱比赛，通过波多黎各电台运作——我赢得了比赛，得到了一张四千美元的支票奖励。我们学校没有音乐节目，所以我想，为什么不用这笔钱来创办一个音乐节目呢，我很轻松地做出了决定。"然后肖恩开始通过唱歌为其他学校筹款。他聚集了一群从墨西哥流浪乐队到乡村音乐等的音乐家，一起参加筹款活动，"我创立了一个名为'儿童回馈（Kids Giving Back）'的基金会，一直在推进这个项目。在过去的几年中，我和我的朋友筹集了6万多美元，这些钱直接捐给学校，支持校内音乐活动的组织。"得益于肖恩的善意，现在大约有28所学校在向学生提供音乐课程或培训——这在以前都是不存在的。

后来其他地区的人们也开始听从汤姆市长的呼吁，肯塔基州路易斯维尔市的格雷格·菲舍尔（Greg Fischer）等市长在汤姆的启示之下，发起了一项倡议：让自己的家乡成为慈悲之城。汤姆被邀请到华盛顿特区，分享如何从零开始建立更牢固的社会联系和社会复原力。美国国务院反恐怖主义局还邀请他与德国官员一起讨论，如何通过建立善意的文化，来打击恐怖主义和极端主义。在那次访问中，他在杜塞尔多夫遇到一位曾是新纳粹分子的人，这个人告诉汤姆，因为寻求社会联系，他被吸引并加入新纳粹运动，但使他摆脱偏见的，恰好是来自那些被告知他应该去讨厌的人的善意之举。

现在，汤姆在全世界推广善意文化，他与我分享了丹尼斯·希基（Dennis Hickey）的故事。丹尼斯是一位退休的哲学教授，"他告诉我，关于善意，还必须了解另一个词：德语单词' mitsein'，意思是'与人同在'，每个人都值得被善待，在他人都受益时，自己也会从中受益。"汤姆·汤姆强化了其管辖城市的社会结构，为个人主义和集体主义并存的群体文化树立了榜样。

另一位积极寻求第三种文化体系以解决社会疏离问题的人，是丹·布特尼（Dan Buettner），他是《蓝色宝地：解开长寿真相，延续美好人生》的作者。布特尼花了数年时间，寻找被称为"蓝色宝地"的地区。这些地区拥有统计学上最高的寿命预测指标，即活到100岁的人口比率最高。布特尼认为长寿得益于这些地区的环境，因为这些长寿的人都有以素食为主的饮食习惯和规律的运动，但布特尼也发现，这些群体的人际关系非常亲密。

在日本冲绳的蓝色地区，布特尼发现一种鼓舞人心的社会体系，称为moai①。该术语的意思是"为共同目的而开会"，最初用于描述支持整个村庄的公共资金池，后来演变为描述密友的社会支持网络。在传统时期，冲绳地区的父母，以五人一组的方式，将年龄相似的婴儿召集在一起，组成moai，就像他们是亲生的兄弟姐妹那样，他们一起成长，互相依靠，成年后依然会每天或每周见面。如今，在需要时，moai成员仍然会为彼此提供财务上的支持，但moai的"共同目

---

① moai：是个非正式的社会群体，这些人有共同的兴趣，互相照顾，moai就是所属的"部落"。

标"，现在更多地演变为成员之间的相互陪伴和建议。Moai对于其成员来说，就像是第二个家庭。

在对冲绳岛进行研究期间，布特尼遇到了人类学家和老年群体研究专家克雷格·威尔科克斯（Craig Willcox）博士。克雷格博士已经在冲绳地区开展了多年的长寿研究，并得出了类似的结论，即亲密的社会联系，是冲绳人健康和长寿的原因之一。"他们生活在紧密联系的群体中，"克雷格在回顾对冲绳百岁老人的研究时告诉我，"整个地区的人相互拜访，经常为彼此送蔬菜等食物。"

克雷格最终移居冲绳，沉浸在这个狭窄但深度交互的社会体系中，并在近几年参加了几场moai聚会。现代的冲绳人，已经不再将婴儿聚集在一起组成moai群体。孩子们长大之后通常也会根据共同的利益组成小组，这是建立信任和社会联系的基础。他们可能来自同一个地方，可能是同学，克雷格自己则成为一个以大海为纽带的moai群体的成员。他们其中一个人是潜水员，另一个是帆手，还有一个成员则在船上工作。Moai群体依然会涉及财务的分享和支持，每个人在加入群体时都会预先缴纳一笔费用，之后的每笔开支都会在成员之间平摊。当成员急需用钱时，也可以将公用资金转给该成员，总体而言，现代moai群体的目的主要是建立社交关系。

克雷格肯定地说："如果moai群体中有人去世，其他的成员都会出现。有一次，我们moai群体的一位成员在割草时出了意外，不小心切到脚指头，所有成员都去探望他，并为他加油打气。无论是重大还是微小的情感危机，群体里的成员都会相互扶持。"

虽然已经步入现代社会，冲绳岛上的moai群体依然十分活跃。克雷格说，冲绳岛的大部分居民，包括年轻人都是moai群体的一部分。令我惊讶的是，这些moai群体甚至与社群的新移民之间也建立了深厚的关系。克雷格将此归功于moai群体鼓励亲密情感联系的文化，成员之间互相交谈，坦诚分享。这种分享是moai群体文化中最强有力的纽带，就像汤姆·泰特管辖的阿纳海姆市一样，这种包容性的群体价值观，是创造第三种文化体系的关键。

为了论证蓝色宝地的文化形式能否在美国文化中应用并作为典范，丹·布特尼在美国的十几个城市建立了蓝色宝地实验项目。他对美国moai群体的构想是，将人们组织起来，共同进行感兴趣的活动，例如烹饪、散步或园艺等。然后，布特尼解释说："在我们的督促之下，这些群体开展了为期十周的小组活动。现在，我们创建的moai群体成功延续了好几年，并且仍在对成员的生活产生健康影响。"

布特尼的团队把拥有共同价值观和激情的人们聚集在一起。首先根据志愿者的地理位置和家庭日程做出初步分类，然后要求每个参与者填写一张问卷，问题涵盖兴趣爱好、音乐水平，甚至是报纸订阅意向等一系列详细的问题，目的是"为形成长期有效的人际关系"。成员不仅确保自己免于孤独，也获得了更健康、更幸福和更有参与度的生活。

2018年夏天，我已经担任美国卫生局局长一年之久，但我依然没有确定下一步的工作重点，如何在完成工作的同时，照顾好家里两个年幼的孩子。大多时候，我觉得自己这两个方面都没有做好，也没有在华盛顿特区找到一个紧密联系的朋友圈，这对我来说，是一种孤独的经历。休假期间的这种孤独几乎将我吞噬。我遇到两个也在休假的朋友，苏尼和戴夫，我们三个人很少碰面，但每次交流都会产生共鸣。很快就意识到我们都在因为相似的问题而苦恼：工作怎么处理，如何处理好家庭和工作的关系以及如何解决生活中的孤独。

我提议创建我们自己的虚拟moai，每月召开一次视频会议，花两个小时（或视具体情况适当延长）交流彼此的生活，包括生活中的困难和挑战，我们约定对彼此的生活负责，也要谈论普通朋友间不会讨论的问题：恐惧、健康和财务状况。但是遇到重大事件时，如果认为对方的建议不符合自己的价值观，就直接反驳。

所有这些决定，将我们的友谊变成日常生活中的意义和价值的来源。我们没有靠一时的冲动来促成会面，而是做出明确的承诺，定期交流彼此的近况，滋养我们的友谊。通过借鉴moai群体的形式，兑现自己的承诺，并最大限度地降低因惰性导致友情变淡的风险。

我们超越了平淡而流于表面的友谊，建立了深厚而亲密的关系。这种关系，使我们诚实地渴望实现自己的最高价值。在前六个月中，我们三个人都用虚拟的moai，做出了至关重要的职业决策：围绕健康话题做出约定，并监督彼此去执行（我承诺每天至少走一万步、减少饮食中的糖分、进行简短的每日冥想）。我们每个月都会视频交谈，但当紧急情况出现时（例如换了新工作或与家人出现矛盾），也会临时连线，此外，我们还会定期发短信来了解对方的情况，一起庆祝生活中的美好事情。

Moai群体模式，让人们通过很具体的生活事件相互帮助，提醒彼此，他们并不孤单。尽管相隔遥远，面临现代社会的疏离，依然能够保持良好而亲密的关系。但是moai小组的成功经历，也引出另外一个问题：为什么在现代社会，这样的群体友谊变得稀缺，尤其是在男人之间。

孤独的男人们

虽然男性和女性的家庭角色和职业角色的差别越来越小，但性别认同对很多人来说很难，传统的性别角色形成了固有的男性和女性文化，也形成了男性和女性不同的社交模式和对孤独的不同体验。研究表明，男性和女性感到孤独的比例大致相等，但男性和女性体验和表达孤独的方式并不相同。

对于马克欣·夏佐（Maxine Chaseling）而言，男性的孤独是一个奇特的挑战，与马克欣一样，丹·布特尼也被认为是"社会创新者"。

马克欣的家位于阿德莱德以南的古瓦镇，是一个历史悠久的港口，夹在澳大利亚的袋鼠岛和公羊群岛之间，触目可及都是沙丘和南洋大浪的壮丽景色。很难想象视线尽头南面的几千英里处，是南极洲的冰天雪地。同样令人难以置信的是，这个风景如画的小镇，成了改变全球成千上万男人社交生活的运动中心，这就是马克欣带来的巨大社会变化。

1987年经济衰退，当地的工厂关闭，导致许多人不得不提前退休。马克欣在重创小镇的同时，也为古瓦镇的老年人提供群体支持服务。同年，她60多岁的父亲做了心脏搭桥手术，情绪发生了很大的变化，因为一夜之间，他从经理人比尔变成了退休的比尔，这让他的心里仿佛缺了一块，无法填补内心的这种空白。

几年后，她回忆道："我们都知道他很不高兴，很沮丧。"但那个时候的澳大利亚，心理问题仍然是人们羞于承认的。"在那样的社会环境下，我不可能直接对他说，'爸爸，你可能抑郁了'"。

比尔脾气暴躁，经常冲着马克欣的妈妈发火，不管她多么耐心和善解人意，在比尔看来，她做什么都是错的。最后，马克欣给当地的"送餐到府"服务中心打电话，并推荐自己的父亲去做志愿者司机，为有需要的人士上门送餐。该组织接到电话时非常激动，因为他们非常缺送餐司机。

不久，"送餐到府"的工作人员来到了马克欣家中。工作人员热情洋溢地与他握手，盛赞他"为社区贡献力量"的做法，表达对比尔即将成为社区的英雄的感激之情。社区需要他这一点引起了比尔内心的共鸣。他加入了志愿者服务团队，并瞬间爱上了这份工作。

受此鼓舞，马克欣决定升级治疗方案：让她的父亲找回生命的意义和目标。她决定将干预计划提高到一个全新的水平：当地警察正在实施一项"邻里守望"计划，马克欣打电话推荐比尔参与志愿服务（比尔对此也不知情），两名身穿制服的警察来到比尔的家，他们说："比尔，我们真的需要你。"并问他是否愿意成为邻居的守望者。这个正式的求助呼吁，给了他一种目标感和社会责任感，对他产生了强大的影响。这使他再度确信自己对他人很重要。他接受了警察们的请求，热情地开启了自己的新任务。直到去世，一直担任社区的守望员。

得益于马克欣的自作主张，比尔退休后的岁月变得忙碌而充实，恢复了正常的社交生活。他不知道马克欣在背后的推动，但她的母亲知道，且永远为此感激不已。

同时，马克欣仔细研究了古瓦县其他老人的生活状况。当时，她在一个叫传承俱乐部（Heritage Club）的群体中心工作。该中心提供小组健身、按摩和烹饪等社会服务，还有一个供人们喝茶休息的休息室。传承俱乐部举办的活动，参与者大多（几乎全部）都是女性。马克欣没有感到惊讶，因为她知道女性天生比男性更爱社交，但她也想知道，在女性参与社交的时间里，男人们都干什么。

马克欣发现，他们会独自坐在车里看报纸，等着妻子结束社交，每周都是如此，年复一年。因社交活动而更健康的妻子，可能就成为丧偶的寡妇。她猜测，社交上的疏离，可能是导致男性身体状况不佳的原因，如果他们参加俱乐部的社交服务，也可以获得与妻子一样有益身心的好处。

于是马克欣邀请这些男人参与俱乐部的社交活动，但总是被坚定地拒绝。他们说，女人可能需要社交活动，但男人永远不需要。

这些男人"既保守又傲慢，"马克欣对我说，"在他们看来，走进任何一家社区服务机构的大门，都等于宣告世人'我有病'。"

这些男人身上的定式思维，让马克欣想起了自己的父亲，他们都是：善良、固执、孤独但却不愿寻求帮助的人。她还意识到，那些年长男性，不愿意听取来自女性的建议。她称为"男人周围的巨大路障。"

马克欣构想了一个全新的空间，叫男性俱乐部，男人可以在那里自由地社交，不会觉得孤独或认为自己有病。

几周后，阿尔夫·斯托克斯（Alf Stokes）出现在俱乐部的修理橱柜。阿尔夫是一位退休的木匠，面容和善而亲切，他嘴里习惯性地叼着一根未点燃的巨型香烟。每次都带着一只大型养牛犬出门，将它拴在俱乐部的门口。马克欣形容阿尔夫是"特别爷们的爷们"，他成了主导男性社交计划的完美领导者。

马克欣和阿尔夫都知道，他们试图帮助男性的社交方式，就是让她们聚在一起做一些无关紧要的事，例如一起看场球赛。1993年，他们在俱乐部旁边建立了一个"男人驿站"，由阿尔夫主导。在那里，男人们可以做做木工，聊聊天，他们还在停车场外面专门修了一条通往男人驿站的独立通道，确保他们可以隐蔽地前往。他们还把阿尔夫的狗拴在大门口，代表阿尔夫在驿站内。之后，每当看到狗拴在驿站门口时，男人们便开始在人行道上徘徊。

他们经常说："我们就是来看看阿尔夫在做什么。"然后就待上好几个小时。最初，大多数人只是看着阿尔夫做木工，但当他们熟悉之后，会自己捡起一些木头来锯、打磨和雕刻。驿站设在河边，有些人会帮助邻居修理他们的木船，后来也有人也开始拿来坏掉的家具，请他们帮忙修理，他们甚至帮着铁路工人修好了附近的一条铁路线。

马克欣发现，驿站里男人的交流方式与俱乐部里的女人不同，他们在工作的时候偶尔会说话，但很少像女人那样长时间交谈。在马克欣看来，男性之间的交谈更流于表面，却创造了舒适的环境。

巴里·戈丁（Barry Golding）在他的《男人驿站运动：爷们之间的陪伴》（ *The Men's Shed Movement: The Company of Men* ）一书中也谈到了这个差异。他写道："女人喜欢面对面畅谈，而男人倾向于肩并肩作战。"

随着时间的推移，男人驿站的常客逐渐拓展到10人，这里成了他们的避风港，在这里，他们感到非常放松和舒适，可以暂时脱离那个没有归属感的现实世界，以至于每次都需要妻子费很大功夫才能让他们离开。

马克欣认为，男人驿站之所以如此吸引人，是因为它同时满足了"退休人员发挥余热、恢复社交、享受生活"等多重目标。最重要的是，马克欣故意隐藏了自己的存在，让男性志愿者成为驿站的主导者。

男人驿站开放几年后，马克欣离开澳大利亚，开始与联合国儿童基金会（UNICEF）和医学研究所（Institute for Medical Research）合作，研究并解决各种健康问题。但她在澳大利亚帮助发起的男人社交运动却在继续腾飞。后来的20年里，在澳大利亚各地如雨后春笋般涌现了近一千个男人驿站，很多都是成员参照古瓦镇的模式自发组织的。后来，男人驿站开始出现在爱尔兰、荷兰、丹麦、新西兰、加拿大、美国和英国等其他国家。迄今为止，成千上万的男人从这个"并肩作战"的社交运动中获益。

为了了解男人驿站到底是如何运作的，我在一个温暖的下午来到伦敦卡姆

从独处到孤独

登镇区，找到迈克·詹恩（Mike Jenn），一个消瘦但谦逊的老人。詹恩留着柔软的胡须，一头快要掉光的白发，他的表情轻松自在，似乎也在暗示其胸怀大志。

这个社区到处都是密集的公寓楼和办公室，但中午时段却空荡荡的。詹恩爬上一段水泥楼梯，来到一扇门前，这扇门看起来与那些通往办公室或储藏室的门口没有任何差别。但一越过门槛，就能听到带锯的嗡嗡声，鼻孔里瞬间充满了刚砍下的木头的新鲜味道。这个房间只有普通公寓那么大，装满了各阶段生产所需的机器、工具和木制零件。在可以俯瞰着隔壁建筑的一个小阳台上，放着几个砍好并准备进行打磨和雕刻的树桩。我看到了一个还没完成的装饰盒，上面有很多漂亮的彩色木头，还有手工打磨完毕的珠宝盒和餐桌装饰品，木屑在空中飞扬，飘飘洒洒地落在房间里物件的表面上，但似乎没人在意这一点。

这个房间里挤满了各个年龄段的年长男性，从五十多岁到八十出头。他们在这个共享的工作空间里，专心致志地工作。仔细测量，精细地打磨。我看到一个留着蓬松白胡须的老人，在自动锯木机前摆上一块很长的木头，锯子转得飞快，刀片都看不清。我屏住呼吸，希望他不要割伤自己，他轻松地锯断了木材，给了我一个令人放心的微笑。

卡姆登镇男人驿站的口碑，通过第一批加入的男人口口相传，参与者通过出售他们创造的产品，来帮助驿站解决经济压力（驿站的一条规则是，不可以用驿站来制作为自己牟利的商品）。

米克（Mick）是最早加入卡姆登镇男人驿站的人之一。他是一个安静的木工，语气温和，肩膀宽阔，身体健壮。米克年轻时做过木工的学徒，拥有出色的木工技能。我问米克加入男人驿站之前的社交生活，他告诉我："我身边有家人的陪伴，也会在酒吧里跟他人一起喝喝酒。"步入老年之后，他患上了喉癌，可能与他吸烟和酗酒的习惯有关。大剂量的药物治疗对他的身心都造成了严重的损害。到最后，米克的医生对他说，如果他不改掉吸烟和酗酒的习惯，就没有必要继续治疗了。后来他决定加入卡姆登镇男人驿站，在那里做木工，他教别人锯、切、磨以及如何把木片拼接到一起，作为回报，其他人则教他有关互联网技术的知识。

驿站的成员，在离开驿站之后很少见面，即使在驿站里，他们也很少坐下来促膝长谈。那么，他们在驿站里都怎么社交的呢？詹恩告诉我："男人驿站给了男人们相互调侃的机会，调侃对男人间的友谊真的很重要。"为了证明这一点，米克一边戏谑地笑着，一边调侃另外一个男性成员的吸烟行为，"他每隔几个小时都要消失一会儿。他说去休息一下，但我知道他抽烟去了。"被调侃的男子则咧嘴一笑。

米克从来没有用"孤独"形容过他加入男人驿站前的感觉，但他说自己从男人驿站里收获的最有价值的东西是人际关系。几年后，他患上了是淋巴瘤，化疗期间，在男人驿站认识的朋友经常来看他，与以前患喉癌的治疗经验不同，现在有朋友来为他加油鼓励，对他而言意义非常重大。

在英格兰和其他国家，男人驿站协会一直持续地关注男性健康，这也是马克欣创立男人驿站的初衷。爱尔兰的男人驿站集中解决糖尿病，其他国家和地区的男人驿站则为患有老年痴呆症的人提供支持和帮助。英国的男人驿站协会向我提供的数据表明，参与者的焦虑感降低了75%，抑郁症降低了89%，孤独也明显下降。2013年对爱尔兰人进行了一项调查，86%的男性由于加入了男人驿站，在群体中的接受程度变高了；97%的男性参与者表示他们感觉更好了；74%的男性参与者说他们在家庭中感到更幸福了。2010年，澳大利亚政府认识到，男性群体的社会孤立和孤独与女性群体不同，呈增加趋势，男人驿站被正式采纳为国家"男性健康政策"的一部分。

在我看来，男人驿站运动获得成功的一个原因是，不要求男人承认他们是孤独的。正如马克欣和其他研究人员发现的那样，相较于女性，男性更不愿意承认自己的孤独。他们会在沉默中忍受孤独带来的痛苦，时间长了，孤独会耗尽他们的精力、改变他们的脾气、侵蚀他们的健康。

全球的社会文化对男性的要求都是类似的，全世界的父母，都要求他们的儿子坚强，很少允许承认或谈论自己的感受。但研究表明，男性在孩童时期，不存在表达真实感受的障碍。一项研究表明，6个月大的男孩比女孩更有可能表现出愤怒的情绪，并示意需要拥抱和安抚。他们比女孩更容易哭泣，在看到母亲时更容易表现出喜悦的情感。

然而，当男孩被告知他们需要像"真正的爷们儿"那样，不能表达自己的情感，这种毫不掩饰的依恋感就会迅速消退，长大后也与女性不同，通常很少获得亲密的社交渠道。

纽约大学发展心理学教授、青少年发展领域的领导者尼俄伯·韦伊（Niobe Way）博士说，从校园的操场上，就可以看出这种区别对待的教育带来的后果。交谈过程中，她向我描述了小学三年级的时候，男孩子们会勾肩搭背地一起走路，挤在一起讲话。小男孩和小女孩在谈论友谊时都一样，兴奋又充满热情。童年时代，男孩们同样会在亲密关系中，发展出深厚而有意义的友谊。但当他们接近青春期时，就会被告知，过度亲密的社交关系是不好的。

"一个男孩因为失去朋友受到深深的伤害，他感到非常难过。"尼俄伯告诉我，"男孩们通常会大声嘲笑。"但是，当我告诉他们有85％的男孩，表达过同样的情绪时，他们却都沉默了。后来，他们开始分享自己在建立友情时遇到的挑战。我所做的，只不过是让大家把男孩表达真实情感这件事，当成正常的事情来看待。

但是，如果男孩在成长的过程中，没有得到这种正常化的鼓励，他们就会告诉自己，不需要把自己的感受与朋友分享，会基于自己对男子汉的理解，按照女性认可和社会接受的男子汉形象塑造自己。而媒体、家庭教育和文化所传达的这种男性气质，都在强调男人的独立和情感的坚忍。

这种模式让愤怒成为男人表达情感的唯一渠道，因为愤怒经常被视为男性力量和韧性的表现。因此，愤怒成了男人可以表达情感又可以维持男子汉形象的情绪之一，但是与悲伤、喜悦和爱等情绪不同，愤怒更容易将他人拒之千里之外。因此，越"有男子气概"的男人，越容易失去与他人之间的社会联系。

研究男子汉气概的社会学家迈克尔·金梅尔（Michael Kimmel）博士，并不认为抑制情绪是西方男子汉独有的特点。他表示世界上所有的种族文化，都在强调男性的雄心勃勃和自信的特质，并将脆弱等特质与女性关联起来，也非常刻板地将女性视为弱者和劣势。对于男性和女性来说，这种情感固化和偏见的代价都很高。

对于尼俄伯·韦伊而言，与兄弟们一起长大，让她非常直观地了解了男人间的社会关系。她想起弟弟被他最好的朋友冷落的经历，这两个男孩可能前一天还形影不离，第二天就拒绝一起玩耍。当时她的弟弟很痛苦，不知道为什么会被朋友抛弃，在几十年后的今天，回顾童年的这段经历仍然让他很难过。

这种在友情或恋爱关系中的背叛，对男孩的打击尤其严重，他们不知道怎样去表达自己的感受，总是被教育脆弱是女孩子的专利，这让他们因自己的痛苦和困惑感到羞愧，悲伤、困惑和羞愧感的情绪重压，可能是美国十几岁男孩的自杀率是同龄女孩三倍的原因，这种黑暗并不会随着青春期的结束而结束。

2016年，世界卫生组织（WHO）报告说，在全世界约79.3万例自杀事件中，男性占了绝大部分。英国广播公司（BBC）报告说，澳大利亚的男性死于自杀的可能性是女性的3倍；在美国，这个比例是3.5；俄罗斯和阿根廷是4。虽然女性更有可能患有抑郁症，但几乎每个国家的男性自杀风险都比女性高。

加拿大预防自杀中心（Centre for Suicide Prevention）的执行主任玛拉·格鲁瑙（Mara Grunau）说，女性拥有自杀防范的武器，因为她们在成长过程中一直被鼓励分享自己的情绪和感受。她在2019年对英国广播公司说："母亲对女儿说的话，比对儿子说的要多得多，更愿意分享和认同女儿的感受。"反过来，男孩被告知要坚强，隐藏脆弱的迹象，这就导致他们不愿意去看医生或寻求帮助。我们迫使男孩成长为"强硬"的模样，却让他们在情感上无力防御。

正如尼俄伯·韦伊所观察到的那样，男人在情感上的孤独并不比女性少。但是男人越不愿承认自己的真实感受，越有可能通过咒骂、暴脾气、没有耐心和易怒等形式表达心里的孤独。

女性与孤独

与传统上围绕权力和竞争的男子汉气概不同，大多的女性气质植根于人际关系中。自古以来，女孩的理想形象都是细心的妻子、慈爱的母亲和乐于助人的朋友。在2018年的论文《迷失时间的地图：人际关系的危机》（*Cartography of a Lost Time: Mapping the Crisis of Connection*）中，作者卡罗尔·吉利根（Carol Gilligan）和安妮·G. 罗杰斯（Annie G. Rogers）与诺米·诺埃尔（Normi Noel）共同描述了"女性心理学中更令人困惑的问题：女性在人际关系中变得无私的趋势，即减少对自身的关注，乐于照顾他人，忽略并放弃自我的真实情感需求"。这种照顾者的角色，可以使女性成为建立人际联系和社会结构的强大力量。然而，当人际关系破裂时，女性往往会自责，淡化自我意识，由此产生更加严重的羞耻感和孤独。

休斯敦大学教授布伦内·布朗（Brené Brown）博士的研究，解释了为何羞耻感和孤独经常出现在女性身上，在《我以为自己是异类：在耻辱文化中重新获得力量和勇气的女人》（*I Thought It Was Just Me: Women Reclaiming Power and Courage in a Culture of Shame*）中，布朗将羞耻感描述为"认为自己不够好，因此不值得被爱和拥有归属感的强烈的痛苦感，这些情感深深地纠缠在一起，在社会和群体期望的网络中相互冲突"。

当女性充满自信、拥有成就感和良好的社会关系时，她们看起来无懈可击，但当她们需要帮助的都无人给予时，维持这种无懈可击的表象本身，可能就会导致孤独。

吉娜·克莱顿·约翰逊（Gina Clayton-Johnson）就是这样一位女性。她在南加州大学的本科阶段，就成了美国有色人种协进会（NAACP）的青年领袖，她领导了有关校园警务、州判刑法和选民登记等运动。维护社会的公平和正义是她的动力。进入哈佛法学院后，迅速结交了志同道合的朋友，这也强化了她对刑事司法改革的愿望，她的字典里就没有孤独二字。但在进入法学院的第一年，她得知自己的亲人被判处20年徒刑，这让她变得沉默起来。

几年后，吉娜告诉我："当时我有一种强烈的感觉，不能让同学知道这件事。因为这件事实在太不光彩，太可耻了。"吉娜非常尊重她的教授和同事，她不敢告诉他们自己的秘密，担心自己因此被看不起、被拒绝。吉娜知道这很讽刺，但仍然无法告诉任何人。

吉娜从哈佛毕业加入纽约市哈林区邻里保护者服务中心后，一切都改变了，她被派去代表一个名叫桑德里亚的年迈老人，这个老人因自己的家庭是犯罪活动的集散地而被该市驱逐，案件的起因是桑德里亚的孙子在被警察逮捕后，于恐慌中向警方提供了祖母的住址，虽然桑德里亚拥有近二十年的无犯罪租约记录，但当局依然指控她违反了租约法律，并终止了她的租约。

吉娜认识许多像桑德里亚的女人，她们一生的大部分时间，都在劳心劳力地抚养被关押在监狱里的亲人，她们没有力量影响周围的世界，尤其是更改刑事司法系统判定的结果。像吉娜一样，也会因为亲人被关押的事而感到羞耻。当桑德里亚问吉娜，自己还有多久会被驱逐出去时，吉娜感觉到自己的委托人正打算放弃抗争。

为了说服桑德里亚捍卫自己的权利，吉娜心想是时候分享自己的秘密了。她看着桑德里亚的眼睛告诉她，自己在监狱中也有一个亲人，并且分享了自己在接到消息时的尴尬和羞耻感。她向同学和同事隐瞒这件事长达四年时间，而令她感到孤独的是，她忽略了生活中最重要的事。桑德里亚感到非常疲倦和担忧，但吉娜展露的诚意和脆弱，在她们之间建立了信任的纽带，这位年轻的律师，愿了解她的经历，而二者之间这种连接的力量是相互的。像桑德里亚一样，经过很长一段时间的独自承受之后，吉娜再度感受到了被人重视和理解的释然。吉娜的信念和决心，终于打消了桑德里亚的顾虑，她同意继续起诉。案件的审判持续了好几个月，但通过共同的艰苦努力，她们最终胜诉了。桑德里亚可以继续住在原来的住所，而吉娜也找到了一生的职业灵感——帮助那些亲人被监禁的家人，摆脱被孤立的处境，为彼此提供支持，并倡导人道的刑事司法政策。

从独处到孤独

生活中很多人会像吉娜那样，隐藏一些可耻的事件或在失去群体联系后陷入困境，她们的真实感受也往往随着这种耻辱感被掩盖。《女王蜂和跟屁虫》（*Queen Bees and Wannabes*）的作者罗莎琳德·怀斯曼（Rosalind Wiseman）注意到，在研究儿童友谊的十年中，类似的自我矛盾现象屡屡发生。

怀斯曼告诉我："女孩间总是存在一种相互攀比的心态。"这种攀比使她们很容易因社交失败而产生耻辱感，并产生孤独。"她们总是担心人生的失败，也担忧自己永远无法跟上他人的步伐。"

当然，很多青少年还是可以建立健康的友谊的，怀斯曼强调说，这种友谊是无价的。"许多女孩之所以能够安然度过青春期，恰恰是因为她们得到了一些好朋友的支持和照顾。在建立友谊的过程中，她们会得到无条件的接受和理解，并感受到朋友们善意的提醒。"通过这些高质量的友谊，让她们在成年后，发展和维持对人生有益的人际关系。

但与此同时，怀斯曼继续说道："女孩之间的友谊常常也伴随着强烈的、令人困惑和羞辱的感觉。"女孩间的绝交和背叛，会破坏"最佳友谊"带来的喜悦和安全感。友谊在青少年时期的女性身份认同中，扮演着非常重要的角色，这也可能会让她们受到不利人际关系的伤害，因为她们会误以为那是真正的友谊。如果女孩子无法在那个时期形成良好的人际关系，羞辱感可能会持续到她们的成年期。"在这个时期如果经历人际关系的挫折，发展出的行为方式和对未来关系的期望，可能会导致她们成年后无法与他人建立健康的社交关系。"而这也会加重她们的孤独。

怀斯曼特别强调，事实上，男孩和女孩都需要有意义的社会关系。"有时候我们会认为女孩之间的友谊更深刻，事实上没有任何研究支持这种观点。当我们看到在Instagram上一直聊天的女孩时，可能会认为她们之间的关系，比没有聊那么多的男孩们更亲密，其实这是错误的。男孩之间的友谊破裂，对他们同样具有破坏性。"

随着年龄的增长，男人和女人按照不同的文化期望成长，但事实上，无论男性还是女性，都不会严格按照社会对角色或态度的分类去生活。性别规范可能对某些群体产生深远的影响（通常会对同性恋者和变性者的生活产生特别复杂的影响），但其他人则受到诸如性格或家庭成员的特殊态度等因素的影响更大。我们必须认识到，我们周围广泛的社会文化，结合其他文化要素，共同塑造了我们的社交联系的便捷性、频率和质量，并决定了我们是否感觉孤独。

所有这些文化因素结合在一起，奠定了我们对他人期望的基础，也决定了我们自己的社会行为和愿望。文化价值观决定了我们会认为什么是重要的，以及我们应该如何去生活。这种影响无处不在，有时甚至凌驾于我们的个人愿望和人生要事之上。然而，即便它们的影响使我们感到孤独和被社会孤立，也很少有人挑战这些文化规范，这又是为什么呢？

部分原因是人类的大脑依然保留着进化而来的社会风险预警机制。数代人都将自己束缚和限制在出生地和直属部族的土地上生活，所有这些群体的成员，不假思索地继承和沿袭了祖先传承的文化。这是因为归属感不仅在于生活在一起，也关乎团结一致，对抗捕食者和敌人。换句话说，文化总是与已知的威胁和其他可能充满敌意的恐惧捆绑在一起。造成的后果就是，进化而来的预警机制时刻提醒我们，需要与来自同一社区的人待在一起，才能获得安全感，并且需要避免或躲开其他陌生人，因为我们担心他们不值得信任。我们能看到这些本能，仍在青少年的社交行为中发挥作用，我们看到它们助长了仇外心理、种族主义和政治敌对情绪。这是因为缓慢的生物进化，已经跟不上社会快速的变革步伐。

但是，社会变化与人类进化而来的情绪预警机制一样，在真实地发生，而这将导致二者之间的冲突。随着社会的进步，大部分人不会再生活在一个孤立且与外面世界脱节的部落或村落，也不太可能一生都与同一群人生活在一起。我们也不再有理由攻击或排斥那些与我们不同的人，并且我们也不会再因为无法适应自己所在的群体，选择离开而被谴责。尽管我们的大脑依然默认这些情况会发生，但现实世界已经将其否定。

从独处到孤独

　　我们当前面临的现实是，不再拥有以部落或群体为单位的集体生活和行动的生存模式。在全球化的现代社会中，将自己与不同文化的人彻底隔绝，不仅越来越困难，也会导致我们付出巨大的代价，我们在强调个性化的过程中，因为对传统群体文化的忽视，而导致过度偏离了群体文化。在强调个人言论自由的同时，忘了强化群体社会的基础。所以，现在我们需要做的就是重视并强调至关重要的群体因素，包括我们的人际关系、我们的群体组织、我们的邻里关系、我们的社会和文化机构，并且在保持个人言论自由的同时做到这一点。

　　为了成为群体的一部分，我们可能必须做出一些个人的牺牲，但奉献和服务他人，不仅可以强大我们的群体，还可以丰富我们的个人生活，并增强我们与群体的联系以及我们个人的人生价值和目标感，保护我们免受孤独的痛苦。但是，这种群体的建设，并不意味着我们要否认或隐藏真实的自我。正如汤姆·泰特在阿纳海姆市所证明的那样，善意可以在平衡二者中发挥至关重要的作用，并成为第三类文化体系的重要组成部分。善意可以弥合人与人之间的鸿沟，减轻个人的孤独并使所有人团结在一起。

　　在全社会建立连接可能从未像现在这样重要。文化的变化，只是造成这种紧迫感的部分原因，更主要的是全球变化的节奏和社会多样性带来的压力。

CHAPTER 4

现代社会的孤独

很多人都想跟你一起开豪车兜风，但你真正需要的是，当豪车没了的时候，还愿意跟你一起搭公交的人。

——奥普拉·温弗瑞

这个世界……必须避免成为一个充满恐惧和仇恨的社会，而要致力成为一个相互信任和尊重的联盟。

——德怀特·埃森豪威尔

孤独的演变历程，可能与人类历史一样悠久。但在当下，孤独达到了前所未有的严重程度。20年前，罗伯特·普特南（Robert Putnam）在他的《独自打保龄》（*Bowling Alone*）一书中对美国社会网络和社会规范的描述，使得这种始于20世纪后半叶的崩坏广为人知。罗伯特的研究发现，各种社会参与度的指标，都在急剧下降，包括社区组织的成员数，以及人们邀请朋友到家里做客的频率等。罗伯特表示，自这本开创性的研究著作发表以来，前述情况变得越发糟糕。

如果你问现代人生活中最看重的是什么，大多数人都会说是家人和朋友。然而，我们的生活方式，往往与这种表述出来的价值观相悖。21世纪的现代社会，

现代社会的孤独

要求我们专注于那些似乎在不断争夺时间、注意力、精力和承诺的追求，其中很多追求本身就是一种竞争。我们为工作和社会地位而竞争，我们为金钱、财产和名誉而竞争，我们拼命努力工作争取出人头地，但与此同时，我们声称要珍惜的人际关系往往在这种激烈的追逐中被忽略。

现代社会的发展，带来了前所未有的进步，使我们拥有更多先进的技术，以实现更便捷的人际联系，但这些进步往往也带来了意想不到的挑战，使我们更容易感到孤独和与社会隔绝。得益于交通的进步，探望朋友和家人比以往任何时候都要容易，然而流动性的增强，也意味着越来越多的人更愿意选择居住在与亲人相距遥远的地方。得益于医学的进步，许多人的寿命比想象的要长，但不可避免的是，我们也会在漫长的人生旅途中失去许多朋友。得益于科技的进步，我们可以享受到网络的所有便利：不用踏入餐馆就能享用各式各样的美食；不用进入人潮涌动的电影院就可以看一场电影；可以在网上购买所有想要的东西，甚至连送货上门的快递员都没见过；还有很多人会选择远程办公……如果这些都可以称为互动的话，那么人与人之间的联系正在被边缘化，或者说正在以边缘化的形式苟延残喘。

作为一名管理顾问，艾米·伽洛（Amy Gallo）需要到世界各地出差。如今，艾米是《哈佛商业评论》的特约编辑，但在她职业生涯的早期，曾在纽约的一家咨询公司工作，工作的主要内容是帮助企业的非官方网络和社区管理员工的日常实践工作，尽管她非常擅长，但她个人经常感到与社会和人际关系深度脱节，特别是因为工作需要，她不得不出差到离家几千公里之外的陌生地方时，这种感觉尤为明显。

她曾为了完成一个咨询项目，在韩国待了四个月。在举目无亲的国外，语言不通，独自一人住在酒店让她感到尤为孤独。她说，拯救她的是三位来自同一个咨询公司的美国同事。具有讽刺意味的是，这群人共同的孤独成了他们建立人际关系的基础，"正常情况下，我不会选择跟他们这样的人成为朋友，"艾米说，"但身陷异国他乡的境地，让我们都觉得已经与周围的社会严重脱节，相同的孤独和隔绝感成了我们之间人际关系的情感纽带。"

另一个咨询项目，则要求艾米和同事们每隔几周就要去一趟华盛顿。所以每次退房时，他们都会为下一次的出差提前订好房间。有一次，因为在订房时只剩下一间房了，艾米的女同事建议她们干脆合住一间房。

"我当时震惊地看着她，以为她肯定是昏了头，"艾米回忆起当时的场景说，"因为我最不愿意跟人合住了。"她们的确挺喜欢对方，但彼此的关系也就是熟悉的同事而已。"我开玩笑地说，她肯定更愿意跟别人合住吧。毕竟，她是一个特别外向而开朗的人，而我恰好相反。但是后来我一想，也无所谓吧。"

于是她们就合住了一间房，后来发现彼此之间原来有很多共同点。事实上，这一次合住的尝试，让她们变得更喜欢对方，以至于在接下来的六个星期里，她们依然选择了合住一间房，并最终成了亲密的朋友，一直到现在都维持着深厚的友情。

当我问及建立牢固友情的秘诀时，艾米说："因为我可以袒露真实的自己。我们当然聊了很多关于工作的事情，也聊了彼此的生活。她刚刚经历了一次糟糕的分手，于是我们聊了很多关于事业和生活的期望，等等。"这种开放和相互支持的态度，在当今这个繁忙的世界里是很难得的——尤其是在那些大部分工作都可以远程完成，或需要满世界飞的商务人士中。

艾米解释说，这些商务出差人员感到孤独的一个主要原因是，旅途过程中所有的互动和人际关系都基于交易。不仅是客户和服务的对象，还有旅行中发生的日常互动。"空姐看起来似乎关注我的需求，"艾米说，"但这只是她的工作。酒店的服务员也是如此，我们的工作，就是从一个地方，奔到下一个地方，并在这个过程中，付钱让别人帮我们做事。有时候我也会和同事一起出差，或遇到让我欣赏的客户，但与他们的互动，肯定不包含任何私人的情绪。"

人与人之间的疏远问题并不局限于商务人士，也不限于满世界飞的旅行者。为了换取所谓的高效率，我们牺牲了越来越多的日常人际交往。我记得在网上送餐服务出现的时候，我很高兴。我告诉爱丽丝，网上购物会让我们从购买日常用品的生活中解放出来，帮我们节约往返商店的时间。但是，去商店购物，也让我们有机会偶遇同一个社区里正在理货、或正在挑选婴儿食品的朋友。在那里，我们可以认识帮我们找到难寻商品的店员；在那里，我们和同龄的父母们为哭闹的孩子们相互慰问。这些看似微小的互动，是我们与当地社区构成联系的重要纽带，有助于增强我们的归属感。

在保持人际联系方面，我们面临的最大挑战可能是变化的速度。人类是为适应和发展而生的，但我们依然需要时间来处理新的信息和行为体系，适应新的社会规则和期望。过去，新技术的测试和开发通常需要很长时间，我们可以有时间慢慢适应。正如丽塔·冈瑟·麦克格兰斯（Rita Gunther McGrath）在《哈佛商业评论》中所写的那样，在1900年之前，人们花了几十年的时间才让电话在美国一半的家庭里得到安装。一个世纪之后，手机仅用了五年时间就实现了这一飞跃。而且变化的速度还在不断加快。2008年，制造商们设计一辆汽车大约需要5年的时间，而仅仅5年后，设计周期就缩短到了一半。这种令人眼花缭乱的速度意味着，就像传说中的"巫师学徒"一样，我们还没有时间去适应一项创新，它就已经被多个新的应用、设备或平台取代。科技的发展速度，已经将人类进化的速度远远甩在身后。

这种说不清道不明的恐惧感，在社会中造成了一种潜在的紧张关系。那些跟不上变化的人被甩在后面，而能跟上的人，则需要不断地追逐下一个新事物。他们这样做不是出于好奇心，而是因为"紧跟潮流"已经成为竞争优势的代名词。无论我们是否意识到，快节奏的变化给所有人造成了一种假象——我们只有两个选择：快速适应，以确保自己的市场价值和被认可的程度；失去竞争力并被时代抛弃，这种局面使得传统与创新、年长者与年轻人、网络与实体社区等所有的人际交往长期处于紧张的竞争状态，而这种普遍的竞争使得现代人的孤独与前几代人完全不同。

现在，不断发展和变化的社交网络，已经占据了比家庭人际关系网络更重要的地位。长辈们用机器人打发晚年的寂寞；中年一代用虚拟的玩伴代替人类朋友；幼小的孩子们用网络游戏打发自己独处的时光，不再寻求与小伙伴面对面的交流。这一切变化来得太过迅猛，以至于我们很少有人意识到这些变化对我们的社交生活、生存技能和精神追求的影响。事实上，现代社会的人们就像随风飞舞的枯枝，在不知不觉中迷失了方向，忘记了什么是重要的，或谁对我们来说是重要的。我们的内心依然有对社会和人际关系的渴望和需求，但我们越是花时间和精力去跟进科技潮流，越有可能因忽视与生俱来的社交需求而使得社交体系分崩离析。

随时随地在线

当我第一次使用脸书、推特和Instagram时，我认为它们是与朋友们保持联系、参与群体对话的好工具。我还记得自己第一次在脸书上找到失散多年的同学和朋友，并看到他们的头像对着我微笑时内心的雀跃。但是，尽管网络可以让我们接触到一大群朋友，事实上我们并没有进行渴望的有意义的对话。相反，当我在朋友们的动态里看到他们惊心动魄的冒险经历、印象深刻的职业晋升和令人惊叹的成就时，我的感觉是，偶尔受到启发，但永远感觉不足。正如一位朋友所说的那样，查看社交媒体的动态，就是把他人最棒的人生，和自己最平淡的日常进行比较——而这只会让你感到自身的不足。

此外，我还注意到一个不好的现象：我在社交媒体上发帖的初衷，是与朋友们分享人生的经验和反思。但很快，我发现自己全部的心思，都转移到有多少人喜欢、评论和转发我的内容。我在9·11事件的某个纪念日写了一篇文章，而当我下意识地不断查看有多少人点赞了这篇文章时，我感觉自己倾注在文章中的真挚情感也随之不见了。这种下意识的行为，将真实的情感表达变成了一场空洞的作秀。像这样迫切地寻求他人肯定和认同的行为，让我感觉自己很差劲。

最后，我决定暂停使用这些社交应用——不再发帖也不再查看回复。因为社交媒体的参与，对我来说已经变成了一种令人沮丧的经历，所以我决定放弃。

我删除了手机上的应用程序，并注销了电脑端的账号。最初的几天非常难熬，因为我总是本能地想要查看回复，担心自己错过什么重要的信息。但克服了对社交媒体的依赖之后，我发现自己不再为其分心，也不再紧张地寻求数字世界的认可了。而这种放松和自由的感觉，真的棒极了。

在中断了几个月后我恢复了这些社交媒体的使用，但设定了很多条件。我决定只在真正被感动的情况下发帖（比如爱丽丝在肯塔基州的路易斯维尔市，发表了一场感人至深的演讲）。更重要的是，我决定不再查阅评论、点赞和转发数量。此外，我还取关了很多账号，大幅度地削减了关注的人数，更专注于那些能丰富我对世界的联系感和理解的帖子。我还在探索是否有可能实现线上和线下生活的平衡，确保我可以根据自己设定的条件参与社交媒体互动。

关于社会与数字技术日益增长的共生关系所带来的整体心理成本和收益，也还没有定论。2019年1月，牛津大学的艾米·奥本（Amy Orben）博士和安德鲁·普日贝尔斯基（Andrew Przybylski）博士发表了令人惊讶的研究结果，长期使用数字产品对青少年的社交行为产生了负面影响，但总体来说影响很小。在对超过35万名青少年的研究数据进行分析后，发现吸食大麻和欺凌行为所造成的伤害，要远远大于数字技术的使用。普日贝尔斯基和他的同事内塔·温斯坦（Netta Weinstein）博士此前曾表明，使用数字科技产品时间的长短，会产生不同的影响。根据这个"金发姑娘原则假说[①]"，如果青少年每天在屏幕前花一到两个小时的时间，他们的心理健康似乎不会受到伤害，超过这个时间就会造成很大的损害。有趣的是，完全不接触电子设备的孩子们，似乎比那些适度使用的孩子们更糟糕，可能是因为在大家都在线的世界里，缺乏在线参与会导致更严重的被遗弃和孤立感。

2017年，匹兹堡大学教授布莱恩·普里马克（Brian Primack）博士和他的同

① 源自童话《金发姑娘和三只熊》：迷路了的金发姑娘未经允许就进入了熊的房子，她尝了三只碗里的粥，试了三把椅子，又在三张床上躺了躺，最后决定小碗里的粥最可口，小椅子坐着最舒服，小床上躺着最惬意，因为那是最适合她的，不大不小刚刚好。金发姑娘选择事物的原则就叫Goldilocks principle（金发姑娘原则），"原则"指出，凡事都必须有度，而不能超越极限。按照这一原则行事产生的效应就称为"金发姑娘效应"。

事们发现更多证据，证明大量使用社交媒体会导致更严重的孤独。他们对1787名受试者进行了研究，年龄在19岁到32岁。其中一组每天使用社交媒体超过两个小时，另一组则只有半小时或更少，所有受试者都被要求用一个量表来描述他们对以下表述的适用程度：

我觉得自己被冷落了。

我觉得他人根本不了解我。

我觉得自己被孤立了。

我觉得身边的人很多，但懂我的人却很少。

研究人员发现，长时间使用社交媒体受试者的孤独是较少使用社交媒体的两倍。这个结果呼应了类似研究的担忧，即重度社交媒体用户更容易出现抑郁症。

所有这些研究结果都提出了一个先有鸡还是先有蛋的老问题，即孤独、抑郁的人是想通过社交媒体来逃避，还是过多地使用社交媒体会让人变得孤独、抑郁？可能像人们担忧的那样，社交媒体地使用，导致了人们的孤独和抑郁症的加重，但这需要更多的研究来证明。而这些平台的使用是如此的普遍，用户的年龄也呈现低龄化，如何建立严格可控的研究，也是一个巨大的挑战。

艾米·奥本强调，在了解技术对人们的全面影响方面，"我们还处于起步阶段"。她指出，关于数字媒体使用情况的大部分数据，都是企业的专有数据，研究界往往无法获得，这让我们更难回答技术影响的问题。她还建议，我们使用电子设备的方式可能比使用电子设备的时长具有研究意义。对于一个易受外界影响的孩子来说，在错误的引导下，观看几分钟有害内容就可能是毁灭性的，而作为一种丰富家庭体验的方式，一小时的屏幕时间也可能产生非常积极的效果。"当前的问题是，我们太过关注花在屏幕上的时间，却没有给予内容、技术类型或动机等因素足够的关注度"，艾米表示。

随着我们对技术各维度的深入了解，越来越清楚地看到，技术对我们来说有利有弊。社交媒体可以帮助人们找到有意义的人际联系，特别是来自传统上被孤立或被边缘化的社区，但社交媒体引起的人与人之间的攀比，网络霸凌或流于表面的人际关系，反而会加剧人们的孤独。

社交媒体已经深刻地融入我们的社交、工作和生活中。如果你是一名记者，就不可能完全关闭推特；如果你正在找一份新工作，那么使用领英平台，并在上面提供一份求职简历就很有必要；如果你的家人和朋友习惯于通过社交媒体来宣布重大的生活事件或聚会，而你却不在那个平台上，那么你就有可能被完全遗忘。

当今的社交媒体平台，是基于对人类行为和脑科学的高度理解而开发的。软件工程师们使用了各种各样的技术——从YouTube上的自动播放到Snapchat上的分享和推荐，再到Instagram、推特和脸书上的互动通知，所有这些技术，都会引诱我们不断地回到他们的平台上，并尽可能长时间地保持关注。在大多数情况下，衡量一个应用程序是否达到经济层面的成功标准，不是在线人际互动的质量，而是使用量。我们在平台上花费的时间越多，平台的收入就越多，通常以广告的形式谋取利润，换句话说，我们的时间，就是社交媒体的收益来源，这样一来，应用程序就成了注意力经济的代表之作。

也许有人会问，控制自己不沉迷于社交媒体，不是用户自己的责任吗？这个说法在理论上没错，但实际上，要做到这一点，我们必须克服千百年来进化形成的根深蒂固的行为本能。

每个人在某种程度上都是新奇事物的追逐者。而互联网的本质，就是源源不断地提供新鲜事物。只要我们点击一个链接，就会跳转到一个新的网站、一个新的产品、一个新的虚拟体验。只要我们发布一条信息或一个帖子，粉丝和朋友就会瞬间做出反应，这种速度，在网络技术的推动下，让我们产生了一种紧迫感，仿佛全世界都在屏息以待，等待着我们的下一个帖子或动态。同时这也会让人产生期待感，这就是为什么每当我们发帖之后，如果迟迟无人回复，我们就会感到被拒绝或被忽视。互联网的反馈循环，通过大脑内的奖励机制，扮演了恋爱关系和友情中的追求者角色，吸引我们不断地去追逐并沉迷其中。对一些人来说，奖励的效果过于强大，加上高度的使用便捷性，以至于虚拟关系逐渐取代了面对面的接触。

有多少次，你只是想花五分钟时间看看朋友圈的新动态，最后一小时过去了你还在浏览？有多少次，你只是打算给脸书上的朋友回个消息，最后却从一个动态跳到另一个动态，查看陌生人发布的猫咪、饭菜和旅行的信息？我们可能会安慰自己说，这些在线的浏览只是为了打发无聊的时间，但实际上被它们窃取的时间，本可以在现实生活中与家人和朋友们一起高质量地度过。

而现代科技，尤其是智能手机鼓吹的多任务处理，强化了互联网平台这种对时间和注意力的窃取行为。就像一夜之间，现代的互联网技术，让我们在穿越城市通勤的同时，完成打电话、发邮件、买菜、订餐等多项任务。看起来既轻松又高效，它让我们产生了一种错觉，即我们可以同时完成好几十项任务，包括满足自己的好奇心。例如在听朋友讲他的新宝宝的故事的同时，查看邻居的度假照片，查阅一条父母的短信，在谷歌上搜索最新消息。事实上，当我们进行多任务处理时，我们的注意力会被分割成越来越小的片段，这只会降低效率，也降低我们对每项任务的参与度。

研究发现，实际上人类没有能力同时关注多项活动。当我们在处理多项任务时，只是在任务之间快速地来回切换，分别短暂地关注每一项任务。正如麻省理工学院的神经科学家厄尔·米勒（Earl Miller）博士在2008年接受美国全国公共广播电台（NPR）采访时所解释的那样："在从一个任务切换到另一个任务时，我们以为自己在同时关注着周围的各项任务，但实际上并没有。"

比如说，在谈话的过程中，我们偷看手机，可能会听到并记住对方所讲的某些词语，但无法完整地领会这些词语或其背后非语言线索的含义，其中一个原因是，涉及交流的任务，看手机和听表述会在大脑中争夺相同的处理路径。"我们不可能同时处理这两件事情"，米勒说，"我们不可能在听懂对方所说的话的同时看懂手机上的信息"。

事实上，这些在不同任务之间循环往复的行为，会导致我们付出更多的时间和精力，因为我们平均要花23分钟的时间，才能重新聚焦思绪和理解被中断的任务。这种可以多任务处理的错觉，加上飞速发展的互联网技术，淡化了我们对与朋友实际接触的价值感和重视度，很容易选择被动地浏览朋友们的动态，看看他们在做什么，发个信息快速更新近况，这营造了一种我们与朋友时刻保持联系的错觉。与朋友在现实生活的见面，意味着我们要花更多的时间和精力去确定约会日期，并做准备。虚拟联系的便捷和高效性，会让我们下意识地避免线下会面，但是可能几天、几周或几个月的时间过去了，我们并没有与朋友进行任何真诚而有意义的交谈，这种人与人之间的真实互动所带来的社会效益，是网络互动所没有的。

斯坦福大学社会学教授保罗·帕里吉（Paolo Parigi）博士，一直在研究网络声誉对人际关系的影响。研究结果既复杂又令人惊讶，他的研究对象是爱彼迎和优步等网络服务的用户，他的研究假设是，用户通过这些服务应用程序建立线上声誉是一种新形式的社交介绍。在客户直接对接的互联网服务市场中，你和优步司机或爱彼迎的主人见面之前，彼此已经掌握了对方的大量信息，这些信息会体现在这两个平台的服务评级体系中。也就是说，这两个平台的评分，是素未谋面的陌生人之间建立人际关系和信任的信息来源。

帕里吉在2018年的一次采访中说，这个评级系统的一个真正好处是，它可以克服我们个人的偏见，增加日常生活中人际互动的多样性。"我们发现，如果你在与一个与你不同，但有良好声誉的人进行互动时，基于爱彼迎提供的信息（评级和评论），你更有可能信任这个人。"然而，这些互动能够真正促成的信任，也是非常有限的。其中的一个原因是，网上建立的口碑是有限的，优步的乘客相信司机能将他们安全地送达目的地，却不会指望这些司机能够提供很好的住宿服务，爱彼迎的房东相信客人们会对房屋里的财物负责，但不指望他们帮忙照顾同样也住在房屋里年迈的父母。所有这些服务应用程序的评分，构成了帕里吉所说的"微薄的"口碑，这与通过长期直接的人际接触而形成的全面口碑相差甚远。

"在过去，我们需要经历一个过程，才能发现我们与他人之间的共同点"，帕里吉在采访中解释说，"这个发现的过程，就是建立友谊的过程。但现在，这个过程要么被加快了，要么被移除了。所有这些信息就直接摆在我们面前，我们已经失去了建立友谊需要的发现过程。"

为了验证这一猜想，帕里吉对提供免费住宿信息的网站"沙发客"（CouchSurfing）①进行了研究。沙发客为全世界的旅行者提供免费住宿的信息，旅客通过平台与当地的主人联系，免费入住当地人家中，并与主人建立持久的友谊。这个平台的受欢迎程度是毋庸置疑的，自2004年推出以来，沙发客的网络社区已经发展到1400万的旅行者和40万的主人。但是，他们之间到底形成了什么样的友谊呢？

帕里吉做了一些对比，"我们发现，当沙发冲浪者拥有更多关于对方的信息时，他们见面后产生的友谊要弱于沙发冲浪者没有拥有那么多关于未知对方的信息的情况，会面之前提供的社会信息，在降低了初次互动难度的同时，也导致人际联系缺乏黏着度"。

相比之下，那些因前期信息量少，而不得不花更多时间和精力去了解对方的受试者，却收获了更亲密的友谊，所以，不仅了解彼此很重要，了解彼此的过程和方式也同样重要。

帕里吉说，现代互联网科技或许会让我们感到不那么孤独，但我们越是拥有这种唾手可得的网上友情，来代替线下的来之不易的友谊，就越会觉得孤单。他解释说："对我来说，这就是现代生活的压力来源……我们看起来有很多人脉，但它们的意义和过去一样吗？"

麻省理工学院教授雪莉·特克尔（Sherry Turkle）博士的观点更为尖锐，她说："我们正在失去人际关系中最原始的、最充满人性的部分。"特克尔在过去的30年里一直专注于科技对人际关系的心理学影响，主要研究了数字化文化中交流的重要性，技术如何影响我们与朋友、恋人、父母和孩子之间的关系，

---

① 沙发客网站本身不提供任何住宿，仅仅作为一个交换住宿信息的平台，所有人都可以在这里免费寻找或发布沙发信息。

以及我们的孤独。她说，生活在数字时代的人，在虚拟生活和现实生活中，都没能呈现真实的自我，我们不愿意敞开心扉与他人真诚地交流。

难怪手机和其他通信技术会降低谈话的情感质量。正如安德鲁·普日贝尔斯基和内塔·温斯坦博士在实验中发现的那样，在谈话过程中，只要手机出现在视线范围内，我们就会觉得自己从同伴那里感受到共鸣和理解的程度降低了。

想到每个人都已经习惯将手机带到聚会的饭桌上，这种负面影响就令人担忧。当然，我们也尝试尽可能降低手机在这种场合的存在感：把手机面朝下；把它们移到一边；用餐巾纸盖住。我们也试图说服自己，在谈话中发短信，如果操作得当，也是一个可以接受的礼仪。有人告诉我，如果你在发短信的同时，与交谈的人保持眼神交流，那就不算没礼貌。我还听说，只要谈话时有其他人与说话的人保持眼神接触，那么我们自己低头查看信息或发短信都是可接受的。但很遗憾，所有这些所谓的"聪明操作"，都会影响我们谈话的完整性和质量。

这种越来越多的人因为手机而冷落交谈对象的现象，甚至催生了一个全新的专有名词：低头族（phubbing）。2015年的一项研究，对453名美国成年人进行了调查，发现46.3%的受访者表示，他们的交谈对象曾在自己面前做低头族。而另外一项调查则发现，相较于在交谈过程中因手机分心程度较低的伴侣，经常在对方面前做低头族的伴侣吵架的频率更高，且对关系满意度也较低。

我们使用科技的方式，非常重要，会产生截然不同的结果。当我们在社交媒体上发表评论时，因为无须正视别人的脸，无须面对他们的反应，或为我们的话可能造成的伤害负责，所以很可能在网上发表不当言论造成恶劣的影响。但社交媒体也有积极的一面，因为它可以让用户了解到日常生活中接触不到的其他人的生活，从这个角度来看，它可以让我们有机会了解更多的人，并以积极的方式与更多人接触。简而言之，在论坛上做个不负责任的键盘侠，与向刚发布动态诉说个人困难的朋友提供支持，有着本质的区别，这一切都归结于我们如何选择使用社交媒体和数字技术。

虽然技术对人们生活的影响有利有弊，但其对大众同理心的负面影响，已经清晰可见。2010年，美国密歇根大学的研究人员发现，从1979年到2009年，大学生的同理心分数下降了约40%，其中2000年之后的下降幅度最大。

好消息是，我们可以复原社交能力。雅尔达·乌尔斯（Yalda Uhls）博士在2012年攻读心理学博士时，设计了一项具有里程碑意义的研究，研究结果表明了这一点。2010年的数据显示，8岁到18岁之间的年轻人，每天在学校之外使用电子设备的时间超过七个半小时，这让她感到震惊，她想知道，如果我们用面对面的时间，取代这些屏幕时间，会发生什么。因此，她请50名在校学生参加了为期一周的户外教育营，在那里，他们不得使用电视、电话和电脑。作为对照组的另外50名学生，仍待在学校，按照要求，继续像往常一样使用电子设备。对每组学生进行了前后测试，评估他们在静态照片和视频中解读情绪的能力。乌尔斯发现，在前后两项测试中，训练营组学生的分数，都比对照组有明显的提升。

无论是与科技产品隔绝，还是在大自然中共度时光，特克尔指出，乌尔斯的研究结果，都可以作为社交复原力的证据，"在没有手机的露营中，仅5天的时间，学生们的同理心水平就恢复了，这是如何实现的呢？因为参加训练营的学生们进行了互相交谈"。

但是，如果我们把技术作为一种情感上的逃避，以避免悲伤、冲突、失望以及人际关系上负面情感，那么想要完全摆脱互联网技术的使用，就会变得更加困难。相比于向朋友或亲人当面讨论误解，或寻找问题的解决方法，我们可能更倾向于在网络空间寻求所谓的"朋友们"，一起打发时间，这些"朋友"绝对不会问那些令人为难的问题，逃避问题当然是更轻松的选择，但最终会导致更严重的孤独。

研究人员发现，到青年时期，人们的孤独会上升（除了在50岁和80岁到达高峰期外）。为此，临床心理学家凯瑟琳·斯坦纳·阿黛尔（Catherine Steiner Adair）博士在2014年出版的《断网大行动：数字时代保护童年及家庭关系》（*The Big Disconnect: Protecting Childhood and Family Relationships in the Digital Age*）一书中，采访了1250名儿童和青少年。斯坦纳·阿黛尔告诉我，数字社会中青年一代的悲剧，被一位特别有才华的年轻女士精辟地总结为："一切都太具有讽刺意味了。我们是有史以来人际联系最轻松而紧密的一代，但我们在恋爱关系方面却无比糟糕，我们不会调情，只会面无表情地勾搭彼此，而在此之前我们或许根本就没见过面。你在凌晨两点十五分给别人发短信，在此之前，你们甚至都没有约会过。真正可悲的是，我们这一代年轻人根本不知道如何珍惜对方和爱惜自己，我们不知道如何拿起电话，对别人说，'嘿，我真的很喜欢你；我觉得很难过，可以跟你约个会吗'"？

斯坦纳·阿黛尔说，"大部分人在成长过程中，都遭受过来自父母的数字隔离，不管是小孩、初中生、高中生，还是成年人，都在用同样的词——难过、生气、孤独、愤怒、沮丧——试图让父母理解他们在情感上的感受，因为他们的父母太过沉迷于数字产品，经常忽略与孩子的沟通。然而，这些孩子长大之后，却陷入了与父母同样的行为模式，沉迷于电子产品不能自拔。"

分散注意力并不是互联网技术影响高质量人际关系的唯一原因，正如我之前发现的那样，社交媒体也引发了一种攀比文化，在这种文化中，我们不断地将自己与社交媒体上的其他用户对比：身材、衣柜、厨艺、房子、假期、孩子、兴趣爱好，等等，就像是将一场大型的高中同学聚会搬到了网上。在这场永不结束的聚会上，每个人都在分享、炫耀自己的成就和喜悦，争先恐后地证明自己的价值。或许有些人真的只是想和朋友分享快乐，但最终往往被剪辑成一幅看似完美的生活画像，这反过来又会让其他人感到焦虑、压抑，甚至自我怀疑，而最容易受影响的是还未确定自我身份和目标的年轻人。

我们在网上相互攀比，会根据自己在财产、工作、潜在朋友和合作伙伴方面的情况给自己打分。数字世界看似为我们提供了太多的选择，左划右扫，右划左扫，一遍又一遍，在无数选择间来回摇摆、沉迷。当虚拟的链接提醒我们再次登录就能够获得更好、更完美的选项时，已确定的选择将瞬间变得不确定。我们在线下结交朋友和亲密伙伴，必须花费大量的时间和精力去真实地了解一个人，而那些可能并不是我们喜欢的东西。而线上提供的"完美伙伴"所具备的巨大诱惑力，会让我们直接放弃线下的选择，但这种完美是一种假象，是科技和现代文化以牺牲人性为代价培养出来的，我们在虚拟世界中永恒地游弋，无休止地追逐理想的伴侣，注定会越来越焦虑和孤独。

更讽刺的是，我们的独处能力也在被科技削弱，社交媒体的持续存在，营造了一种我们永远不需要独处的错觉，并产生一种错误的理念，即如果感到孤独，那肯定是我们自身的问题。然而，即使身处互联网无处不在的数字世界，我们依然需要独处，也需要时间和空间来享受独处，需要定期放空心灵，使其免受网络算法和自动播放广告的引导，去自由地徜徉和探索。独处让我们更自在地与自己相处，更容易展现真实的自我，而这种真实性有助于建立强大的人际联系。

真实意味着袒露自我的脆弱，这需要极大的勇气，尤其是当我们相信隐藏真实的自我，能够获得更多人的喜欢和认同时，现代互联网科技会助长这种错误的信念，并让更多人倾向于在网上展示比真实的自我更勇敢、更快乐、更帅气、更成功的虚假形象，它让我们假装自己更容易被接受。事实上，这种展示虚假形象的行为，是一种逃避社交的行为，只会加剧我们的孤独。

当然，社交媒体和技术的影响并非都是负面的。技术也可以促进更好的人际关系，这取决于我们如何使用它。像Skype这样的平台，可以让身处全国各地的学生同时在线听课，也可以让商务人士与客户和同事进行线上商谈。社交媒体还可以让那些因为残疾或疾病而被边缘化的群体，找到与之产生共鸣和归属感的同类；帮助那些失散多年的朋友重新建立联系；还有助于我们在网上与朋友分享人生中的重要时刻。得益于互联网技术，我们可以在这些重要时刻获得来自天南海北的支持与理解。

需要强调的是，我们的生活方式，越是牺牲人与人之间的互动，就越需要专注于技术的使用，来促进更深层次的人际关系。

在脸书刚刚投入使用的早期，我就亲身体会到了脸书平台的积极力量，当时我正在寻找两位商学院的老朋友，不知道他们住在哪里，也不知道他们毕业后的职业发展方向。我只知道他们的名字和我们共同的朋友的名字，多亏了脸书，我最终找到了温妮（Vinni）和谢林（Shareen），给他们发了信息，并得到回复，在接下来的几年里，我们通过电子邮件和电话保持联系。我后来去他们居住的城市出差，每次都会和他们住在一起，他们的家成了我的第二个家庭。

现代通信技术也可以拉近我们与家人的距离。我还记得小时候，我给远在印度的祖父母邮寄航空信件，写满了那张薄薄的信纸。那个时候要花两个星期的时间才能把信送到，然后再等上两个星期甚至更久的时间，才能收到穿越大半个地球的回信。如今，互联网的视频技术，让我的孩子们可以随时和远在印度的爷爷奶奶分享云端饭菜和生活趣事。我在外地出差的时候也可以欣赏儿子的最新艺术创作，在女儿蹒跚学步时为她加油鼓劲儿。

约翰博士表示，这些例子，说明了科技可以作为一个线上交流站，使我们更便捷地与人建立联系，他指出，虽然把社交媒体作为交流的唯一手段会让人感觉更加疏远，但将社交媒体作为线下人与人交往的纽带，却可以减少孤独。

将线上平台作为线下交互的促进手段，有多种不同的方式。在线媒体电影，可以让你与行动不便的、无法前往影院的老人，一起分享喜欢的电影。远程办公，让你有时间和邻居们一起散步。网上购物，可以帮你腾出更多的时间去孩子的学校做义工。

利用线上平台一开始只是为了单纯的个人交流，后来演变成促进线上线下人与人之间高质量连接的运动，这就是哈拉·萨布里（Hala Sabry）博士提供的成功经验。哈拉是一名急诊室医生和母亲，她的社交媒体奇遇始于2014年11月的一个深夜。当时她已经结婚，有一个孩子，还怀着双胞胎，非常焦虑。因为她在生孩子这条路上走得特别艰难。她花了5年时间接受不孕不育的治疗，包括8个周期的试管婴儿，无数次的求医和问诊。她觉得自己很幸运，一直担心自己生不了孩子，但现在她有可能拥有三个孩子。但在怀孕第31周的一天晚上，她突然感到心跳加速、呼吸急促、胸口压迫。她首先想到的是肺栓塞，在医学上这是一种会因为血栓流向肺部而危及生命的栓塞，容易在孕期发生，但后来哈拉发现她只是经历了一场焦虑症。

　　哈拉为了拥有自己梦寐以求的大家庭而努力奋斗了很多年，但那天晚上，她忽然陷入了自我怀疑：执意生下这对双胞胎，有没有可能本身就是错误的？如果她无法兼顾工作和三个孩子，又会怎样呢？急诊室医生的工作压力很大，她经常觉得周围的人都不理解她所经历的一切。

　　哈拉是在她父亲的建议下进入医学领域的，她的父亲是一位来自埃及的医生，父亲希望她能有一份稳定的工作，她是家中的长女，如果父亲出了什么事，需要她照顾整个家庭，成为一名医生似乎是最好的选择。不幸的是，在哈拉就读医科大学的第一年，她的父亲就离世了，只有52岁，她没有辜负父亲对她的信任，很快就爱上了医学。

　　成为医生以后，经常有人告诉她，她要在事业和做母亲之间做出选择。据她所述，在她第一次休产假期间，本来属于她的一次职业晋升机会，因她的产假让给了另外一个资质不及她的男同事。当她问起原因时，被告知，刚生完孩子的她，以后的重心肯定是家庭而不是工作。在那个特殊的晚上，焦虑的情绪淹没了她，心想有了三个孩子之后，平衡工作和生活会不会变得更加艰难？她的丈夫是一名航天工程师，需要全职工作。他们需要再请一个保姆，这能不能行得通？

　　她不知道向谁寻求帮助，网上也有很多妈妈论坛，哈拉担心，哪怕是发帖询问如何在两个保姆的帮助下平衡家庭和工作，也会让她显得身在福中不知福。在慌乱中，她开始问自己，如果病人遇到这种情况，她会怎么跟病人说？她不愿意服用常见的苯二氮䓬类药物来缓解焦虑，因为在怀孕期间服用这些药物是有风险的，而心理治疗师并不能给她提供她所需要的一切。她需要的是，在非批判的、支持的前提下，与其他有着同样困惑的女性医生沟通。

　　她能想到的可能会理解自己处境的人就是迪娜（Dina）。迪娜也是个医生，现在是三周岁的双胞胎的妈妈。哈拉和迪娜从小就认识，但她们并不是亲密的朋友，当时已经是晚上11点了，哈拉决定无论如何也要发个短信，问问迪娜是如何平衡好这一切的。

很幸运，迪娜恰好在喂奶。她们聊了很久，聊到共同的疑惑和生活中的挫折。当迪娜说她也有同样的问题时，哈拉想，如果能和其他几位医生妈妈一起交流，她们可能都会受益匪浅，于是她在脸书上建了一个私人群组，迪娜也在里面发帖提问后，她们邀请另外20位女性加入了这个群。令她们惊讶的是，这20个人都没有睡觉，立刻回答了哈拉关于保姆的问题，并问哈拉是否可以邀请其他朋友加入群里。等到哈拉终于上床睡觉的时候，她胸口的疼痛感已经消失了。

如果在我醒来的时候，群里的成员发展到100多人，那该多好啊！她边努力入睡边想。

第二天早上，医生妈妈群（PMG）的成员已经超过200人。一个星期后，群里的成员增加到了1000人。到了月底的时候，群里的成员已经有了3000人。五年后，这个团体已经发展到7万多人。

我是从爱丽丝那里第一次听说医生妈妈群。2015年我们结婚后不久，她就加入了医生妈妈群。她经常跟我说起这个群里的各种帖子，从孩子出疹子的医学建议，到纸尿裤品牌的推荐，再到晚上约会穿哪种衣服的意见，等等。这个线上群体如此不同凡响的是，这些女人在线下也对彼此的生活产生了真正的影响。她们以朋友的身份互相帮助，每年都会定期以小组的形式安排线下的聚会。哈拉将这种一年一度的聚会，形容为"三天的姐妹聚会"。

当我和哈拉通过电话交谈时，她正蜷缩在家门口的车里。"如果我进去了，我和孩子们就会闹得不可开交，就没办法专注于我们的谈话。"作为五个孩子的妈妈，她已经深谙孩子们的脾性（她创办医生妈妈群几年后，又生了一对双胞胎）。从她谈论家庭的方式可以看出，家人是她的力量源泉。

创建一个互相扶持的社区并不容易，需要对医生妈妈群的所有成员负责。哈拉不得不设定群内交流规范，以确保成员之间以相互尊重的方式互动。她有一个由27位志愿者组成的版主团队，帮助她监督成员们的对话是否违反规定。我问哈拉，医生妈妈群有哪些真正触动人心的故事，哈拉停顿了一下，回答说："太多了。"

几年前，一个会员发帖说，她的丈夫自杀了，因为没有人愿意倾听她的痛苦，她自己也产生了自杀的念头。哈拉当时正准备睡觉，她看到这个帖子后，立即在群里制定了一个应对出现自杀念头成员的规范处理流程。她马上给那位女士发信息，并通过电话联系她，5名志愿者也站出来组成了救援小分队。他们成立了救援轮班机制，小组成员轮流探访求助者，确保她的安全，让她不再孤单，他们后来也成了朋友。这种群体的力量帮她度过了人生最艰难的时刻，而她的生活也充满了活力和自信。

还有一次，一位产科医生会员发帖说，她刚给一位妈妈接生了一个宝宝，但产妇发生了罕见的产后致命并发症：羊水栓塞，即在子宫内环绕着宝宝的部分羊水进入了妈妈的血液中。帖子发出后没几分钟，一群医生纷纷回复并提出了诊疗建议。在发现产妇所在的医院不具备这位新妈妈所需要的治疗设备之后，群里的其他人立刻安排她转到附近的医院，新手妈妈的生命得到了挽救。"**医生妈妈拯救了新手妈妈**"，这是哈拉在第二天发帖的标题。

但哈拉也分享了一个让人难过的故事，一位医生妈妈发帖讲述自己6周岁孩子的临终关怀，在群里分享了关于孩子的诗歌和故事，让群里的每个人都心痛不已。他们纷纷表示愿意伸出援手。孩子去世时，群里的成员提出帮助支付医疗费用，但孩子的妈妈拒绝了。得知她还有另外两个孩子，他们找到她当地的图书馆，那里的儿童阅读区正在翻修，群员们竭尽所能地捐献物质和资金给图书馆。现在，孩子们的阅览室外有一块牌匾，上面写着一句话，来自这位妈妈写给她心爱的孩子的原创帖子。

哈拉回忆说，在组建医生妈妈群之前，她有一个孩子，压力很大。现在，她有五个孩子，且工作比以前更忙了。但因为有了这个团体的支持，她能够为家人和病人提供更多情感层面的支持。"我现在成了一个更好的医生，"她告诉我。"在这个小组里，作为朋友、作为姐妹、作为母亲和妻子，所有人生命的意义都得到了强化，我们身上的脆弱，反而成了强大自身的动力。"

在谈话后的几天里，我一直在想哈拉的故事。让我印象深刻的是，她的举动不仅对许多人的生活产生了巨大的影响，而且因为帮助他人自己的生活也发生了积极的变化。尽管在这段经历之前，她从来没有表示过自己会感到孤独，但很明显，互联网科技带来的社会联系，让她的工作和家庭生活都得到了升华。人与人之间的联系，既是我们最大的成就感来源，也是人生的终极动力，新一代的科技公司和人文企业家，有责任去创造新技术，加强彼此间的人际联系。而且这种技术需要优先考虑人际关系的质量而不是数量，并能够支持健康的、参与性的社会建设。

飘零的移民者

在电影《布鲁克林》中，一位20世纪50年代的年轻女子，离开了熟悉的爱尔兰小镇，预订了一艘横跨大西洋的轮船票，踏上了前往布鲁克林的漫长旅程。她很想家，也很孤独。抵达布鲁克林之后，她和其他移民妇女一起住在寄宿宿舍里，大家一起吃饭。她在舞会上，工作中和当地牧师推荐的课堂上认识了很多人，并逐渐建立起一个新的社区，大家互相照顾。在这个过程中，没有哪个步骤是轻松舒适的。整个过程花费了她好几年的时间，但这种缓慢的步伐，让她和她的同胞们有时间结交生活中新认识的朋友。

今天，跨越洲际的交通只需要几个小时，对于那些有经济能力的人来说，移民可以在一夜之间完成。此外，现代互联网技术理论上可以让他们与家乡的故人保持联系。但是，他们在新的社区怎么满足生活上的需求呢？

正如中国老话所说的那样，远水救不了近火，除了远亲，我们还需要近邻。汤姆·泰特也秉持了类似的理念，他认为紧密的社会联系，是阿纳海姆市的灾难应急方案的重要因素。无论我们生活在哪里，都需要彼此的帮助。我从自己的叔叔拉杰什的痛苦经历中学到了这个教训。

我还在读中学的时候，拉杰什来迈阿密和我们住在一起。这不奇怪，因为我们经常有来自印度的访客。我的父母和这些客人会促膝长谈到天明，我也喜欢听来自遥远国度的各种故事。拉杰什很奇怪，他没有故事可以分享，却给我留下了最深刻的印象。

拉杰什是个和蔼可亲的人，他很少说话，即便是讲话，主要也是工程方面的事情，他告诉我他是建桥的。人到中年的拉杰什，有点微微驼背，总是穿着偏大的西装裤和纽扣衬衫，松松垮垮地披在身上。虽然他试图将平那一头黑漆漆的头发，但最后发丝还是不可避免地垂到他那副厚厚的眼镜上。拉杰什不怎么笑，他的表情有一种难以被看穿或理解的迷雾感。

尽管一把年纪了，拉杰什还是被美国梦的前景所吸引，他想为自己的家庭创造更多的机会。所以当移民机会出现时，他几乎立刻抓住了机会获得签证。他计划先来美国打下坚实的基础，再把妻子和子女从印度接过来。我记得当时的我就想，一把年纪了，还敢放弃原本稳定的生活，独自来到陌生的国家，从零开始打拼，是多么的勇敢。当然，拉杰什并不是唯一一个这么做的移民。无数代的移民，包括我的父母，在他之前就经历了从印度到美国的艰辛历程。世界上有数百万人从各地迁徙来到陌生的环境，但那些都是遥远的故事，拉杰什的故事就发生在我的眼前。

每天放学回家后，拉杰什就和我一起玩耍，当时我们的房子正在大修，我们会一起走在工地上。"你看到刚刚浇筑的混凝土梁了吗？"有一天，他对我说。

"看到了"，我说，"让它干燥硬化，然后就可以在上面施工。"

拉杰什补充了一个被我忽略的步骤。"在施工前，他们要定期给混凝土梁浇水。混凝土的强度，很大程度取决于浇筑后几天内的浇水。"不知道为什么，这个事情我记得特别清楚。

拉杰什在社交方面的笨拙，让他很难结交新朋友。我们带他参加家庭聚会，与不认识的人交往对他来说很难，适应新环境的交通也很难。拉杰什没有车，迈阿密的郊区交通并不便利。有一天，他发现我们家附近有一个公交站，于是决定第二天一早坐公交车去探索一下迈阿密，但当我下午放学回到家时，发现拉杰什还在公交站前面等公交，拉杰什在那里整整坐了一天也没等来一辆公交车。现在回想起来，他一个人孤零零坐在那里等车的画面，简直令人心碎，这也反映了移民群体的孤独。

拉杰什很聪明，工作经验十分丰富，也会说英语，但不太能够适应美式英语的口音，所以沟通起来还是困难。我的家人通过一个朋友的建筑公司，帮他找了一份工作，拉杰什搬进公司安排的房子，与他合租的是一个30多岁的年轻人和一个带着儿子的中年俄罗斯女人。由于之前从未有过与陌生人合住的经验，加上其他三个人的文化背景和自己的文化背景完全不同，拉杰什不工作的时候，大多时间都是关在自己的房间里。

虽然我当时年纪很小，却也能体会这种艰难的处境，但几天、几个星期、几个月过去了，我从未听拉杰什抱怨过。在他学会开车后，我父亲把我们的蓝色雪佛兰卡普里斯旧车送给了他，这样他就可以自己开车上下班了。他似乎很享受他的工作，这让他有机会沉浸在自己热爱的领域：土木工程。

有一天，我们得知，拉杰什为了给远在印度的女儿举办婚礼，向老板借钱。和许多传统的印度父亲一样，他认为给孩子一个体面的婚礼是他的责任。但女儿出嫁后不久，拉杰什就丢了工作。他被告知，他的技能与公司的需求不匹配。他开始寻找新的职位，但很难获得面试的机会，而在寥寥几个面试之后，也没有得到录用。尽管如此，他还是不愿意离开这里，以失败者的姿态，回到印度。

在他努力求职的六周之后，我们家的电话响了。"我是索菲亚"，拉杰什的俄罗斯女房客死气沉沉地说，"今天我们敲门，拉杰什一直没从房间里出来，我们也不知道该怎么办。"

我想他一定没有听到敲门的声音，拉杰什的听力的确很糟糕。1992年夏天，安德鲁飓风肆虐南佛罗里达州的时候，暴风在黑暗中咆哮，扭曲的金属在风中发出尖锐的声音时，其他的人都蜷缩在一起祈祷着，他就什么都没听见，依然睡得死死的。第二天早上，拉杰什醒来，还问起暴风是否来过。

"你再试试大点声敲门，他可能没带助听器，所以没听到。"我向索菲亚建议道。但拉杰什还是没有任何反应的时候，我开始担心了，或许他生病了；也可能是他摔倒了，把自己撞晕了。

我让她打911，让紧急救援人员破门而入。她停顿了一下，说："好的。"等待的过程感觉像是几个小时，但实际上只等了十分钟，电话就响了。索菲亚的声音没有任何情绪。"911的人破门而入，发现拉杰什吊在吊扇上，他已经死了。"

当时的我说不出话来，我曾经历过几个近亲因病而死，但我不知道该如何处理自杀。没有人会预料到拉杰什的死，他的死对我们所有人都造成了很大的打击。最糟糕的是，我爸爸和叔叔不得不给拉杰什远在印度的妻子打电话，告知她这个残忍的消息。我们深感负罪，因为我们是拉杰什在当地唯一的家人，我们一直在反思，本可以做些什么让这件事不发生，可以更好地支持他，是不是错过了一些警示的征兆，这是我人生中第一个惨痛的教训，就是我们很难从一个人的外在表现看出他内心的痛苦（那些内心孤独但从不表现的人有很多）。

拉杰什的死也让我反思自己与他交往的意义，我曾经以为他把我当成一个无足轻重的小孩子。如果他是孤独的，我们之间的短暂对话，很可能比我知道的更有意义。事实是，我们根本不知道，在某个时刻，与他人的微小互动可能对他人或我们自己产生多么大的影响。回过头想想，拉杰什对混凝土固化过程的描述蕴含了极大的智慧。我花了很多年的时间才明白，就像混凝土在放置后的几天里，从浇灌的水中汲取力量一样，我们每个人都不是一出生就有生存的力量，而是因为在接下来的日子里，在无数的年月里，得到了爱的滋养。这种爱是通过我们与周围的每个人的互动而来的。

在拉杰什死后的几年里，我和家人一直想弄清楚，到底是什么让他失去了活下去的力量。当然，作为一家之主，拉杰什肯定承受着巨大的压力，在找工作的过程中，压力比平时更大，尤其在为女儿的婚礼借钱之后。他本可以回到印度和家人一起过上相对舒适的生活，在那里有一份好工作，但他可能把这个选择看成了人生的失败之举。

拉杰什并不是没有经历过困难考验的人。他与我的父亲一起成长于贫瘠的小乡村，从小忍受着贫穷和疾病的折磨，但拉杰什还是坚持完成了学业，并获得了工程学院令人羡慕的教职席位。然而，过去的艰难困苦，和他在迈阿密面临的挑战之间，有一个明显的区别：背井离乡使他失去了核心的社交网络。

在印度，拉杰什身边一直有支持他的家人和朋友，他可以跟这些熟悉的人交流生活琐事。在迈阿密，我父亲的哥哥是拉杰什最亲近的朋友，在拉杰什失业前几个月，我的伯父已经搬到了新泽西州。或许有人会疑惑，为什么拉杰什不尝试通过印度的人际关系来支撑他渡过难关呢？要知道在20世纪90年代，给远在印度的妻子打一个电话，每分钟好几美元。这对于一个挣扎着维持生计的男人来说，是不可承受的经济负担。而且，他可能也不好意思告诉家人失业的事实。

现在回想起来，拉杰什一定是非常孤独的。他从来没跟我们说过这件事。但话说回来，我们也不是他的知己，他在迈阿密也没有什么知己。

可悲的是，拉杰什的悲剧不是个例。2018年，美国疾病控制和预防中心报告称，54%的自杀死亡者没有被诊断出精神疾病。更糟糕的是，2016年，全球有79.3万人死于自杀，虽然全球自杀率在下降，但近几十年来，一些国家的自杀率一直在上升，美国就是其中之一。1999—2017年期间，美国的自杀死亡率增加了三分之一，其中农村地区、男性群体和某些难民社区的自杀率特别高。

The Forum是伦敦一家为移民和难民提供服务的慈善机构，2014年进行了一次小型调查，发现有近60%的受访成员认为，孤独和孤立是他们远离家乡生活面临的最大挑战。以下这些是导致他们孤独的原因，我仿佛读到了拉杰什在美国生活的详细描述：

——失去家人和朋友

——缺乏社交圈子

——语言障碍

——缺乏获得服务和资源的机会

——社会地位的丧失

——身份认同的丧失

——失去工作

——文化差异

——身为外国人，遭受歧视

——政府政策的孤立影响

The Forum的报告指出，当这些因素叠加在一起，移民的生活会变得特别困难，就像拉杰什的情况一样。语言障碍和文化差异，导致他们丧失了一系列赖以生存的东西，从职业地位到身份认同，越来越严重的孤立和羞耻感——疾病和死亡的风险也随之增加。那些年老、贫困或有其他心理问题的人，最容易受到伤害，孩子们也面临同样的风险，因为他们经常因看起来和说话方式的不同而遭受欺负和嘲笑。

这种敌意，在欧洲和美国对移民社区的暴力攻击中表现得很明显。作为一名难民或寻求庇护者，尤其与周围大多数人明显不同，就会遭受被污名化、被威胁。正如一位女士告诉The Forum："在英国，我感到非常不受欢迎，有一种特别明显的感觉，即作为一个外国人，在这里不受欢迎。"

The Forum发现，让人们积极参加志愿者活动，可以显著地减少移民的孤独。然而，快速增加的移民人数，使得提供此类支持的机构数量难以满足需求。

联合国国际移民组织的数据显示，2019年世界总人口的3.5%，即2.72亿人生活在其他国家。其中包括超过2800万难民。2015年，有6600万成年人，因种族迫害、战争、暴力和侵犯人权等原因，计划在未来的一年内，永久地迁往其他国家。气候变化也是造成大规模移民的一个重要因素：2017年，135个国家的1800万人因气候等灾害而流离失所。而这些数据还不包括世界各地数百万的"国内移民"，他们出于各种不同的原因，不得不离开家乡，在祖国境内其他地方生活。

据估计，仅中国就有2.41亿的国内移民，其中大部分人的年龄在16岁至40岁之间，他们从农村移居到城市，在工厂和建筑业工作。和其他地方的海外移民一样，这些农村移民也面临着巨大的生活压力，再加上城市里的非官方和官方歧视，他们被剥夺了许多城市公民所能享受到的服务。中国的移民被称为"漂泊的人"，也就是所谓的"流动人口"。他们与其他流动性较小但在情感上同样与世隔绝的单身"空巢青年"一样，代表了一种全新的孤独经济，而这种经济正在蔓延至整个亚洲。

得益于孤独经济，卡拉OK这种曾一度席卷整个亚洲的集体活动，也进化成了一个人也可以玩的游戏。现在商场里到处都是可以一个人唱歌的唱吧小站。以前经常是一家人或一群朋友一起吃的涮涮锅，也变成了一人食。据《南华早报》报道，香港的一家餐饮连锁店现在主打的特色是"一人一锅"——并且股票价值在一年内翻了三倍。孤独的年轻人可以购买机器人伴侣和宠物，也可以和虚拟的应用程序上的朋友一起玩，比如日本的一款热门智能手机游戏——旅行青蛙（Tabikaeru）。旅行青蛙就像一个外出度假的伙伴，会给玩家发送不同旅游景点的照片和纪念品。有人说，旅行青蛙总是一个人旅行，是他吸引单身人类朋友的一部分原因。截至2018年初，中国玩家占到了旅行青蛙千万级下载量的95%。

在人口老龄化、年轻人推迟结婚和生育的日本，孤独经济更显人性化。如今日本的出生率是近代史上最低的。预计到2040年，每五个日本家庭中就有两个是单身家庭。因为日本人对陪伴的需求非常大，以至于东京开始提供一种流行的服务，允许顾客雇佣同伴一起吃饭或活动。

孤独经济提供的许多服务看起来可能很极端，但事实上，它们兴隆的生意也表明，无论我们住在哪里，都必须满足人际交互这一需求。如果我们想在一个更加疏离的世界里建立联系，就必须突破本能的习惯和隐忍。生活在远离舒适区的异乡人，在外表上可能看起来很好，但颠沛流离会带来一系列的压力，随着时间的推移，这些压力会逐渐累积，最终导致孤独的滋生。一个善意的举动和一句友善的话语——就可以带来影响一生的巨大转变。

老龄化带来的孤独

一个推动全球孤独加剧的因素，表面看来是一个再好不过的消息，即现代的老年人人口比以往任何时候都要多，而且他们的寿命更长。谁不希望自己活的更长久？然而，就像科技的发展和人口流动性增加一样，这一趋势也是有利有弊。随着年龄的增长，健康问题和其他方面的坏处也随之显现。现代社会中最长寿的老人，已经失去了伴侣、熟悉的朋友和亲人，甚至是成年的孩子，都已经离他们而去。许多人还有身体上残疾并相对孤立地生活着。

这个问题在中国和韩国这样快速现代化的国家中可能尤为突出，这些年轻的"漂泊者"往往将年长的双亲抛在身后。在这些传统的社会中，长者通常占据着受人尊敬的地位。他们是几世同堂大家庭的家长，与儿孙们分享着自己的智慧和人生经验，深度融入年青一代的日常生活中。但在快速现代化的社会中，那些从小就期望得到这种尊重和关怀的留守老人，可能会感到被抛弃和背叛，并因此陷入绝望。在韩国，从1990年到2009年，老年人的自杀率增加了五倍多，截至2017年，这个比例在工业化国家中仍是最高的。在中国台湾地区，老年人的自杀率是其他年龄段的两倍。而在中国大陆，自20世纪90年代以来，城市中老年人自杀率增加了一倍以上。

反观西方国家，尽管老年人已经习惯了独自生活，但在他们需要帮助的时候，这种情况也会令他们感到尴尬和困难。家人们已经习惯了不相互帮助，也无力帮助彼此。随着20世纪的婴儿潮一代的年龄越来越大，致力于解决老年人需求的社会服务机构才刚刚开始起步。在美国，婴儿潮一代约占总人口的四分之一，他们中的第一批人早在2011年就进入了退休年龄。社会服务是否能够取代过去的大家庭对老年人所扮演的角色，甚至值得怀疑。

长者是家庭中不可或缺的支柱，提醒家庭成员所拥有的共同的历史、传统和仪式，帮助家庭成员获得归属感和认同感。然而，绝大多数美国人并不生活在几世同堂的大家庭中。而随着年龄的增长，老年人因同龄人群体逐渐减少，导致孤独的风险激增。

和许多同龄的老人一样，自从丈夫去世后，安一直在孤独中挣扎。她的丈夫已经去世有两年之久。现在她一个人住在将三个儿子抚养成人的郊区小房子

里。安是个时髦的小老太太，她身材苗条、体态娇小，灰白的头发梳成一个时
髦的波浪形。八十八岁的她看起来很健康。她经常在位于加州湾区的房子附近
的小路上散步，她还会开车。虽然有些内向，但她喜欢谈论自己的丈夫詹姆斯，
以及他们一起养大的孩子们。

安总是说，在孩子们还没有长大的时候，整个家里一秒钟的安静都没有，
但她喜欢这种热闹的感觉。周末总是要忙着参加邻居们的聚会、观看男孩们的
比赛，以及招待与詹姆斯一起工作的报社同事们。詹姆斯很热情好客，也很慷慨，
而安也很热衷于参与社区活动。然后，儿子们都长大成家了，也有了自己的孩子。
儿子们都很细心，都在附近定居，所以安在儿子们自立门户之后，从来没有感
到过太多的孤独。

她和詹姆斯都很喜欢运动，身体都挺不错，并且夫妻之间感情非常深厚。
自1956年结婚以来，他们一直深爱着对方。安很珍惜他们彼此之间的相互支持。
"就好像永远都有这么一个人站在那里支持着你。无论发生什么事，他们都会支
持你。"

詹姆斯退休之后，夫妇俩有更多的时间在一起。詹姆斯开始画画，他们俩
都喜欢请孙子孙女来家里做客。他们也有很多朋友。

然而，随着年龄的增长，这些朋友中的许多人都患上了癌症或心脏病，他
们的社交圈子也随之萎缩。然后，在2012年，詹姆斯的健康状况开始恶化。他开
始感到很容易就气喘吁吁、身体虚弱。在詹姆斯一次无意地摔倒之后，他无法
自理，需要有人看护，这种压力也开始影响到安的健康状况。

最后，他们决定把詹姆斯送到一个能给他提供全天候照顾的看护中心。詹
姆斯搬进看护中心之后，已经有近六十年没有独自生活的安，显然需要一些时
间来适应。但她尽量不让自己闲下来，她忙着安排和管理詹姆斯的护理工作。
她带他去看病，并且大部分时间都是在他身边度过。随着几个月的时间过去，
他们的老朋友们相继离世，护理院里很多其他老人也相继去世。在护理院住了
大约两年后，詹姆斯也去世了，时年八十九岁。

虽然安已经为丈夫的离世做好了充分的心理准备，但他的离去依然是一个巨大的打击。随着时间的推移，伤痛并没有显著的复原。她的儿子们会轮流过来帮忙打理房子和院子。孙子孙女们，大部分现在都是十几岁的孩子，有时间就会来陪伴祖母，但他们这个年纪的孩子，大多数时候忙着运动和交朋友，且对于他们来说，适应和掌握很多文化和技术层面的变化，就像呼吸一样自然而轻松。但对安来说，适应变化变得越来越难。这确实是个问题，因为老去会改变一切。"这就像你一直在朝气蓬勃地规划着未来，"她说，"然后你就没办法跟上时代了。"这会让老年人很容易觉得自己被家人冷落，也很难跟上社会的快节奏变化。

正如思维已经不再如年轻时那般锐利和敏捷一样，安低沉温婉的嗓音也随着年龄的增长而变得沙哑难辨。最近，她被诊断出患有乳腺癌，虽然尚在早期，不需要强度介入治疗，但这也导致她体力不济，不能像以前那样做很多事情。她也不知道自己还能维持独立生活的状态多久。

"这是一种很失落的感觉，"她说。"我一直都知道，死亡一直都在那里。但它以前看起来总是那么的遥远。"但她经历的一切，开始让她感觉到独自面对死亡的孤独。

苏菲·安德鲁斯（Sophie Andrews）非常熟悉类似安这样的老人。安德鲁斯是英国银色专线公司（Silver Line）的总裁，这是一家专门为老年人服务的呼叫中心。公司的座右铭是："没有解决不了的问题；没有所谓的小事；老人们也不需要孤独的生活。"

自2013年启动以来，银色专线已经接听了200万个电话，且每月的电话量仍在以10%的速度递增，靠的就是老人们的口碑相传。"整个社会都将孤独视为一种耻辱，"她说。"对很多人来说，我们是他们唯一能交谈的对象。"

银色专线接到的电话是有规律的。日间的电话大多是寻求信息，来电者想知道如何找到服务或与其他老年人联系上。到了晚上，安德鲁斯说，"我们就成了坐在沙发上陪他们聊天的朋友……他们会专门打电话来对我们说晚安。"夜深人静时,"人们会更容易产生负面情绪,他们会感到很孤独。然后到了第二天早上,他们会打电话说早安,其实就是想找人聊聊天。"

但是,银色专线也只能帮助到那些愿意打电话的老年人。而许多老年人,尤其是那些在第二次世界大战中幸存下来的老年人,一直以自力更生为荣,他们认为任何形式的求助都是在承认自己的失败。他们不愿意寻求帮助的一个原因,往往是担心被家人视为负担,担心自己会被迫搬到新的生活环境中去,也许会离开帮助其找到身份认同的社区和熟悉的环境,这让他们更不愿意寻求外界的帮助。面对失去他们最珍视的独立性的风险,许多老年人"选择"默默地忍受着孤独。

但也有一些人发现,通过结识和聚集更多的老年人,他们也可以拥有互相帮助的社会力量。早在1999年,波士顿的一群老年朋友就产生了这样的想法。他们互相问道,如果我们联合起来作为彼此的支持,会怎样呢?

这就是后来被称为养老生活区运动(Village Movement)的开端,现在美国各地有超过350家由当地老年人驱动的非营利养老生活区。

来自波士顿笔架山的创始人知道老年人都不想搬离自己的家,或者被迫搬进养老院。所以他们成立了一个名为"笔架山养老生活区"的会员制社区,社区的宗旨是互相帮助,并"通过提供生活的指导,来创造更加光明的晚年。"作为一个养老社区,他们为彼此提供解决日常困难的协助,从搭车去看病到买菜和做家务,等等。他们还互相分享和推荐值得信赖的专业人士,从水管工到财务顾问。但最重要的是,他们会定期聚集在一起,分享共同感兴趣的项目,包括研讨会、音乐会和志愿者活动。

笔架山的做法,为全美各地数百个其他养老社区提供了可参照的范本,其中就包括旧金山养老社区。这个养老社区,按照邮政编码组织跨地区的小型邻里圈社交网络。这种组织原则促进了强大的地方性、邻里关系的建立,在旧金山这个城市显得尤为珍贵。因为在这个城市,越来越多的人被城市化和流离失所的现象,可能会进一步孤立老年人。

当我与旧金山养老社区的执行主任凯特·霍佩克（Kate Hoepke）交谈时，她告诉我，他们的计划会专门帮助老年会员们"驾驭当今不断变化的旧金山文化和经济环境"，使他们不仅能保持参与，而且还能跟上周围城市变化的步伐。他们为老年人们安排了包括与高中生的导师交流和零工经济班等活动。许多活动都是由会员自己组织和主持，这就体现了互惠文化，而互惠文化是旧金山养老社区核心精神的一部分。

"作为养老社区的会员，"凯特告诉我，"每个人都可以要求并给予帮助。互惠意味着你要依靠别人来养老。这种集体需求感是旧金山养老社区的社会联系的一部分。"

七十一岁的朱迪·雅各布斯（Judy Jacobs）已经加入旧金山养老社区好几年了。她把它比喻为老年人的大学。"只要付出，你就一定能够收获回报。"

她回忆说，刚开始加入社区的时候，她参加了一个关于大脑健康的研讨会。"我每周都要参加一次研讨会，其中一些女性参会者现在成了我最亲密的朋友。就像我们是一个团体那样。这是因为我们每周都能看到对方。"

朱迪发现，最有价值的活动，就是那些帮助成员学习讲述自己的故事的活动，无论是通过写作还是艺术或口述故事的形式。"人们都想分享自己的故事，"她说。"我认为，我们所有人都想知道自己是重要的，而且我们已经了解了对方的生活。"

她所描述的信息，非常具有普遍性，体现了人类渴望联系这一事实。

边缘化群体的孤独

不得不承认，另外一个加剧当前全球孤独趋势的负面变化，是世界上大部分地区之间的不信任和分裂的政治化气氛。虽然造成这种两极分化政治风气的因素很多，但社会脱节是其中最重要的根源。

就像健康的人际关系可以帮助我们解决人际关系中的挑战一样，强大的人际关系，也可以帮助我们解决社会的挑战。世界各地的社区都在应对气候变化、恐怖主义、贫困、种族和经济不平等等紧迫问题，解决这些问题需要对话与合作。但是，即使生活在日益多样化的环境中，我们也比以往任何时候都更容易将自己的接触，无论是在网络上还是网络之外，都只限于外表、观点和兴趣相近的人。这使得我们很容易因为没有真实地接触他人，而根据他们的信仰或从属关系否定他们。其结果是造成了当今公民社会解体的环环脱节。

这是一个恶性循环。当我们断开与他人的联系时，我们很难倾听对方的意见。我们往往仓促地对与我们意见相左的人下论断，并只看到最糟糕的结局。这使得齐心协力共同克服挑战变得越来越难。然后，当我们面对的问题越多，我们就越容易愤怒，继而加剧了恐惧和不信任的恶性循环，并最终加剧了整个社会的疏离感和隔离感。为什么会变成这样？

造成社会隔绝的一个因素，是人口分布的社会地理环境。如今，大部分美国人生活在郊区，且郊区人口的数量仍在持续攀升。但根据皮尤研究中心的数据（ Pew Research Center ），68%的郊区居民是白人，而城市居民中只有44%是白人。这就造成了城市和郊区人口之间的种族隔离。即使在城市中心，不同种族或社会阶层的人，也经常生活在种族或社会经济地位隔离的社区。

与此同时，在整个美国收入不平等加剧的情况下，许多人的实际工资停止增长，而城市、郊区和农村地区的数百万美国人都在贫困中挣扎，找不到很好的工作机会。这不仅让那些觉得失去了应得地位的人感到恐惧和怨恨，也让那些觉得长期以来一直没能享受公平分配社会财富和资源的人感到恐惧和怨恨。在网络上、街头抗议活动中、谈话电台上、政府的会议或发言中都能听到这种怨恨沸腾的表述。2018年，一项重要的民调发现，79%的美国成年人担心"华盛顿的消极态度和缺乏公民意识，会导致暴力或恐怖行为。"民调发现，不同政治谱系、不同年龄、不同收入水平、不同教育程度、不同地区的大多数人，都有同样的担忧。这种焦虑的暗流涌动，把所有人都推到了一个糟糕的境地，人们之间少了沟通，多了指责；少了理解，多了孤立感。

然而，我们完全不必沦落至此。得益于现代技术的发展，我们今天所拥有的沟通和人际交往的渠道，比以往任何时候都多。我们有更多的可能性与不同的人接触和沟通。现在，人们正在推进越来越多的运动，以恢复良性的公民对话，让所有人都参与到健康的辩论中来，以克服导致分歧的偏见、不同的观点和生活的经验。我们的目标不是要在一夜之间解决这些问题，而是要帮助所有人更好地共同面对这些问题。

和平学家约翰·保罗·莱德里奇（John Paul Lederach）博士是盛名享誉国际的和平建设者和冲突解决专家，他对导致民众分隔或能够聚集民众的机制进行了大量的思考。"我们在21世纪剩下的挑战，"他直截了当地告诉我，"是作为一个全球大家庭，我们应如何去关注创造归属权的基本基础？没有哪个国家或地区可以避开这个关键的问题。"

那么，到底需要如何做？

对莱德里奇来说，第一步是增强彼此之间的归属感。这意味着要亲自深入人们生活的地方，与他们见面，并为他们服务。也就是要到民众的家中或社区。"当你亲自去到人们生活的地方，和他们坐在一起，你实际上就产生了群体的同理心——你将能够以他们看待和生活的角度看世界，"约翰·保罗告诉我。

保罗表示，当遇到那些与自己不同的人时，当你想要克服害怕或不信任，与他们建立人际联系时，从这个有利的角度切入就显得尤为重要。因为只有这样，我们才能真正开始了解对方的生活背景。

约翰·保罗的这番话让我想起了以前的医患关系。以前，在医生会到患者家里回访的时候，医生和病人之间的关系要亲密得多，医生也能够获得更多有效的诊疗信息。我自己仍担任住院医生时，到患者家中回访的经历，也让我体会到家访的价值。我记得有一次去波士顿郊外回访一位体弱的老太太。我们在诊所里见过几次面，但我到她的家里探望之后，改变了我们在交往过程中的地位和互动。现在，我会定期给她打个电话，不畏麻烦地前往她的家里探访，因为那是她的地盘。

因为感受到我将当她作为一个可以平等交往的人来对待和理解，而不仅仅是一个病人，她给我的信任也越来越多。在她家，我见到了她的家人，看到了她生活中的其他方面——和家人一起度过的特殊时刻的照片、书架上的书、身边的纪念品。在那一次的探访中，我对她作为一个完整的人的欣赏，比诊所中十次问诊的程度更甚。

我对她的健康状况也有了更多的了解，因为她更愿意告诉我她担心的问题，包括她担心的家人和房子的维修问题。虽然这些问题不是医学上的问题，但还是影响了她的病情。事实上，尽管现代医学已经在很大程度上取消了上门问诊服务，但这并不能改变这样一个事实，即想要把病人作为一个完整的人看待，最好的方法就是在他们生活的地方与他们见面。

"我们很多人身上的孤立感，"约翰·保罗说，"在很大程度上取决于人们感觉被无视的程度。不被看见，带来的是一种远离熟悉居所的深刻模糊感。所以，当你出现在对方最熟悉的位置，在这些地方与他们进行对话和表达关切，你就可以赋予冷冰冰的病理诊断更多的人情味，并重新构建其失去已久的人际关联。"

人性化是归属感的开始，当我们分享同一个空间时，就会促进彼此的归属感。这就是历史上的各个国家，在规划时都需要确保其城镇和城市中预留并建立共享空间的一个原因。综观世界各国，居民的住宅都聚集在公共广场周围，从集市、贸易市场到音乐会等全镇性的活动都在这里举行。在殖民时代，美国的社区都围绕着村庄绿地而建，孩子们可以在这里玩耍，所有的居民可以在这里互相认识。当埃比尼泽·霍华德（Ebenezer Howard）爵士在19世纪80年代成为最早的现代城市规划师之一时，他所设想的乌托邦是一个被公园包围、与工业和农业分离的自给自足的社区。这些城镇将由在经济上有共同利益的市民来管理，形成一种独特的社区归属感。但城市郊区的兴起和汽车文化取代人本文化占据主导地位，也导致了这种田园城市理想的破灭。

约翰·保罗说，当人们占据着同一个空间，在这个共同的空间里投入时间、分担责任、共享收益，将使每个人都产生牢固的凝聚感。保罗指出，社区园艺运动就是一个完美的例子。在世界各地，人们都喜欢在一起种植水果和蔬菜，在公共和私有地块上创造了共同的利益。"这种想象力有助于[解决]一种无根的深刻感漂泊感，这种漂泊感似乎已经是现代社会的一个通病。"

约翰·保罗的描述，指出了我们这个时代的一个重要挑战。现代社会的诸多趋势，如移民、线上工作和线上商业活动等，使社区的建立和优先考虑变得更加困难。而我们比以往任何时候都更需要公共的空间，即我们能够聚集在一起生活、工作、娱乐和培养归属感。

但是，对于那些拒绝分享空间的敌对群体，他们对彼此的不信任已经导致了恐惧和愤怒，那又该怎么办呢？这种恐惧和愤怒削弱了我们对彼此的同理心和关心，疏远了人际的距离，助长了人们之间的隔阂感。历史已经告诉我们，战争就是这样引发的，因为除了在战场上，人们在任何其他地方都不会如此轻易地把他人妖魔化。但随着全天候的广播和社交媒体的出现，这种制造冲突的方式变得越来越多。

现代的互联网技术营造了这样一种错觉，让我们误以为我们的确认识自己的敌人。我们每天能够在任何方便的时候，在自己的家里看到他们，听到他们的声音。但我们所谓的"认识"，实际上往往是欺骗性的、片面的，但即使这些视频完全是捏造的，我们也依然选择相信自己所看到的和听到的。结果是，我们学会恐惧的人，看起来似乎比过去更接近甚至更可怕。无论是共和党人与民主党人之间的敌意，还是中东地区的冲突，都会营造一种迫在眉睫的威胁感，并导致整个世界变得不那么安全和友善。这种现代的敌意，侵蚀了我们整个世界作为一个大家庭的归属感。

乍一看，这种焦虑与我们所说的孤独没有任何关联，它更像是一种积极参与的激情，或被迫参与的消极应对情绪。但是，面对威胁时，出于自保的自然反应，我们会倾向于封闭自己并盲目敌视他人，而不是敞开心扉，基于理性地去质疑。在愤怒和恐惧的时候，我们无法理性地倾听不同的观点——每一个经历过争吵的人都会知道，这也会导致我们产生隔阂。而太多时候，我们也充满了蔑视，所有这些，在我们试图建立和谐的人际关系时，会成为巨大的障碍。

2014年发表在《美国国家科学院院刊》（*Proceedings of the National Academy of Sciences*）上的一系列研究表明，在造成前述情况的过程中，一种被称为"动机归属不对称"的认知偏差起到了推波助澜的作用。这种认知偏差会让我们认定，自己的信念是以爱为基础的，而对手的信念是以仇恨为基础的。研究发现，这种认知偏见在巴以冲突中体现得尤为明显，当以色列人认为自己的战斗是出于对人民的爱，而巴勒斯坦人则是出于仇恨时，巴勒斯坦的人民也是同样的想法。同样的偏见也存在于美国的民主党人和共和党人之间，他们认为自己的狂热是出于"对美利坚合众国的热爱"，因此不明白为何对方"憎恨所有美国人。"

这种类型的偏见所导致的蔑视是根深蒂固的、理直气壮的，它不仅滋生了固执的偏见，也助长了导致孤独加剧的负面情绪。如果你必须和那些认为你是被仇恨驱使的人打交道，被拒绝和沮丧就是必然的结果。但如果你面对一个你认为是被仇恨驱使的人，那么你自身的压力水平就会因为恐惧和不信任而激增。

就像一份压力巨大的工作或经济方面的困难，会榨干我们用于滋养良性人际关系所需的能量那样，普遍存在的恐惧和愤怒情绪，也会导致我们整个社会付出代价，我将其称为"情绪税"。这种隐秘而危险的代价，可能会在每天的晚间新闻中表现为普遍存在的疲惫和绝望情绪，它可能会耗尽我们本可以用来形成建设性人际关系的能量，甚至会影响到我们与家人和朋友互动时的容忍度和耐心。

这种情绪税会使我们对积极的人际关系的存在视而不见，让我们感觉到自己与所有人都失去了联系，或者认定所有的人际互动都是负面的。无论是在公寓楼里发生的分歧、市议会上的辩论，还是在国会这样的国家立法机构的争议过程中，这种疏离感都会使我们很难找到解决冲突的可行方案。所有问题的解决，或许都需要妥协，所以只有能够理解争议的另一方，并找到共同点，我们才更有可能寻求和接受妥协，并达成一致意见。

否则，我们就固执己见，最终导致满盘皆输的结果，而这会进一步加剧冲突和我们自身的疏离感。

在参与哥伦比亚、菲律宾、尼泊尔以及东非和西非的几个国家推进和平建设的过程中，约翰·保罗·莱德里奇已经非常熟悉这种对峙。因此我想知道他在战区调解争端时使用的一些方法，是否可以在美国境内使用。

我问他，我们如何才能超越分歧，参与到有意义的对话中去，确保我们可以共享空间、避免冲突。

"我们需要待人如友，"他说。"我们需要把友谊作为一个动词来看待。"

他是如何定义这种友谊的？

"真实性，"他说。"真实性要求双方坦诚地交往，诚恳地袒露关于自身的事实。一段基于真诚和承诺的关系，让人们能够超越差异性和多样性，形成和平相处的关系。"

约翰·保罗告诉我，在这些冲突地区，人们不仅两极分化严重，而且他们对自己家庭其他成员受到的威胁和虐待，有着类似家族传承恩怨般的认识。他说，在尼泊尔或哥伦比亚这样的地方，人与人之间的恩怨和指责，可以追溯到几代人之前。各个群体都将对方视为威胁。这些对立情绪只会随着时间的推移而固化，很难缓解。

"我们正在努力做的一件事情，"保罗说，"就是建立信任和凝聚力。只有足够的信任，才能让人们愿意接触对方并袒露心扉——他们可以变得更诚实或真实，淡化彼此的担忧和恐惧。人际的接触就是超越对他人的恐惧，或者说超越群体内的人，对他人的污名化偏见。"

"主动接触和袒露心扉，"约翰·保罗说，"是创造公民参与和民主能力的支柱，人民必须有这种能力，才能创建一个充满活力的社区。我认为，友谊的真正品质在于能够超越差异，保持良性的人际关系。"

但是，我们如何才能将其应用来解决美国本土的冲突呢？

作为美国圣母大学的教授，保罗借鉴自己给学生提供的人际关系建议，提供了一个简单的解决方案：“我给学生们的建议是，请他们在班上或学校里寻找一个与自己有些不同的人，然后想办法与对方建立联系，并邀请对方一起喝杯咖啡或喝杯茶。”保罗强调说，接触的目的不是试图改变对方的想法，“接触不是为了强调自身的观点，或通过听取对方的观点以提出更好的反驳意见。”保罗表示，主动接触的目的，就是促成会面，找到彼此之间的共同点，以便建立形成友谊所需的信任。“想要重建友谊，交互的双方就必须从小处着眼，但心怀致力于形成高质量人际关系的高远目标。”

为了确保学生更好地理解这个承诺的要求，约翰·保罗给学生们设定了三个基本任务。

1. 为了理解而聆听。

2. 坦诚地说出心里话。

3. 将其当成需要持续一生的任务，坚持不懈。

“我给学生们提出了一个口号，叫作‘齐心协力、共同进步’”，约翰·保罗说。“我不要求学生们去改变整个社会的看法，只要求他们尽量打动那么几个人，去一起对抗地心引力，逆流而上。”“一起对抗地心引力，逆流而上”，关于逆转看似不可能的人际关系，我想不出更贴切的描述。我相信，将德里克·布莱克这样一个成长于3K党中的孩子，转变为远离白人民族主义，拥抱不同文化背景的人，需要的就是这种对抗地心引力的决心和坚定的行动。

马修·史蒂文森（Matthew Stevenson）是德里克在进入大学之后认识的一批朋友之一。马修是一个东正教的犹太人。他和德里克还在学校期间，就负责在新学院主持安息日晚餐。两人都考上了研究生，德里克读的是历史系，马修读的是商科，但他们的友谊仍然是两人生命中最至关重要的成就。

在2019年与马修交谈的时候，我问他，“你是如何开始弥合彼此之间的分歧的？”

马修回忆说，当时他和德里克住在对门的宿舍。“德里克有时候会弹吉他，弹奏乡村音乐和西部音乐。我有时候会过去听他弹奏或一起唱歌。那时候大家都不知道德里克的3K党背景，但我带着犹太人的圆顶小帽，所以大家都知道我是个犹太人。"

德里克记得曾在宿舍里和马修还有其他人一起看电影，他们还一起去上过课。他们对彼此很友好，但也还没有真正成为亲近的朋友。当时德里克还是认为自己是个白人民族主义者，只是没有明说而已。

当德里克的秘密终于被揭穿时，他正在德国游学一个学期。一个高年级的同学在网上贴出了一张德里克的照片，上面写着："德里克·布莱克：白人至上主义者，电台主持人……竟然是牛津大学新学院的学生？？？"

"当德里克的父亲是风暴前线的创始人这个消息传出之后，"马修说，"显然是一个很大的冲击。"校园里顿时一片哗然。德里克的大部分同学都因为感觉被德里克蒙骗而感到非常愤怒。然而，当德里克从德国回来后，马修伸出援手，并邀请他参加安息日晚餐。他还说服其他朋友加入了欢迎德里克的行列，朋友们没有太大的挣扎就同意了。

"这需要很大的勇气啊，"我说，"你当时怎么想的？"

马修的回答很简单，但也很深刻。"我有一个基本的信念，那就是每个人的在本质上都是造物主的恩宠，但我也知道，每个人身上都背负着不同的束缚。因此即使他们的行为在我看来是应受谴责的，我相信我们仍拥有共同的人性，而这一点是无法抹去的。即使有人做了对我不利的事情或者是对我或社会有危害的事情，我也会觉得自己有责任拯救这个人。"

当我问他怎么会形成这种非凡的世界观时，马修表示，他的母亲曾经是个酒鬼，小时候带着他去参加匿名戒酒会。"我见过很多人，他们的生活中都有过非常黑暗的经历。有一个人在醉驾时，无意中撞死了自己的儿子。我看到的许多人，都因为他人的救赎而改变了自己的生活，从脆弱不堪的黑洞变成了他人的希望灯塔。"

马修停顿了一下，接着说，"所以，在我心中，像德里克这样的人是可以改造的，我坚定地相信这一点的真实性。"

就像约翰·保罗·莱德里奇建议学生去做的那样，马修给德里克伸出援手不是为了说教，而是为了结交朋友。"我告诉晚宴上的每个人，不要提起德里克的政治观点，因为我不想让它成为一场喊打喊杀的对峙。我想这将是一个让大家了解真实的德里克的独特机会。我的猜测是，德里克在成长过程中，没有多少机会接触到被白人民族主义谴责的其他人。"

我问德里克，关于那场有生以来第一次的晚餐，他的印象是什么。

"去之前，我以为会是我对抗一群人，"他说。"但我很快意识到，不存在所谓的对峙。"

"我知道我们有共同的兴趣爱好，比如音乐和历史，"马修说，"如果不是我之前和德里克有这些交集，我想我不会邀请他，即便邀请了，他也不会来。"

令我惊讶的是，德里克说，他愿意接受马修的邀请，部分原因是因为这是一个安息日晚，他被这个事实触动了。"因为这改变了谈话的语境，也改变了我们的互动方式。这是一个神圣的时刻，我们不应该把它搞砸了。"

然后就有了更多的安息日晚餐，德里克也成了常客之一。此外还有很多有色人种学生和其他移民、犹太人或性少数群体社区的成员一起参加。之后，马修和德里克会相约一起出去玩。因为安息日的缘故，马修周五不去参加聚会。"而德里克在周末的派对上并不受欢迎，所以最后只剩下我们两个人待在一起，我们度过了很多个只有我们俩的周五夜晚。大多数时候，我们会坐在我家的客厅聊天。但有整整两年的时间，白人民族主义的阴影一直笼罩着我们，我们都知道它的存在，但却选择避而不谈。"

我忍不住问道："你有过讨论它的冲动吗？"

"我很好奇，"马修承认，"我曾遭遇过因为反犹太主义的原因，在路上被人吐口水、被人推搡的经历。民主主义和憎恨，对我来说并不是一个抽象的东西，我亲身体验过。但我想，如果我主动提出来，就会引起德里克的防备心。我觉得他来参加那些晚宴，比满足我的好奇心更重要。"

"一开始，"德里克说，"不进行任何争论很重要，因为当时的我们，不可能改变对方的想法。我能理解为什么要花这么长时间才能坦诚相待。"

"那么你们都聊些什么？"

"德里克的父亲曾经病重，"马修回忆说，"当我妈妈被诊断出癌症时，我们谈到了那段经历。我们谈起了精神信仰，但我们从未特别提到过白人民族主义这个话题。我不想让它来定义我们的友谊，所以我想等德里克提出来再谈。"

不过，马修确实旁敲侧击地提过这个问题。在得知德里克被安排和父亲一起参加风暴前线的会议并发表演讲后，马修问德里克：“你这个周末有什么安排？”但德里克选择了回避，并告诉他，自己要去田纳西州参加家庭聚会。

但当时有一个人不屑于直接与德里克交往，她就是马修的女性伙伴艾莉森。当马修决定邀请德里克参加安息日晚宴时，她原本打算再也不参加晚餐，但最终她还是回来了。因为她是白人，不是犹太人，因此不是白人民族主义的目标，所以她觉得自己需要承担起与德里克明确谈论个人信仰的任务。“艾莉森会问我，我怎么能在坚持自己的信仰的同时，还去参加这些安息日晚宴。这不是有冲突吗？”德里克回忆说。在无数次的私下交谈中，艾莉森都会要求他审视和解释自己的信仰。

随着时间的推移，德里克这些白人种族至上的信念开始转变。到了大学毕业时，他最亲密的朋友中，有许多人正是他早年被告知要讨厌的那种人。“我发现自己变得越来越格格不入。最终到了不得不谴责自己的家族信仰，并抛弃它的时刻。”这时已经成为德里克女友的艾莉森告诉他，光是暗地里放弃自己的信仰是不够的，他必须要明确地宣告世人。

于是德里克写了一篇文章，公开宣告自己放弃了白人至上主义，这篇文章一经传开，就引起了轩然大波。就在这时，德里克和马修终于谈论了这个话题。德里克回忆了这次谈话的全过程。“我记得我问过你，‘我很肯定你知道我的家事，但我们从来没有谈过’，你还记得吗？”而马修回应说：“是的，我当然记得。”在酒吧里喝着小酒，他们敞开心扉畅谈，解开了过去两年来发生的一切——

德里克的过去，以及他的心路变化，还有那些安息日晚餐给他的转变带来的深刻影响。

不过，对德里克来说，他还是需要时间来完全接受自己的转变。令他惊讶的是，他发现向记者伊莱·沙斯洛（Eli Saslow）讲述自己的故事，起到了很大的帮助作用。伊莱以德里克为蓝本，写了一本关于他信仰转变的书。德里克说，"我本以为反映会很负面，因为我原本的信仰是如此负面的东西。然而，我意识到，我可以把发生的事情说出来。"当他能够完整地审视整个故事的时候，德里克发现，无论是塑造童年的力量，还是导致改变的力量，自己都有了更深刻的认识。"我可以坦然地面对好的和坏的一面。而这个过程，事实上也给我带来了极大的安慰。"

不过，德里克的转变也意味着昂贵的个人代价。在他公开放弃白人民族主义后，他的家人所经历的愤怒和伤害，至今仍未平息。我们通话时，他正在佛罗里达州看望他的父母，而修复被深深破坏的父子关系，将是一条漫长而艰辛的道路。这就是人性的本质……我们依然有能力去爱他人——家人、朋友和陌生人——即使我们与他们的观点极不一致。

有一天，我和社会学家、作家帕克·J. 帕尔默（Parker J. Palmer）博士交谈时，我意识到，马修和德里克在谈论彼此迥异的政治信念之前，所建立的信任、接受和共同点，体现了19世纪法国历史学家亚历克西斯·托克维尔（Alexis de Tocqueville）所描述的"先于政治存在的社群组织"。

帕尔默创立了**勇气与复兴中心**（Center for Courage and Renewal），以促进跨越分歧和差异的友谊。他在《美国的民主》（*Democracy in America*）中描述了托克维尔对我们的社会和政治制度的观察。"他说，如果没有优先于政治团体而存在的自愿性社团，人们以各种形式的社区——家庭、友谊团体、教室、工作场所、社区和公民空间——聚集到一起。没有这些作为根基，美国的民主就不可能兴盛。"帕尔默说，在这些聚会中，人们"提醒自己与他人之间的相互联系，并创造出无数的微观民主，而这些微观民主集聚到一起，形成真正的宏观民主。"

他所说的"宏观民主",指的不仅仅是投票,还指的是公民对社会生活的投入和参与。如果我感觉与附近居民的孩子们有联系,即使没有孩子,我可能也愿意去参加学校董事会会议。如果我有不会开车的朋友,我就更有可能参与各项活动,推动更便捷的公共交通的建设。如果我参加了关注居住环境绿化的组织,我可能会更关注可能开辟或占用绿地的社区规划或变化。与他人联系在一起,让我们不再只关注自身的利益,它将我们关注的范围,扩大到包括我们整个社区,从而增加了我们与他人共同工作的意愿。

同样的道理,孤独和缺乏人际联系将使我们不太愿意参与社会活动。如果发生的问题,与我们所认识的人无关,那么我们将倾向于忽视或逃避这些问题。为什么要帮助一个陌生人清理附近的公园?如果我们不认识租房的人,为什么要关注房租管制问题?如果我们不认识可能受选票选择影响的人,又何必去投票呢?这就是为什么托克维尔所描述的那种微观民主如此重要:因为它将确保未来的利益成为与每个公民攸关的责任。

马修和德里克以及他们的大学朋友所建立的实际上就是一个微观民主的组织。没有这个组织,他们可能永远无法克服彼此之间的政治分歧。而德里克会继续忽视和诋毁任何与白人民族主义思想相悖的人的观点。德里克本人也证实了这一点,他告诉我正是大学友谊,改变了他对群体和说服二者之间关系的看法。

作为一个白人民族主义者,他认为说服是理性、数据和论证的问题,人们在被说服后才加入社区。多亏了马修,他才明白,实际上情况正好相反:"你先找到你的群体,然后才会愿意被说服。"

这一简单的见解,对当今社会中许多根深蒂固的冲突,有着巨大的指导意义,这些冲突正在导致社会的分崩离析。让人们在生殖权、气候变化和刑事司法等问题上找到共同点的方法,不一定上来就辩论,让每个人为自己的观点据理力争。相反,正确的做法,是在那些有分歧的人之间建立起关系,让人们首先以人类同胞的身份,而不是以敌对政治的立场相见。德里克说得对:一旦我们找到了共同的价值和关注点,我们的思想和心灵就会向对方开放。这时,我们也就能"齐心协力地对抗地心引力"。

美国历史上的政治家们都明白这一点。但最近的情况，发生了变化。以前的国会议员们，会参加学校的聚会，因为他们的孩子都在同一所学校上学。他们还会一起打垒球或一起健身。他们会在各种各样的聚会上碰面。但现在，议员们仅在周末来到选区活动，因为他们的家人都居住在大本营，而跨越意识形态的社交活动将被视为背叛。帕尔默提倡的"先于政治存在的社群组织"已经被破坏，并逐步被"后政治"的社交联系所取代。后政治的联系，要求参与者先达成一致意见，再建立人际联系，因此加剧了沟通和理解的断层，使政治家之间的合作越来越难。其后果是导致整个国家都陷入了僵局。

可悲的是，帕尔默说，现在很多美国人都认同德里克最初的白人种族主义的观点，即"只要你的行为、外表、思想和我们一样，你就可以加入。"而如果获得这种归属感，需要付出种族隔离或歧视的代价，那么我们或许唯一的替代选项就是无视，即"你想说什么、做什么都可以，但没有人理睬你。"

德里克描述的看起来是传统文化和个人主义文化的区别。"但听起来，"我说，脑海里浮现的是第三种社会文化模式，"好像你认为还有第三种解决问题的方式。"

帕尔默承认，勇气与复兴中心的确正在努力尝试打造一种不同的社区共处方式。"独而不离——一个每个人都独立生活，但同时保持对他人的关注的社区。"在这个社区中，帕默尔想强调的是，每个人都能够讲述他们的故事，而其他人则保持关注和见证——看到对方，听到对方，让彼此在一个安全的共享空间里，感受到被他人的关注和认识，而不是被其他人挑战。帕尔默计划要创造的，是另一种建设性的第三种类型的社会文化的因素，就像布埃特纳通过moais和汤姆·泰特通过善意试图实现的那样。

帕尔默强调，我们不可低估分享个人故事的力量，因为它们能将庞大而复杂的问题人性化，并将看似压倒性的问题和解决方案，拆分到人为可控的程度。它们将人们作为共同解决问题的合作伙伴聚集在一起，这些人除了合作解决问题之外，或许根本不存在任何共同之处。"一个社会问题作为故事太过庞大，对个体来说太缥缈而残酷。关乎个人生活的小故事，能够赋予庞大的社会问题人性的温度，并通过以小见大的方式，阐明庞大故事的利害关系，帮助人们理解个人经历的重要性。"换句话说，只有通过分享我们个人的故事，我们才能与他人连接起来，并开始治愈我们这个分裂的社会。

但是，要让习惯了现代化喧嚣的人安静下来，克制住打断和挑战的冲动，以尊重和开放的态度倾听陌生的故事，并不容易。这也是为什么帕尔默的中心，为所有的集会和沟通制定了明确的规则。"其中一条规则就是不能互相指正，但一旦人们遵循了这些规则，就会喜欢上它们。因为它们为代表完全不同立场的对话，扫清了障碍。"

帕尔默表示，到最后，这些对话都促进了友情的建立，因为人们在"经历'独而不离'的相处之后，彼此之间的威胁感会减少。"他们会发现，陌生人没有尖锐的角、不会带来危险；并且为我们带来了我们所需的其他地方的信息。"

帕尔默说，"通过重新定义独而不离，我们可以克服偏见，在爱与恐惧之间架起桥梁。"当我们创造了一个安全的空间，让人们可以讲述自己的故事时，他们就会打破自己的社会隔离和偏见。

但是，"安全"才是最重要的关键词。建立一个这样的社区，需要一个促进者，而这个人需要了解风险，并在发生翻车事故之前，勇敢地冲锋陷阵——因为一旦发生翻车事故，大多数人都不会再信任这个空间的安全性，也不会再来。

帕尔默告诉我，这就是为什么中心不鼓励活动的组织者们用"家庭"或"朋友"这样的词来描述他们的聚会，因为这两个词都会让人觉得群体里强调一种亲密的归属关系，从而会威胁或劝退那些认为自己异于他人的人。"每当我听到教会鼓吹'教会大家庭'时，我就很担心，"帕尔默说，"我们不应该把社群组织的关系，局限在家庭关系的范畴之中。我们完全有机会成为私人生活和公共生活之间的桥梁。"

为了讲明自己的观点，帕尔默告诉我，一些神职人员曾参加了中心的领导力培训，并在回去之后，创造了一个安全的空间，让青少年和警察在一起单独会面——这可能会改变这些青少年的人生或拯救他们的性命。"通过讲述彼此的故事，下次他们在街上见面时，就不再是执法者和被惩罚者的会面。这些安全空间内对话的效果，在离开那个空间之后，依然清晰可见。"但帕尔默也承认，这种方法对处于极端对立两端的社会成员起作用的概率不大。德里克·布莱克这样的案例，是极少数的例外，大多数的极端分子往往非常执着于自身的立场，以至于他们唯一的兴趣是将其他人转化为自己的一分子，而不是与对方坦诚地谈话并听取不同立场的观点。但帕尔默估计，左派和右派的极端分子占人口的比例不到40%。"把这些人排除掉，我们依然拥有60%的中间派，能够转变这些人，就足以推动整个社会层面重大而积极的变化。"

本质上，所有的人都渴望人际联系。"人类有两种基本的渴望，"帕尔默说，"在自己的同类中找到归属感，在这个美好的地球上找到归属感。但只与自我建立联系，会令你感到地球是一个充满孤独的地方。人类的自我意识，是一种基于共性的本能。无论你从神学上还是生物学上来说，我们都是为群体生活而存在。没有了群体，我们就会陷入苦痛，就好像失去了赖以生存的氧气。"

CHAPTER 5

揭开孤独的神秘面纱

没人知道什么是真正的孤独——不是传统意义上的孤独，而是赤裸裸的恐惧？对孤独的人来说，孤独笼罩着一层看不透的面纱。

——约瑟夫·康拉德《西方人的眼睛下》

孤独是最伟大的伪装者。它可以伪装成愤怒、疏远、悲伤和一系列令人苦恼的情绪状态。它还可以附着在造成这些情绪的根源之上，加剧创伤的影响，放大我们的痛苦，并导致我们的伤口迟迟无法愈合。由此产生的伤害、恐惧和绝望，交织成一张错综复杂的网，几乎让人无法找到痛苦的真正来源。但如果我们仔细观察像安东尼·多兰（Anthony Doran）这样的痛苦经历，我们往往就会隐藏在表面症状之下，潜伏着的孤独。

对安东尼来说，阿尔法连队的人就像家人一样。他们在欧胡岛的斯科菲尔德军营陆军基地（Schofield Barracks Army Base）第一次执行任务时相识。在9·11事件后，他们因共同的使命感而结缘。他们中的许多人，像安东尼一样，是在目睹双子塔倒塌后入伍的。他们花了一年的时间，像一个小团体一样工作、训练、吃饭、睡觉。他们在一起不仅锻炼了体力，还建立了相互依赖的关系，可以毫不犹豫地成为对方最坚实的后盾。训练结束后，阿尔法连队的人，集体登上了一架军用运输机，开始在阿富汗执行为期一年的任务。安东尼后来告诉我，这是他一生中最美好的一年。

安东尼说，当时只有二十三岁的他，从来没有预料到的是，战争会给他带来这般强烈的归属感。"你知道自己会心甘情愿地为身边的战友牺牲也在所不惜，"他说，"我们之间就是过命的交情。"此外，他们也为自己所做的事情感到自豪。他们相信自己的任务，也相信彼此。

在阿富汗，安东尼曾陪同美国联邦调查局的人员追踪小组，抓捕躲在被烧毁的建筑物中的叛乱分子；也曾被派去组织和保护冒着生命危险，参加该国第一次民主化的总统选举投票的阿富汗人；有的时候，他的团队还需要外出执行人道主义任务，分发食物和物资。当地的高温指数有时可以达到52℃，但士兵们依然要穿戴整套装备，一穿就是一整天。每一天，他们都面临着某个人或全部人可能无法活着回来的残酷现实，然而正是这种认知，使他们牢牢地团结在一起。

安东尼回忆说，支撑他一天又一天坚持下来的，毫无疑问的是他与战友之间的深厚联系。但在他2006年回到美国本土之后，这种满身心的信任联系，就成为一种奢望。十多年过去了，他再也没有找到类似的深厚关系。"我很怀念和这些人在一起的日子。"我们大多数人都想回到战场上，只为了再度感受那种生死相交的友情。"

尽管我从其他士兵那里曾听到过类似的感慨，但安东尼的强烈表述，还是让我感到了一丝震撼。他和他的战友们之间的联系，对他来说是如此的重要，以至于他愿意冒着生命危险重新回到战场上去找回这种联系。为什么他和他的连队，不能像在战场上那样，在一个和平的环境中，继续维持彼此的联系呢？

和许多习惯了军队结构和任务的退伍军人一样，安东尼发现平淡的普通人生活，既混乱，也没有任何意义。战争让他的存在和生命有了意义和目标，失去了战争的环境，他的存在就没有了特殊的意义。在新泽西州的老家，没有人与他有类似的经历，朋友和陌生人都认为他是一个以自我为中心又无聊的人。

安东尼最终患上了严重的抑郁症和焦虑症。

安东尼也曾尝试联系部队里的兄弟们，但每当他打电话给他们时，他都觉得自己打扰了对方的正常生活。通过兄弟们分享的信息，他觉得阿尔法连队的其他人，都已经轻松地回归了以往的生活方式，他们享受着家庭的温暖、找到了全新的工作。但就像许多深受孤独症困扰的人一样，安东尼低估了其他人在情感层面的孤独，认为他们不会像自己一样渴求理解。

"他们的日子看起来顺利极了，"安东尼表示，"直到后来我才发现，他们中的一些人对我也存在同样错误的印象。"

现实是，军人的强硬准则，把他们都训练成了习惯性掩饰个人真实情绪的硬汉。他们推崇的心态是要坚强和坚忍。当他们面对战争的危险和不确定的情况时，这种压抑自我的精神，很好地发挥了作用。他们学会了不表达真实的感情，也不谈论个人问题，在服役期间，向别人求助的耻辱感会被无数倍地放大。"没有人会因为情绪问题向其他人求助，"安东尼告诉我，"我们接受了关于战争的高强度训练，但我们没有接受过任何训练，教会我们如何处理退役后的生活。"

而安东尼的从军经历，强化了他儿时的习惯。他的父亲是一名爱尔兰裔美国警察，每天工作12小时，然后还需要加班来维持生计。家里的四个男孩从小就被要求"做个男子汉"，要学会把自己的感情憋在心里。这也意味着，年幼时期的安东尼就无法表达真实的情绪和需求，更不用说成年并服役之后了。他根本无法表达自己经历的创伤后压力综合征所带来的痛苦。

安东尼感到越来越孤独，他找不到人倾诉自己在阿富汗和家乡的经历和痛苦。他开始喝酒和使用药物来麻痹疼痛——先是医生为了缓解他的背部疼痛而开的阿片类止痛药，最后是海洛因。有两次他差点因吸食过量死去，其中有一次还留下了遗书。他因购买非法处方药而多次被捕，已经记不清自己进进出出治疗机构的次数。

不幸的是，他的哥哥约瑟夫，一个曾在伊拉克服役并从战场上全身而退的男子汉，但却没能赢得对抗毒瘾的斗争，死于海洛因吸食过量。对他的父母来说，这个打击几乎是无法承受的，但安东尼并没有感到悲痛，他已经麻木到这个程度了。

很快，他就沦落为无家可归的人，只能住在自己的车里。最终，无计可施的家人，只能让他回到家里，并住在他童年时的卧室。

2013年1月的一个寒冷的夜晚，安东尼的父母在客厅里看电视，他抱着一袋海洛因蜷缩在床上。安东尼厌倦了不断地寻找下一次的吸食，意志也被自我憎恨的痛苦情绪所磨灭，而最痛苦的是，因为无法再与熟悉的朋友们联系而感到极致孤独，于是安东尼觉得自己最好从这个世界上消失。

安东尼在门上扔了一个套索，扣到了自己的脖子上。但当他一踏空，感觉到绳索切断了空气供应时，他被一阵阵的恐惧攫住了。虽然他不想活下去，但也不想死。不知怎的，他终于挣脱了绳索，倒在了地上，伤痕累累、气喘吁吁，但万幸还活着。

生死的刹那之间，没有什么顿悟、没有洗心革面的宏伟承诺、没有家人和朋友的干预，安东尼只是做了一个决定，决定继续与阴魂不散的负面情绪斗争下去。

不幸的是，同样阴魂不散的，还有他的毒瘾。他尝试了更多的短期康复计划，但没有产生任何效果。他的父母还在为大儿子的离世感到悲痛，哀求安东尼不要放弃，尝试更多的治疗，但依然无济于事。直到一位匿名捐赠者提供了一个治疗机构机会——价值15万美元——这才让安东尼有机会接受为期将近一年的住院治疗。

2013年2月，他来到了这家治疗机构。起初，他只是默默地坐在戒毒小组的会议上，拒绝说话或分享他的故事。但当别人说话的时候，他却在认真地聆听。渐渐地，他开始从其他人的故事中看到了自己的影子。慢慢地，他开始敞开心扉，时不时地问一些问题，偶尔分享一下自己的观点。当他开始在这个社区里感到安全时，他允许自己展示脆弱，并将自己长期以来所背负的痛苦暴露出来。

这是一个漫长的过程，但安东尼终于认识到，孤独对他来说，曾是个多么阴险和强大的敌人。他曾试图用药物来消解他的绝望，但他真正需要的解药，是人与人之间的联系。当他开始在这个新的环境中建立起友谊时，他感觉到在离开军队时失去的友情又回来了。他学会了信任在治疗机构里建立的新团队，就像他曾经信任阿尔法连队的人那样。有了新成员的信任和鼓励，再加上家人的坚定支持，他找到了面对恶魔的力量。安东尼在那一年里成功地戒掉了毒瘾，从那时起，就再也没有复吸过。

安东尼认识到是人与人之间联系的力量，将他从死亡的边缘拯救回来，因此承诺要像别人帮助他一样地去帮助别人。现在，他会乐于分享自己的故事，并倾听从战场归来的士兵、与毒瘾做斗争的人和受折磨的退伍军人，讲述他们自己和家庭的故事。他几乎总能从他们的故事中，听出强烈的孤独。他想让别人知道，他们并不孤单。而在为这些人服务的过程中，安东尼也加强了自身的使命感，扭转了孤独的黑暗影响，为自己的人生，找到了新的意义和方向。

伪装成痛苦的孤独

出生于1889年的德国犹太裔精神病学家弗瑞达·弗罗姆·瑞茨曼（Frieda Fromm-Reichmann）博士，可能是第一个注意潜伏在其他令人困惑的症状背后的孤独倾向的人。她对孤独的兴趣似乎是从一个年轻的病人开始的。这个病人，在开始治疗的时候已经被诊断为重度紧张性精神疾病。直到弗罗姆·瑞茨曼以同情的语气，要求她描述自己的痛苦时，病人才举起一根手指作为回应。

弗罗姆·瑞茨曼问她，"这么寂寞吗？"而这个简单的回应，改变了这位年轻女子的神态。她继续通过手指与弗罗姆·瑞茨曼交流了几个星期，并最终完全从焦虑和痛苦的孤独中走出来。

这次成功成为弗罗姆·瑞茨曼的职业生涯的一个转折点，她开始看到严重的孤独，与单纯的"寂寞"或独特的哀悼体验，有很大的不同。最为关键的是，她认识到，孤独患者往往不愿意承认自己是孤独的。"我认为，造成这一现象的部分原因,是在这种群体意识的文化中,孤独是一种最不受欢迎的问题。"她写道。

弗罗姆·瑞茨曼观察到,一些孤独的人,最终会因为他们表现出来的反社会行为,导致被身边最亲近的人疏远。他们因为孤独,而表现为愤怒或退缩、诉诸辱骂或佯装冷漠。虽然他们渴望有人陪伴,但他们的表现和行为,却反而会把人推得更远。安东尼·多兰就符合她的描述。

正如进化论的相关研究告诉我们的那样,造成前述行为的主要原因是恐惧,一旦孤独的经历或创伤结合,可能会上升到惊恐的程度。这是一种对被他人伤害的恐惧,是针对那些可能拒绝我们的人的恐惧,也是对被社会遗弃的恐惧,而这种恐惧会转化为愤怒——甚至是暴力——并冲着那些被认为要离开或忽视我们的人宣泄。

多年来,研究人员早已经观察到孤独和暴力之间的联系。在一项研究中,当研究人员在受试者的脑海中植入了这样的想法,即他们在以后的生活中会很孤独,或者他们的同伴拒绝了他们,被排斥的受试者的反应,则往往抨击或嘲笑那些他们认为拒绝了他们的人,以此作为反击。

对人类常见的孤独体验做出极端暴力的反应较为罕见,而造成暴力的原因有很多,不仅仅是因为孤独。但如果研究表明,孤独是部分人群出现暴力行为的诱因,那么人际关系能否帮助这些人远离暴力?为了解答这个问题,我走访了位于洛杉矶的**反累犯联盟**(the Anti-Recidivism Coalition,ARC)。

成立于2013年的反累犯联盟,目前为数百名曾被监禁的人提供各种住房、就业和教育支持等服务。它还为这些人提供了由愿意提供支持的人组成的安全社区。该组织的目标是帮助失足的人重建生活,同时过上"无犯罪、无帮派、无毒品"的生活。而反累犯联盟已经证明了它的价值。截至2018年,反累犯联盟的成员再度入狱的比例约为11%,而整个加州的再犯率约为50%。

反累犯联盟的总部位于洛杉矶下城区的贫民窟附近。距离市民中心广场上耀眼的广告牌和高大的反光建筑仅有几个街区。贫民窟的主要建筑是仓库和停车场。我在一个寒冷的雨天,自驾前往反累犯联盟总部的时候,经过的许多建筑物外墙上，都被红、蓝、黑三色的涂鸦所覆盖，在剥落的灰泥墙上刻上了文字和图案，颇具艺术感。因此，我对反累犯联盟新建成的大楼感到十分意外。反累犯联盟的办公室采用了开放式的设计和硬木地板，感觉更像是硅谷的初创企业，而不是非营利性的社会服务机构。玻璃隔断的会议室里，不断有人在这里开会。当反累犯联盟的成员、实习生、政策研究人员、治疗师和志愿者们在大厅里走过时，这里充满了活力，他们三五成群地聚集在一起，在谈笑风生间解决问题。

那天，我遇到了几位愿意与我分享他们人生经历的反累犯联盟的成员。第一个是理查德·洛佩兹（Richard Lopez）。他三十多岁，文身盖满了全身，包括头皮。但他穿着卡其色的裤子和一件纽扣衬衫，除了满身的文身之外，在星期五的便装日遇到他，你可能以为他是一个企业顾问。虽然他的犯罪记录表明他过去是个极为暴力的人，但在谈到九岁的儿子时，我可以一眼看出他脸上流露出的温柔和爱意。虽然为自己出狱后的成就而感到自豪，但他的脸上却流露出深深的忧伤。

理查德是在加州威尔明顿的安置区中长大的。德纳巷（Dana Strand）村最初建于1942年，一开始是在第二次世界大战期间为船厂的临时工人提供住所，在理查德出生的时候，这里已经沦为毒品、帮派和暴力横流之地。在描述童年时的社区，理查德说："就像一个自成一体的小世界里的小世界。可能你在开车经过这里的时候，根本不会意识到，低矮的建筑群里正在发生一场枪战。"

作为家中非长非幼的中间小孩，理查德总感觉自己需要搞事，才能争夺到父母的注意力和关爱。他的父亲长期酗酒，并以此为理由，不关心孩子们的成长。他很少知道孩子们在做什么，也不知道他们在哪里。而理查德的母亲则一直从早到晚地工作，直到他十几岁时的某一天，她突然离开了这个家。

理查德开始失去了对这个家的归属感。"有时候踏进家门我就会泪流满面，总觉得这个家里空荡荡的，"理查德说。他的声音里依然饱含痛楚。"我很孤独，但当时的我根本没有意识到。"

　　为了寻找一种归属感和被接受的感觉，理查德求助于其他同样在家里找不到位置的年轻人。与很多认为自己不能表达悲伤或脆弱的男孩一样，他们的孤独通常表现为愤怒，并进而转化为犯罪行为。在十三岁那年，理查德就因为偷车被捕。在接下来的五年里，他成了洛斯·帕迪里诺斯少年监狱的常客，无数次进进出出。一出狱他就又跟现在已经混迹街头的朋友们混到一起，他们大多数都已经加入了帮派。一开始，理查德扛住了压力，拒绝加入帮派，因为在帮派势力下成长的经历，让他无比讨厌这种组织。但是有一天，当理查德和朋友们在街头游荡时，一辆车停到了他们身边。车里的一个当地帮派成员，勒令理查德他们回答自己的来处。而这种对话，是为了确定这群年轻人所属的帮派。

　　就在那一瞬间，理查德改变了主意。他直视着提问者的眼睛，大声而自豪地说出了当地另外一个帮派的名字，并声称自己是该帮派的成员。他的朋友们都被他的操作惊呆了。因为两个帮派之间不存在冲突，车子就这样平静地离开了。理查德至今还记得，朋友们对他终于加入帮派有多么兴奋。

　　此后的几年里，理查德一直试图弄清楚，为什么当时他觉得自己被迫当场加入一个帮派。他认为，最重要的原因，或许是被压抑许久的归属感需求，最终占据了上风。这种反思，让我想起了德里克·布莱克关于他在白人民族主义运动中的童年回忆。理查德说，帮派从各个方面来看都不是一个好东西，但至少它也为理查德提供了一种找到同类的组织和最迫切需要的归属感。

　　"当你加入帮派时，你在那一刻得到的爱，会让你不知所措，因为所有人都会拥抱表示欢迎。"理查德告诉我，"每个人都会说，'欢迎加入帮会；伙计，你做得很好；小伙子，你现在是我们的一员了；小伙子，你是我们的家人'，等等。作为一个天真的年轻人，我会觉得'挺好的，我感觉到了被爱。'我觉得大家都那么爱我，我必须要回报这些爱。而在帮派里，回报的方式就是制造暴力、制造混乱。"

　　即使加入了帮派，理查德依然渴望在家里找到归属感。但加入帮派，导致他与兄弟姐们间本不亲密的关系，变得日益疏远。他不敢告诉家人自己加入帮派的事情，因为他知道家人会担心。于是他独自一人隐藏了帮派的生活，回到家后假装成一个正常人。帮派里发生的事情越多，理查德就隐藏得越艰深。很快，他的内心就陷入了巨大的痛苦和悔恨。而无法与本应该与他最亲密的家人分享这些痛苦，导致理查德感到更加地被疏远和孤独。

理查德表示，他的孤独很快转化为愤怒，进而诉诸暴力。2005年，他因谋杀未遂被捕，警方发现他身上有枪支和弹药。他因非法持有枪支被判处180天徒刑。但在2007年，在与敌对帮派成员发生争执后，理查德因袭击罪被捕。历史犯罪记录导致从重量刑，理查德被判处14年零4个月的徒刑，并关押在警戒级别最高的州级监狱服刑。

"我不想回忆在那里发生的事情，"理查德压低了声音说。

然而，理查德的转变，就在与世隔绝的监狱牢房里发生。入狱之后不久，他的女友就传来了他要当爸爸的消息。他既欣喜若狂，又心痛不已，因为他知道自己的儿子，可能会像他一样，在没有父亲陪伴的情况下长大。

"在那一刻，我决定改变自己。我开始读更多的书，做更多的祷告，去上学，拿到了普通教育文凭，然后开始上大学。我考取了很多不同科目的证书，包括育儿方面的证书。我终于开始积极地参与生活，而我喜欢这种感觉。"

当我和理查德谈话时，他刚出狱六个月，14年的刑期，他通过努力减刑到10年。他已经和家人一起开始了新的生活、有一份工作，挣得的收入足以支付房租，他还有一辆车，银行账户里也有存款。全新的生活，在很大程度上要归功于反累犯联盟提供的工作、住房和其他重返社会方案及其社会支助的机制。

但情绪方面的复原，显然更为缓慢。"我每天都在挣扎。每天都要在精神上，打倒那个不停地告诉我，你无法逃避过去的怪物。那种孤独至今仍在影响着我。"

虽然他和他的妻子很相爱，但他发现和她谈起自己家所经历的一切也很困难。就像安东尼·多兰从战场回家后一样，理查德觉得，没有加入过黑帮或进过监狱的人，不会理解他的处境和体会。他身上代表了那一段黑暗历史的文身——也让人望而却步。

唯一让理查德觉得可以敞开心扉交流的人，是他九岁的儿子。儿子不会在谈话的过程中批判理查德，这让他觉得自己是一个正常人。对理查德来说，他的儿子是上天的恩赐。"我们的对话，让我找回了自己的人性。因为这么多年来，我被非人化了。我每天早上醒来，告诉他我爱他，他告诉我，他也爱我。这种感觉多么不可思议啊。"

使我印象最深刻的是，理查德在我们的对话中，谈及"爱"这个词的次数。他认为爱是治愈孤独的良方，是解决缺乏人际关系的秘诀。他意识到，对自己的爱和对他人的爱，是密不可分的。

理查德最后对我说，他想给年轻的自己一点建议，"一定要与那些朝着正确方向前进的人结交。他们能够给你真正的爱。如果你成日与干坏事的人混迹在一起，你当然也会得到爱，但这种爱是虚假的、虚幻的，会转瞬即逝。"

我觉得理查德的临别赠言很有趣，但也有点不解。理查德加入了一个帮派，填补了他生命中的情感缺口，并且很有效：帮派成了他真正的家人，也得到了他忠心耿耿的回报。他愿意为帮派的其他成员付出自己的性命，就像安东尼·多兰愿意为阿尔法连队的士兵那样。但是为什么理查德把帮派里的爱，描述为"虚假的"？

菲利普·莱斯特（Phillip Lester）帮我解开了疑惑。在许多方面，菲利普的人生就是理查德的翻版。现年四十多岁的菲利普，个子高高瘦瘦，留着长长的麻花辫子，言谈举止柔和，完全看不出是一个十六岁时就因四次谋杀未遂而受审的暴力分子。他最终被判入狱两次，总共服刑21年。菲利普在洛杉矶中南部长大，这里也是犯罪电影《街区男孩》（*Boyz n the Hood*）和《色彩》（*Colors*）等经典电影的灵感来源。

菲利普的祖母把他养大，一开始给了他所需要的爱和稳定的生活。但后来帮派的人搬来了，那些人穿着花里胡哨的衣服，打着眼花缭乱的手势。暴力事件也随之而来。

菲利普八岁那年，第一次遇到了枪战。"我和我叔叔站在街角，"菲利普说。

"一些帮派分子停下来问我们是哪个帮派的人，我叔叔立马拔出枪射击，一边开枪一边往家里退去。那些人也在开枪。不过我当时并不害怕。我只是想，'哦，妈的，不会真的发生枪战了吧？'我甚至不知道事情的严重性。我祖母的房子有好几次都成为开车的帮派分子射杀的目标。我在我外婆家院子里被枪击中了两次。她的儿子，我的叔叔，也在她的院子里被枪杀了。"

随着帮派占领了整个社区，他们成为新的统治者，菲利普最终加入了一个帮派。但他发现帮派内的关系与帮派外的友谊不同：帮派内的爱，是有条件的。

"我不得不承认的是，他们所忠诚的并不是帮派成员，而是整个帮派的规则。我们或许从小学起就认识对方，但如果你做一些被禁止的事情，例如告密，那我依然会干掉你。"

当我请菲利普和理查德思考孤独和暴力之间的联系时，理查德毫不犹豫地回答说："我认为孤独和暴力，在某种程度上是相互交织和促进的关系。在我成长的街区，总能看到一群孤独的人在四处游荡，寻找宣泄的对象。当你孤独的时候，你会对身边的人充满敌意。那时候的我，会被一点点小事激怒，然后把它当成暴力行为的借口。"对理查德来说，暴力行为就像安东尼的阿片类药物一样，"暴力可能会短暂地掩盖孤独的情绪，但一旦这种兴奋劲儿过去，它就会以更强烈和更饥渴的方式卷土重来，让你无法逃避孤独。你可能会陷入死循环，不知道到底发生了什么。但也可能选择放弃，用酒精或毒品或任何你能想到的东西来安抚孤独。但最终，它还是会如影随形地缠着你，逃避是没有用的，你必须面对真实的自己。"

理查德的剖析，也让我想起了马克欣·夏佐和她在澳大利亚开展的援助项目。那些饱受孤独困扰的老年男子，他们的情绪表现为沮丧、愤怒、不耐烦和普遍的暴躁。而这些负面情绪的直接承受者，是他们的妻子。也难怪在这种情况下，许多妻子最后都会感到沮丧和束手无策。

反复宣泄的愤怒情绪——无论是通过情感暴力还是肢体的暴力——随着时间的推移，会对所有的涉事人员，造成更多的困难。菲利普指出，它将使人与人之间的联系变得更加困难。"就好像你身上人性的一部分被麻木了。我们中的一些人，一辈子都生活在这种隔绝感之中。你会觉得自己在一个与世隔绝、无人理解的孤独之地。"孤独会催生暴力，而暴力又将导致持续的孤独。

那么，有什么可以停止这个恶性循环呢？对理查德来说，是来自家庭的爱。而对菲利普来说，是来自反累犯联盟的关爱和支持。在出狱后的这些年里，菲利普积极地参与了反累犯联盟的活动，在帮助他人的同时，获得来自组织的支持和接受。脱离了暴力的帮派群体之后，菲利普开始看到形成和获得归属感和凝聚力的全新方式。在反累犯联盟，他在出现的时候，能够得到其他成员不带批判的承认。"这里的人表现出来的真诚，让我觉得这里就是家。因为他们接受了最真实的我，"菲利普说。

菲利普关于在反累犯联盟中帮助他人的评论，与安东尼·多兰的承诺有异曲同工之妙。安东尼也发誓，要帮助他的战友和其他在孤独和绝望中挣扎的老兵，找回人生的意义。同样地，理查德也承诺，要为自己的儿子提供了一个充满关爱的安全成长环境。而澳大利亚的男人驿站的成员们，则默默无闻地为彼此和社区服务提供了彼此陪伴的服务。所有这些可以拯救生命的人际联系，其形式或许不同，但其中体现的共同使命感，让我想起了约翰和斯蒂芬妮在与现役美国陆军士兵一起，研究如何提升社会复原力的观察发现。他们发现，善意和慷慨的行为，是减少孤独和提升幸福感的最有效方法之一。

约翰和斯蒂芬妮在《哈佛商业评论》上写道，"一个微小的善举，就能够督促他人予以回报。当所有人都能够怀抱善意的初衷行动，互惠的社会规范，就会刺激整个群体的感激和相互尊重，相互合作，进而加强人与人之间的信任和纽带。"

这就是当弗瑞达·弗罗姆·瑞茨曼，对她患有紧张性精神病的病人的真情实感，表现出的诚挚的善意和兴趣时，就好像这个简单的善举开始揭开孤独的面纱，为她们之间的人际关系的建立奠定了基础。

传统的信仰一直以来都清楚地知道这种联系。这就是为什么公共服务，在每个主要的信仰中都扮演着重要的角色。教会的会众，被期望像人类的祖先部落一样，彼此守望和帮助，这样做将会使他们感到更接近上帝。最重要的是，人们明白，体现国家、社会和信仰这三者的关系，给予者和接受者都能获得服务他人的益处。

正如孟加拉诗人泰戈尔所写的那样，"解脱，不是通过逃避工作，而是通过正确的行动来实现自我奉献"。印度教的《奥义书》也宣称："当有人的幸福，归功于他人的自愿牺牲时，神灵们就会欢欣鼓舞。"

在基督教中，耶稣因其对穷人和有需要的人的慷慨和奉献而受到推崇，慈善被视为基督教的核心美德。大多数基督徒认为，帮助他人是信仰的一种表现。

而在犹太教中，"慈善"的戒律与"正义"的词根一样，都是穆斯林的"施济"（Sadaqah）。除了向穷人捐赠时间和金钱之外，拉比们还强调"仁爱之心"，强调奉献的精神。他们还信奉古老的犹太语"修缮世界"，意思是修复或治愈世界，美国总统奥巴马和比尔·克林顿等均将其作为政治服务的愿景。

在伊斯兰教中，服务也被写进了经文。虽然富人应该为穷人服务，但《古兰经》也明智地提供了穷人提供服务的指引。先知穆罕默德揭示了人与人之间的联系作为信仰的基础的重要性，他认为简单的微笑，就是一种宝贵的慈善礼物。

和先知穆罕默德一样，12世纪的拉比迈蒙尼德（Maimonides）也明白，施舍的主要目的，是改善施舍者和接受者之间的关系。这就是为什么迈蒙尼德认为互动的质量，应该和慈善服务的内容一样重要。慈悲的施舍中，不应该存在羞辱、优越感和依赖性。或者，正如社会学家克里斯蒂安·史密斯（Christian Smith）和希拉里·戴维森（Hilary Davidson）所说的那样，施与就是得到，索求无度只会导致失去。

这句话提出了一个至关重要的观点，即服务他人，不需要繁重、不需要让人分心，也不需要让人心烦意乱，但必须是仁慈的。在理想的情况下，通过服务，使这种仁慈成为我们更深层次的一部分，融入我们的性格中。这就是印度伟大的精神领袖圣雄甘地所说的"找到自己的最佳方式，就是无私地为他人服务"。

最近有研究人员从神经科学的角度，对服务社会的行为，进行了研究。其中一位是史蒂夫·科尔（Steve Cole）博士。科尔告诉我，社会服务与生命的目的和意义联系在一起，而这三者在社会联系中都发挥着巨大的作用。但是，社会服务，可能是治愈孤独造成的创伤的最根本因素。

科尔指出，本质上，孤独造成的过度警觉，会导致人变得以自我为中心。严重孤独的人，会感到时时刻刻生活在威胁之中，以至于过度关注自身的情感安全，没有什么精力去同情和关心他人。

然而，科尔也指出："除了个人的健康和安全之外，我们还要看重很多东西。"这些关注点可能包括自然、艺术、政治或贫困。这些关注，让我们即使在感到孤独的时候，也愿意去当地的博物馆或食物银行做志愿者。"这就是为什么让深感受威胁的人，专注于他们所关心的事情，从神经生物学的角度来看，是一个非常有效的康复技巧。"

2016年，娜奥米·艾森伯格（Naomi Eisenberger）博士和其他研究人员发表报告，声称帮助他人的经历，能够降低大脑中主管压力和威胁中枢的活跃程度，包括杏仁核、背侧前扣带回皮层和前脑岛区。同时，在我们大脑中与照顾和奖励相关的部位（我们的腹侧纹状体和中隔区）的活跃度增加，这表明帮助他人会减轻我们的压力，甚至会增加幸福感。这就使服务他人，成为解决孤独和社交失联痛苦的重要解药。

2017年发表在《老年病医学杂志》（*Journal of Gerontology*）上的另一项研究也证实了这个结论。该研究比较了美国近6000名寡妇和已婚妇女的孤独率，数据显示，寡妇们普遍比已婚妇女更孤独，这也不足为奇。然而，有一个明显的例外：每周参加两个小时或更长时间志愿者服务的寡妇，其孤独程度，并不会高于参与同样时长志愿者服务的已婚妇女。这就意味着，帮助他人，有效地消除了因失去亲人而造成的孤独。

我们不应为此感到惊讶。因为帮助别人，的确让我们相信自己有能力、我们的人生有意义，而且通过将自己的价值延伸到他人身上，能使我们的行为更有意义。简而言之，帮助别人会让我们觉得自己很重要，而身为重要人物的感觉很好。

科尔说，我们提供什么具体类型的服务并不重要，重要的是我们一直在服务他人。如何帮助他人，没有"最好的"或"万能的"服务类型。服务的目标甚至不一定是人类。当我们感到孤独的时候，我们可能会因为害怕与人接触，而拒绝加入一个直接帮助贫困儿童或老年人的团体，但我们对动物的热爱，可能会让我们去动物救助收容所帮忙。我们对环境的关注，可能会激励我们加入到清理海滩或森林的团体中来。我们对文学的热爱，可能会吸引我们去公共图书馆，在那里我们可以帮忙整理图书。只要是发自内心的喜欢，并对个人的生活有意义，任何形式的服务都可以发挥巨大作用。

根据科尔的说法，当我们拥有强烈的生命目的感和意义时，"它就能改变大脑中两个强大系统之间的平衡——其中一个主管躲避危险或威胁，并以某种方式回应它；另一个鼓励积极参与寻求、发现和追求。"在激活之后，这个主管寻求、发现和追求的大脑系统，就可以压制威胁回避系统，从而形成的"治疗状态"，能帮助孤独患者将注意力从自己身上转移开来——这可能是一种巨大的解脱。

这种解脱反过来也会使我们能够更轻松地与其他同样在帮助或被帮助的人互动。这样一来，每个人都可以在朝着同一个目标共同努力的同时，获得一种共同的目的感和意义。当我们在图书馆或动物收容所与他人并肩工作时，我们就将在精神上和社会层面都形成这种相互依赖的关系。

这也是为什么志愿者组织、社会运动、团体以及像反累犯联盟等组织，创建的项目在帮助人们摆脱孤独方面，发挥着至关重要的作用。他们提供安全的机会，让组织的成员，在与他人建立联系的同时，重新点燃自身的意义、价值和目的感。

但是，仅仅关心一个问题或加入一个团体，是不够的。只有在我们与其他人一起，采取行动来实现共同的目标时，治疗的协同作用才会发生。史蒂夫表示，"加入一个组织的目标，不是认识其他人，至少这不是最初的主要目标。真正的目标，应该是找到人生的意义，并参与到比自己更重要的伟大事业中去。"

人类是社会性动物，在完全沉迷于自己的世界中时，我们的身体就会发出警报。所以当我们联合他人，一起完成一些积极的事情之后，大脑就会通过神经生物学的机制，给予奖励。换句话说，做好事会让我们产生美好的感受。

科尔强调说，这些行为并不会直接治愈孤独，但能够间接地产生效果："专注于一个目标或任务，可能有助于让孤独的人重新投入到某件事情中去，然后他们会真正地了解到其他人并不总是具有威胁性的。因此，他们可能会借此积累社会关系和社会资本，这将给他们提供康复所需的资源。"

史蒂夫的意思是，社会服务为那些孤独的人，提供了一扇回归正常社会生活的后门。虽然我发现我个人的亲身经历已经印证了这句话的真实性。但当我回过头来仔细思索，我意识到有一个著名的组织，已经运用这种治疗性的"后门"近一个世纪了。

戒除成瘾症

比尔·威尔逊（Bill Wilson），匿名戒酒协会（Alcoholics Anonymous）的共同创始人之一。他对社会服务在治疗戒酒会成员中作用的了解，与他对孤独和成瘾之间的关系那样清楚。这三者之间的联系，对所有的成瘾症都适用，无论是酗酒，还是阿片类药物成瘾、赌博、博彩和食物成瘾。而威尔逊，是把这三者联系在一起的先驱，他的目标是帮助酗酒者摆脱成瘾。

"几乎无一例外，"威尔逊写道，"酒鬼们都被孤独折磨着。"甚至在我们的酒瘾变重，人们开始将我们拒之门外之前，几乎所有酒精成瘾的人，都存在一种失去归属感的感觉。要么是因为个性害羞，不敢靠近别人；要么是倾向于成为人群的中心，渴望被人关注和陪伴，但从未得到过——至少在我们自己看来是这样。总有一种神秘的障碍导致我们无法获得预期的归属感，但我们既无法超越也无法理解它。

威尔逊个人的酒瘾经历，让他尤为明白这一点。戒酒几个月后，他突然想到，如果他要想保持清醒，他需要与其他也在戒酒的人建立联系——他需要一个能与他平等对话的人，尤其是当报复性酗酒的冲动再次出现时。这个人就是鲍勃医生，他也一直在与酒瘾做斗争。他们建立的关系，不仅激发了匿名戒酒协会的创立，也成了被称为"赞助人"的服务形式的基础。在这个制度里，酒鬼们将作为值得信赖的、恪守秘密的导师，帮助对方保持清醒。正如匿名戒酒协会在介绍赞助人制度的小册子中所描述的那样，"个人的经验告诉我们，当我们确保他人清醒时，我们自己也会变得更清醒！"

这句话表明，社会服务是一种双向的馈赠。赞助人"赞助"他们自己的清醒，利用自身所有的挣扎、胜利、策略和毅力来引导、鼓励和帮助他们的同伴，但这种服务并不是一种牺牲。实际上，这种服务能够同时强化赞助人和接受者的康复。这就是史蒂夫·科尔谈道"找到目标，并参与到比自己更重要的事情中去"时，要表达的意思。

当孤独在一个人的生活中留下一个痛苦的洞时，人们不仅试图通过暴力、毒品和酒精等不健康行为来填补，食物、性，甚至是工作也可以成为掩饰内心空虚的手段。通常情况下，这些麻痹的手段都与孤独有关，但有时也会以我们无法察觉的方式，联系和交织在一起，并对我们造成巨大的伤害。

布莱恩·罗宾逊（Bryan Robinson）博士是一位心理治疗师，对利用工作来逃避孤独，他有着亲身的研究和体验。通过自己的生活，数百次采访，以及著作《冷静一点：放下工作，开启生活》（*Chill: Turn Off Your Job and Turn On Your Life*）中对童年到工作狂的成年时期变化轨迹的剖析，布莱恩认定，在他自己和接受采访的所有人的故事中，孤独都扮演着重要的角色。

布莱恩的父亲是个酒鬼，并且在酗酒成瘾之后，一直没有得到帮助。布莱恩告诉我，在他小时候，他和兄弟姐妹们会在父亲回家时被打得措手不及，于是爆发混战。"当你还是个孩子，被那种压力轰炸的时候，你的身体根本就无法适应。你会变得高度警觉，战战兢兢地等着尘埃落定。当孤独袭来，有的人去喝酒，有的人去吃东西，有的人去工作，不管采用什么方式，他们都希望借此缓解孤独带来的焦虑。"

工作和承担家庭责任，成为布莱恩逃避孤独的两大秘诀。事实上，他把自己称为家庭的"大家长"。"在心理学上，我们将这种心态称为'孩子的亲职化'（即孩子承担起父母的角色和责任）。"他把照顾年幼的妹妹，当成了自己的责任。此外还需要完成家务，和做好自己的作业。"不停地忙碌给了我一种虚假的控制感和稳定感。"

他还记得自己编故事来安慰自己。那些故事都是关于深陷麻烦的孩子，而布莱恩则总是能够将他们从麻烦中解救出来。"这是我试图控制乱的一团糟的生活的方式。但绝不会承认自己的孤独！"

表面上看，年轻的布莱恩是个靠谱的人。他看起来非常有能力又很自信，并且超级上进。"但内心深处，我真正想做的，不过是控制自己的人生。但具有讽刺意味的是，不管你用什么应对机制，最后都是以失控作为结局。"

他所做的很多事情，看起来都像是在服务他人。高中时，他为教会的圣诞夜编写了剧本，自导自演，顺便设计和建造了整个舞台背景。"当然，最后身边所有人都会觉得你做得很好。他们拍着我的背，赞美我的成就。但实际上我的内心很受伤。"布莱恩并没有发自内心地提供这些服务，并促进人际关系，而是利用这些工作来拉开人际的距离，掩盖自己因缺失父母的爱和亲情而感到的孤独。然而，无止境的工作和因此得到的认可，并不能填补这种空虚，也不能让他更好地与他人交往。

这种模式一直延续到大学和研究生阶段，并一直延续到布莱恩的教授生涯，甚至在他找到了人生伴侣后，也是如此。"我没日没夜地工作，假期和周末也不休息。因为疯狂的工作，我没有任何朋友。而我的婚姻也因此岌岌可危；肠胃也出现了问题，但我真的不知道是怎么回事。"那是因为所有这些外在的标签，都在不断地告诉他，他是一个"成功者"，哪怕他自己已经感觉到了生活中情感的空缺。

他越是沉浸在自己的工作中，就越是避免去梳理那些对他的内心生活造成破坏的恐惧和焦虑，因为这是一个痛苦又漫长的过程。但想要恢复正常的人际关系，这项工作也是必须完成的。随着时间的推移，布莱恩刻意地切断了与他人的互动，不是因为他不喜欢别人的陪伴，而是因为"如果你不让别人走进你的内心，不让他人靠得太近，你的心就永远不会受伤。因此，孤独似乎成为避开伤害的有效办法。虽然它保护我们免受伤害，但也禁锢了我们。"

布莱恩回忆说，有一次全家一起去海边度假，为了不让家人抓到自己偷偷工作，他把工作文件藏了起来。"有时候藏在车子备用轮胎下面；有时候放在我的牛仔裤裤腿里，就像一个酒鬼偷偷摸摸地藏酒那样。当大家说，'我们一起去海滩上走走吧'，我就会伸出手假装打哈欠，假装自己累得不行了，并告诉他们我想要去睡觉，休息一会儿。等他们都走了，我就会拿出学校的项目文件，然后开始疯狂地工作，试图一下子完成项目。"

当然，布莱恩表示，不是所有的工作成瘾都这么疯狂。但有些社会文化，会非常推崇工作狂。例如在日本，工作狂的存在十分普遍，甚至有一个专门的词来形容这个群体，即"过劳死"（karōshi）。但是在美国，"因为我们的文化拒绝承认这种现象的存在，所以我们没有一个专门的词汇来形容它。"

布莱恩这种抗拒社会关系的心理，在陪同一位正在接受戒酒治疗的家人参加互助会议时，开始崩塌。"虽然不清楚自己的情况到底是怎么回事，但我开始意识到，我可能也存在成瘾的问题。"布莱恩后来加入了嗜酒者家庭互助会Al-Anon，这是一个帮助酗酒者的家人和朋友的支持团体。在那里，"十二步骤法"帮助布莱恩放弃了强迫性的控制欲望，直面自己的生活已经失控的事实，并对自己进行"剖析和坦诚的道德盘点"。

布莱恩说，"虽然在整个会议期间，我只是坐在那里聆听其他人的故事，以及他们如何应对。在结束会议并离开的时候，我发现自己获得了宁静而祥和的内心。"然后，布莱恩发现了工作狂匿名组织的聚会。它对会员提出的唯一要求，就是停止强迫性的工作。"然后我开始意识到，就像我的父亲利用酒精那样，我也在利用工作逃避现实的生活。"而他的做法，是在推开他最需要的亲人和朋友。

他开始练习瑜伽和正念冥想。"这让我跟深入地了解了自己的内心，并帮助我更深入地认识到自己一直在做什么，以及我可以如何改变。我以不同的方式认识了自己，这是一种更深入也更亲密联系的方式。"

布莱恩表示，审视自己的内心，不仅是忙碌的职业人士或孤独的大学生需要做的事情。如果无法关掉周围世界的噪声，重新审视自我、给自己充电并重新定位自己，同样让人心烦意乱的忙碌模式，也会影响到每个人。当布莱恩开始通过冥想，在生活中重新找回空间和时间，他发现自己也能更好地让周围的人走进自己生活和内心，并对自己的人际关系给予关注。"花时间与自己相处，与周围的人相处，开始给了我一些从未体验过的东西。"

布莱恩发现，他开始喜欢周六下午的休息时光。他会和喜欢种植兰花的丈夫一起打理花园。他还发现，自己对美和声音的鉴赏力得到了提升。他不再纠结于接下来要做的事情，而是学会专注于眼前的人。"我能够更好地活在当下，而这给我的身心带来了巨大的影响。"

布莱恩将这种关键的变化描述为"发自内心的由内而外的转变，而不是由外而内的压力所迫。"

这种改变带来的第一个，也是最显著的收获，就是婚姻状况的改善。布莱恩告诉我，早期的研究表明，工作成瘾会导致离婚率上升，而有工作成瘾的父母的孩子，更容易患焦虑和抑郁症。"当你患上工作成瘾时，你的工作任务就会成为人生中最重要的事情。而一段人际关系往往会被视为一种义务，"布莱恩表示。因此工作成瘾的人的配偶经常抱怨说会感到孤独和被伴侣忽视，也是可以理解的。因为维系婚姻的真实人际联系，已经被破坏了。

布莱恩还记得自己的丈夫曾"跪在地上求我花一点时间陪伴他。但我当时的想法是，你在干涉我，打扰我完成一生中一些最重要的事情。你怎么能这样不懂事？我既无法理解他的感受，也漠不关心。"

如今，转变后的布莱恩已经不再将工作当成人生最重要的事情。"我对所爱之人做出的承诺，才是最重要的。"

打破了工作成瘾与孤独之间的恶性循环，也给布莱恩带来了职业上的意外之喜。"奇怪的是，我越是放慢了脚步，越是意识到其他事情的重要性，越是花更多的时间去建设人际关系，我的工作效率反而越高，也越有成效。"就像是一个现代版的伊索语言，布莱恩的个人经历证明，在龟兔赛跑中，慢条斯理的乌龟，的确是最后的赢家。

但对布莱恩而言，最终的好处依然是个人的提升。"我变得更快乐，更有成就感。我依然很忙碌，但我学会享受工作的过程。工作对我来说，不再是笼罩在头顶的阴云，而是变成了我可以主导和掌控节奏的乐事。"

隐形的伤痛

我不禁注意到，所有这些孤独患者的故事中，很多人的孤独都是由童年时期的某种创伤造成的。家庭暴力、帮派暴力、谋杀、父母离异、被遗弃等，所有这些人生早期的苦痛，都让孩子们很难拥有快乐而健康的童年。这些早期的创伤，会留下永恒的伤疤，并导致严重的社交恐惧和焦虑。正如布莱恩所说的那样，被他人伤害的威胁，会在孩子们的内心形成一个充满孤独的监狱。

不幸的是，一个人早期的人际关系，可以而且应该成为其社会力量的基础。在一个理想的世界里，每个孩子都能够出生在一个可以提供足够的社会交往、指导和亲情的社会群体之中，让孩子在成长过程中拥有安全的身份和强烈的归属感。孩子们将有亲友和亲戚可以依靠，他们会关心和照顾孩子。从他们身上，孩子既能学到社会交往的价值，也能意识到社会交往的复杂性，学到如何形成强大而健康的友谊，如何培养信任，成长为一个可靠而有效的社会成员。但是正如我们已经看到的那样，这个世界并不完美，没有一个家庭或亲情关系，可以称得上是理想的。

公共卫生专家通常将童年时期发生的创伤性经历，称为"儿童期不良经历"（ACE）。这个术语包括身体、情感和性方面的虐待；身体/情感上的忽视；父母酗酒或遭受家庭暴力、家庭成员被关在监狱里，或被诊断出患有精神疾病；以及因父母离异、死亡或被遗弃而缺乏父母的关爱。

在缺乏充满关爱的人际关系作为缓冲的情况下，儿童期不良经历导致的高强度压力会对孩子正在发育的大脑结构和功能造成巨大的损害。这可能导致孩子的学习和行为出现问题。在生理上，它可能损害免疫力系统的发育和身体的成长，甚至在遗传层面上影响孩子。儿童期不良经历程度严重的孩子更容易成瘾、患抑郁症、出现自杀、心脏病、肺病和癌症等症状。他们也更难建立信任的人际关系，更容易产生孤独。

根据2018年《美国医学会小儿科期刊》（*JAMA Pediatrics*）对美国二十三个州的成年人进行的一项研究显示，60%的成年人在成长过程中至少有过一种儿童期不良经历，25%的成年人有过三种或更多的儿童期不良经历。他们可能拼命地想与人联系和被接受，但却做不到，因为生活让他们形成了害怕被别人利用或伤害的思维定式。"在与人交往的时候，他们总会专注于寻找任何微小的威胁迹象，"史蒂夫·科尔说。科尔让我意识到，存在情感层面创伤的人，往往会对威胁和拒绝更敏感。

那么，有什么解决办法呢？我们不能因为这些孩子是被虐待和忽视的受害者，就把他们排除在社会之外。

为什么有这么多的证据表明，早期创伤对孩子们的伤害是毁灭性的，但依然很多孩子却能逆天而上，成长为一个完整的、健康的成年人并拥有强大的、支持性的社会关系网络？

这两个迫切需要回答的问题，促使加州大学戴维斯分校教授埃米·韦纳（Emmy Werner）博士，于60多年前在夏威夷考艾岛发起了一项具有里程碑意义的长期研究，研究儿童的适应能力。

夏威夷因其棕榈树、原生态的海滩、温和的季风、芬芳的兰花和优雅的草裙舞者而闻名于世。但是，夏威夷的贫困率在美国排名第十三位，这就意味着其多种族的居民和美国其他各州的居民一样，经历着一系列的苦难。对于1955年开始研究的韦纳和她的团队来说，这项研究的好处是，他们可以很容易地识别和跟踪当年在考艾岛出生的所有698名儿童的健康和发育情况。他们将继续跟踪这些孩子，每隔一段时间就对他们的情况进行记录，直到他们四十岁。

使这项研究真正具有突破性的是，它最感兴趣的不是创伤和疾病等苦难，会随着受试者的年龄增长而造成的伤害，而是找出使这些孩子中的许多孩子，能够在困境中茁壮成长的力量之源。

被研究的考艾岛儿童中，近三分之一的孩子出生在贫困中，或面临着家庭不和、父母离异、药物滥用和精神疾病的家庭史等问题。同时存在四个或更多前述风险因素的孩子中，三分之二的人出现了严重的问题，如学习困难、行为问题和精神健康问题。但研究人员最密切关注的，是剩下三分之一的孩子。他们同样来自高风险组，但最终成长为"有能力、有信心、有爱心"的成年人。这些自强不息、在逆境中生长的孩子们，在四十岁之前，都结婚了，也拥有了自己的事业，他们中的很多人，也成为关爱家庭的父母。面对如此多的困难，是什么原因让他们如此坚韧？

答案是，童年时期最具有保护性的因素主要是社会性的。在婴儿时期能够与父母或主要照顾者建立联系的孩子，会首先拥有一个社会优势。而那些与家庭中替代父母角色的其他人，形成紧密联系的孩子，则拥有另一种社会优势。这些替代者可能是年长的兄弟姐妹、叔叔阿姨或祖父母；孩子只需要有一个人扮演这样的角色即可。因为最重要的是，这个代理了父母角色的人，既要有养育能力，又要有照顾孩子的时间，还要在感情上稳定和成熟。

随着年龄的增长，被代理角色培养出来的孩子们，学会了依靠值得信赖和信任的社区关系。他们向老师、牧师、邻居、教会成员或朋友的父母求助，在危机时刻，他们会"招揽"自己家庭之外有用的成年人，寻求情感上的支持和建议。到后来，他们还找到了真正关心和情绪稳定的伴侣，成为彼此的朋友和爱人，他们一起缔结了健康的婚姻，组成了健康的家庭。

韦纳称这群在逆境中表现出色的人是"脆弱但无敌的"。在这个群体中，女性的人数明显多于男性。她指出，被研究的女性能够"依靠更大的社会支持网络，来帮助应对生活中的压力事件和忧虑"。

这些关系，对减轻儿童期不良经历的负面影响的重要性，再怎么强调都不为过。在2012年的一次访谈中，当韦纳被问及归属感和依恋关系在这些孩子的成功中发挥了多大作用时，她明确指出了这一点，说："我认为这确实是最基本的东西，只有拥有这些，他们才可能建立其他一切。"而且建立这种依恋关系，不需要特殊的基因或特质。它需要的是人与人之间的联系和社会技能，而这些都可以通过分享爱和善意来学会。

在考艾岛开展的复原力的研究结果，后来也被其他研究证实了。如今，人们普遍认为，要预防和解决对儿童造成巨大损害的应激反应，最重要的一个方法就是建立健康的社会联系。

虽然创伤性的过去，可能令我们更容易遭遇糟糕的事情，但崩溃和毁灭不是唯一的结局。逆境并不意味着我们会被摧毁。韦纳的研究和其他人的工作告诉我们，我们可以成为彼此的救赎。正是通过彼此关心的人际联系，所有人都能找到治愈的方法和更好的前进道路。

菲利普在美国红十字会的会议上，通过一句格言，表达了他的见解：如果管好一个孩子，就不用去挽救一个成年人。在回顾了考艾岛的研究之后，再回头看这句话，我不禁想知道，如果我们能够大规模地引用韦纳的研究结果，会得到什么样的结果。这些已经成长为美国大哥和大姐的孩子们，为我们提供了一个振奋人心的答案。

作为美国历史最悠久、规模最大的青少年教育计划，**大哥哥大姐姐组织（BBBS）**于一个多世纪前的1904年成立，旨在通过指导，减少青少年犯罪并帮助孩子们开发潜能，规划未来。今天，该组织的愿景，是让所有的孩子，无论出生于什么背景，都能在生活中获得成功。他们通过将6—18岁的高危儿童（"Littles"）与成人志愿者（"Bigs"）结成对子，进行一对一的辅导，帮助孩子们获得成功。孩子们可以从五岁开始加入这个计划，并一直持续到成年，在此期间，他们将定期与指导者一起在他们选择的环境和活动中相处。

大哥哥大姐姐组织在2018年对匹配者的调查显示，高危儿童在以下七个方面都得到改善：父母的信任、对危险行为的态度、成绩、教育期望、完成学校作业的信心、同龄人的归属感和有特殊意义的成年人的存在。早前的一项对照研究发现，在与成人志愿者们一起生活了18个月后，与对照组相比，小孩子们较少使用非法药物、逃学或打人。他们也对自己的学业更有信心，与家人相处得更融洽。

这强有力地证明了一个成年人的关爱，给孩子带来的是翻天覆地的变化。一般来说，我们这些有幸拥有智慧和慈爱父母的人，能够正常地开展社交，应该感谢我们的父母。例如我的父母，不仅是我孤独时期的避难所，也是人生的导师和榜样，指引我如何建立自信、同情和慷慨的人际关系。然而，即使是最支持孩子的成年人，也无法抵御孩子在他们照看范围之外遭遇的社会创伤。当孩子们成为校园恶霸的受害者时，即使是享受了最多家庭宠爱的孩子也会遭受颠覆人生的冲击。

我之所以知道，是因为我曾是校园霸凌的受害者。

在我上中学的时候，我记得自己曾和班上的两个同学一起度过了8个星期的木工班。那是我人生中最漫长而难熬的一个半月。他们叫我"甘地"（绝对不是一种肯定和表扬），并不断地嘲笑我的印度血统和黝黑的肤色。这是我在七年级时最痛苦的经历之一，他们的霸凌让我不愿意去上木工课。那个带头欺负我的人，比他的同伴要更高大和强壮，他身上有一种受伤的气质，几乎没有什么其他朋友。现在回想起来，我怀疑那个跟班之所以跟着欺负我，是因为他很孤独。因为他肯定会认为，如果他不跟着欺负我，那个领头的人就不愿意跟他做朋友了。如果他拒绝了霸凌的行为，那么他就会被施暴者拒绝，并沦为被霸凌的对象。

这种心态，也印证了理查德·洛佩兹关于帮派中"虚假的爱"这一论述。他们对归属感的渴求如此强烈，以至于对被拒绝的恐惧，成为驱动群体暴行的强大力量。

但我自身的孤独，无疑也助长了霸凌者的气势。研究人员发现，霸凌者更喜欢挑选孤独的孩子作为受害者，因为后者不太可能有人维护。同时，被欺负的经历，只会让这些本就孤独的孩子更加恐惧，但我自己的孤独无疑也在这种动态中扮演了一个角色。研究人员发现，欺负人的目标是孤独的孩子，他们不太可能有维护者。同时，被欺负的经历会让孩子们更加恐惧，沉默寡言和孤独。

在2015年的一项关于孤独和欺凌的研究调查中，加州州立大学教授希琳·帕夫里（Shireen Pavri）博士发现了与史蒂夫·科尔描述的相同的恶性循环效应。"那些声称每周都会被欺负的男孩和女孩，产生孤独、无助、被抛弃等感觉的风险也最高。"更糟糕的是，这种循环似乎只会朝着恶化的方向发展，受欺负的孩子们会变得更加孤独。即便欺负行为停止，这种孤独并不会马上得到改善。这意味着，社会和情感的影响，可能会比实际的欺凌，持续的时间要长得多。帕夫里进一步描述了研究成果，称"在儿童时期被欺负的成年人，自尊心较低、情绪上的孤独较高、维持友谊的困难较大，且成年后继续被欺负的风险也更高。"

如果欺凌不常见，也没什么值得担忧的，但事实恰好相反。世界各地的欺凌事件的发生率和恶劣影响的程度，令人震惊。据美国国家教育统计中心（National Center for Education Statistics）的数据显示，2015年有21%的美国儿童表示，他们在学校曾被欺负过。世界卫生组织（World Health Organization）对28个国家的青少年进行的一项调查发现，在过去的三十天里，被欺负过的男孩和女孩的平均比例分别为18%和15%。学生被欺负的次数越多，他们的身体和心理的问题就越多，包括头痛、睡眠问题、紧张、孤独和被抛弃的感觉。

当然，不是每个欺凌的受害者都会存在永久性的创伤。那些拥有社交圈的男孩和女孩，即使是一个规模很小的社交圈，但只要包括真正支持他们的朋友，往往就可以从欺凌的逆境中反弹。对于受到欺凌的孩子和成年人来说，治疗孤独的最有力方法，就是参与社会活动，为他人服务。

戈切尔学院（Goucher College）的学生诺亚·布洛克（Noah Block）在14岁时意外地发现了这个解决的方法，当时他被要求选择一个社区服务项目作为作业的内容。那时候，诺亚已经遭受了多年的欺凌。"在小学的时候，"诺亚回忆说，"我唯一的朋友就是那些有特殊教育需要的孩子。在我九岁或十岁的时候，我早上不愿意起床去上学。最后，我跟妈妈说，我觉得自己不想活了。但我也仍想着尝试去寻求帮助。"

幸运的是，来自父母的坚定支持，帮助诺亚度过了那段黑暗的岁月。他的父母都是心理学家，能够理解他所经历的一切，并表达了真切的关注。当学校没有采取行动保护诺亚的时候，他的父母为他转学。他们充当了诺亚的盟友、倾诉的对象和社会导师。但仅凭他们的力量，依然无法治愈诺亚的孤独，也无法改变诺亚在学校的遭遇。当时的诺亚，没有指望社区服务能够改变他的生活。

但当诺亚在基督教青年会马林县青少年法庭（YMCA Marin County Youth Court）做志愿者时，他的生活开始改变了。马林县青少年法庭由基督教青年会（YMCA）的教化服务（Restorative Services）部门与高级法院系统共同管理。它是传统的青少年司法惩罚体系的替代方案，依靠非对抗性的、同伴对同伴的教化性实践。像诺亚这样的青年志愿者们担任陪审员、法警、辩护人和法官等角色。他们的当事人都是触犯了法律，并愿意接受惩罚的孩子。这些当事人的故事，让诺亚看到了他人的创伤和挣扎，他发现自己有时也能提供帮助。

其中一个小女孩，偷了一个百吉饼。"他们差点没有将这个案子移交给我们，因为被偷的百吉饼，不到一块钱。"诺亚告诉我，"但后来这个小女孩愿意敞开心扉跟我们交谈，我们才了解到她存在阿片类药物上瘾的症状，并且在家里遭受过性虐待。"

另一个女孩，因在商店为一个朋友偷窃婴儿奶粉和湿巾而被捕，因为她的朋友太穷，没钱给孩子买。"我们得以让她和她和她的朋友联系到了服务机构，获得了所需的帮助。"

青少年法庭的目标是让青少年远离监狱，让他们的生活和未来重新走上正轨。在社区服务的过程中，诺亚学会了首先告诉年轻的当事人，"第一步，总是要寻求帮助。能伸出援手的人就在那里。你只需要找到他们就可以了。"而这个项目教会了诺亚同样的道理。

"虽然我们有不同的人生经历，"诺亚告诉我，"但冥冥之中的缘分，让我们在青少年法庭相遇，让我们可以谈论自己的家庭生活、创伤等。我听到了发生在这些年轻人身上的故事，也遇到了热衷于解决这些问题的其他年轻人并一起工作。这是我在被欺负后，第一次有机会建立真实的朋友关系。"

孤独造成的一个后果，是深深的无助感和绝望感，而欺凌者们会加剧这种感受，他们会刻意让受害者感到自己的弱小和无价值。诺亚在青少年法庭服务时发现，自己的生活既有意义又有目的。他有能力去改变那些面临其他危险和挑战的同龄人的生活。通过与这些青少年同龄人建立联系、倾听他们的问题，想象自己身处他们的处境，诺亚意识到了这一点。他发现自己教化和指导他人的同情心和智慧，在这个过程中，他也获得了对自身问题的深刻见解。就像他能看到其他遭遇困难的孩子们的未来一样，他终于也能够确定自己想要的未来。

诺亚现在已经19岁了。他表示，在青少年法庭的工作，"从根本上改变了我作为一个人类的身份。"帮助他人，治愈了诺亚自身的问题。这个过程，让他感到自己的重要性，找到了在这个世界上的归属感。

从出生到死亡，我们都需要一种归属感，需要有人帮助我们学习、成长、疗伤和彼此服务。我们通过服务形成的纽带，不仅可以打破孤独的负面影响，还可以提供治疗创伤的良药，并为我们每个人提供生存所需的持久的安全感。

我的祖父就践行了这个道理。尽管生活在印度的一个小村子，过得很拮据，在我祖母因肺结核去世后，他独自抚养了六个孩子，但他仍然每年都要花时间从一个村子走到另一个村子去筹钱，为村里的孩子们筹建一个学生宿舍，让他们有一个读书的地方。他自己连小学都没读完，但他一直致力于帮助村里的下一代接受更好的教育。他的坚定信念是，我们与他人的缘分是珍贵的，而与之相伴的是相互帮助和服务的责任。这种信念不仅定义了他这个人，也给了他无穷的力量。

有时人们会说，他搞不清生活的重点。"你自己的孩子连饭都吃不饱，"别人会这么说，"而你却在外面四处奔波为别人的孩子筹钱。你有没有搞错？"

对此，祖父会简单而有力地回答："那些孩子也是我们的孩子。"

虽然我的祖父在我很小的时候就去世了，但我的父亲经常给我讲这个故事，我也把他那句温柔而有力的话语记在了心里。这些话，仍然是我所知道的关于"人际联系"的最好定义。

PART 2

构建紧密联系的生活

CHAPTER 6

由己及人的人际联系

最常见的绝望，是无法做自己。

——（丹麦）索伦·克尔凯戈尔

欲要爱人，先得爱己。

——弗雷德·罗杰斯

《你很特别：来自罗杰斯先生的睦邻友好的智慧箴言》

当赛琳娜·卞（Serena Bian）来到她的寝室的那一刻——整个房间空荡荡的，除了前一年住在这里的人留下的纸屑和被褥，什么都没剩下——她感到一种深深的不安。作为宾夕法尼亚大学的一年级新生，她以前从未来过费城，也不认识这里的任何人，更怀疑自己有没有能力去结交当地的朋友。当这些念头纷纷扰扰地从脑海中闪过时，赛琳娜觉得自己好像失去了自我。六年后，当她回忆起那一刻的感受时，这段记忆仍让她不寒而栗。

赛琳娜的经历，是她人生第一次品尝到孤独的滋味。而她的反应，就像约翰博士在20年前发现的那样，就像那些被抛弃在荒原上的原始人类那样，她的身体也闪现了警告的信号。与落单的原始人一样，赛琳娜也与自己的族人分离了，身处在一个全然陌生的环境，且即将遇到的人可能会带来危险。所以她也

由己及人的人际联系

同样都需要提高警惕、保持高度警觉，并尽快找到自己的族人。不幸的是，赛琳娜的族人在几百里之外，她不知道如何填补这个空缺。

赛琳娜出生并成长于密歇根州的郊区，父母是20世纪70年代离开中国前往美国寻找机会的移民。身高1.7米，不时在沉思的表情中迸发出一个灿烂的笑容，成年后的赛琳娜是一个安静、坚强而快乐的女性。在第一次见到她时，我就知道，虽然说话的声音很温柔，音调很柔和，但这个年轻的女性，充满了好奇心、理想主义和对人性的强烈信念。赛琳娜告诉我，"在一个以白人为主的环境中，作为唯一的亚裔美国人，我很早就学会了如何应对文化不同带来的孤立感。"移民的身份，并没有让她的童年变得灰暗，相反的是，她有很多兴趣爱好。她认为自己在那个规模不大的私立小学里，还挺出名的。十几岁时，她开始对可持续发展和保护环境产生了极大的兴趣。"我成为一名养蜂人，交到了一些很棒的朋友，学校里的老师也对我非常信任和友好。"而且，她也找到了自己的初恋。

乐观坚强的赛琳娜，在刚到大学的时候，也和许多新生一样，一筹莫展。在离家上学前不久，她和男友分手了。所以刚来到这个陌生的校园时，心痛、思乡之情和震惊于这种突然举目无亲的转变，让她不知所措。"我怎么会想到要离开自己花了十八年时间精心构建的舒适生活，来到这个全然陌生地方重新开始呢？"

但她没想到的是，被她抛在身后的，不仅是熟悉的生活，还包括她的自我认同——她的身份。和我们大多数人一样，赛琳娜的自我认同，也是在童年时期的家庭、朋友、学校和邻居构成的"部落"中定义的。她从未尝试过脱离这些关系或归属感来定义自己。所以当她突然间孤身一人进入大学这个完全不同的环境时，所有帮助她看清自己和定义自己的标志都消失了。突然间，她觉得自己不仅在别人的眼中是隐形人，她眼中的自我也消失了。

在新生迎接会上，有人告诉赛琳娜，在宾夕法尼亚州立大学的第一周，将是"你人生中最美好的一周"，因为从日落到天明，校园里的派对从不停歇，然而这并没有舒缓赛琳娜的焦虑。因为对赛琳娜而言，这种认识数百名新生的"机会"，无疑等于强制要求她迅速投入到全新大学生活中的最后通牒。

　　虽然天生性格内向，但赛琳娜还是努力尝试去适应。有两个晚上，她鼓起勇气参加了迎新排队，最后却跟一群陌生人喝得酩酊大醉。在迎新周的最后一个晚上，恰好是她十八岁的生日。她发现自己跟一个"根本不认识的陌生男子走在一起，莫名其妙地就相互勾搭上，然后约定要去他家过夜。但在我抵达他房间的一瞬间，我突然意识到这完全不是我的风格。我告诉他我想回去了。幸亏他是个好人，愿意放我走，还把我送回了宿舍。"

　　幸亏这次与陌生男子的邂逅最终只是调调情，没有发生更糟糕的事情。但赛琳娜却因此被严重的自我怀疑和焦虑情绪击倒了。她是选错了大学，还是她自己出了什么问题？她是应该努力改变自己适应学校的文化，还是应该保持自我，保持警惕和防备？更糟糕的是，她没有找到值得信任的人，倾诉自己的恐惧和不安。因为其他人看起来都十分享受这种狂欢，孤独使她扭曲了对他人和自己的看法，既不信任自己，也无法信任他人。

　　"没有人会告诉你大学第一年有多难熬，"在我们谈话时，赛琳娜说。"当你人生中第一次背井离乡的时候，期待平稳的过渡是不切实际的。"不过，当你第一次需要以个体的身份，去迎接更广阔的世界时，却不知道自己作为一个独立个体的身份和定位，才是真正的问题所在。

　　如果当时的赛琳娜，能意识到有多少大学生存在同样的感觉就好了。超过60%的新生报告说，在新入学的一年内，他们感到非常孤独，近30%的新生在入学的两周内感到非常孤独。加州大学戴维斯分校2019年的一项调查显示，过半数的大学新生认为，交朋友比他们预期的更难。

　　对于赛琳娜来说，宾夕法尼亚州立大学的庞大规模，成为适应大学生活的另一个巨大障碍。这个大学就像是费城的一个城中城。庞大的学生群体，让赛琳娜感到自己是人群中一个无足轻重的存在。"学校里有那么多的学生，需要完成类似的目标或任务，实际上产生了一种群体心态。你要做的，就是埋下头，随大溜，保持自己不落伍。如果你被甩在后面，大多数时候也无人关注。班上的学生太多，想要和老师们建立私交关系也变得更加困难。"

最初的几个星期，赛琳娜会在课间休息时躲到厕所里哭。下课后，其他同学在商量午餐计划时，她也懒得加入。"似乎每当我不刻意安排与其他人的相处时间时，我会感到孤独和被冷落。然而，每当我试图加入他人的聚会时，大家的互动也会有一种不可思议的浅薄感。我们会聊社团生活（Greek life①）、聚会、对学分和成绩的焦虑，等等。"但这些对话，依然与赛琳娜在高中时期与朋友们的深度对话不同。老朋友们了解赛琳娜，赛琳娜也了解他们。这种发自内心的理解，赛琳娜还没有在费城的同学们身上获得。

"我似乎完全是个局外人。我会听到同学们成群结队地离开宿舍，去参加另一个聚会，而我则躺在床上看奈飞的电视剧。我觉得自己就像是个隐形人。"

随着时间的推移，赛琳娜的孤独发生了变化，但却没有任何好转。"我一直都很忙，要么在上课，要么在申请加入新的社团，要么去参加各种演讲小组或会议的活动，要么就是在图书馆或咖啡馆做作业。因为这些学习任务和课外活动把日程塞得满满当当，我在一定程度上转移了自己的注意力，暂时忘却了孤独，但这种保持忙碌的状态，实际上是一种病态的偏执。"赛琳娜的说法，呼应了布莱恩·罗宾逊对工作成瘾的描述。

但她还是没有什么朋友，而且由于宾大的社团竞争激烈，很少有大一新生会被接纳。赛琳娜也被拒绝了。现在，大学成了孤独和被拒绝的代名词。"我觉得很迷茫，对生活中的一切感到深深的迷惑。"

赛琳娜的孤独常常伴随着自责和自我批评。"我在这些人中找不到自己的位置，所以一定是我的错，或者说我有问题。"但是，研究再次证明，赛琳娜不是个例。在加州大学戴维斯分校的调查中，有四分之三的大学生，在大一的时候发现很难交到朋友，他们告诉研究人员，他们总觉得别人交朋友比自己容易。

---

① Greek life是美国大学最有特色的学生社团，其实也就是大家都听说过但并没有进一步接触到的兄弟会、姐妹会（fraternity, sorority）。兄弟会、姐妹会还分很多小社团，这些社团的名字通常由1—3个希腊字母组成，因此又叫希腊社团。这种希腊生活是西方的文化，国内大学生与此无缘。透过希腊生活，学生可以和"兄弟姐妹"们建立深厚的友谊、在学校或社区活动中帮忙，为学校的球队打气加油，增添对学校的归属感。

这就是孤独造成负面影响的方式，它加剧了个体的隔离感，并扭曲了自我意识。

放寒假回到家之后，赛琳娜与高中时的老师见了面。老师立刻注意到赛琳娜死气沉沉的声音和黯淡无神的眼睛，她俯身问赛琳娜，"赛琳娜，你是不是得了抑郁症？"

"我当时就意识到我可能真的抑郁了。而诱发抑郁症的主要原因，是孤独。"

她不再为可持续的活动和养蜂感到兴奋；不再有认识任何新朋友的欲望；失去了对所有曾经无比热爱事物的激情；不知道自己为什么有存在的必要，也失去了生命的意义。就好像她已经不再属于自己，或属于任何人。

赛琳娜坐下来与父母认真地考虑转学的可能性。在这一点上，赛琳娜又代表了与她同辈的大多数。孤独和抑郁，是导致大学生中途辍学的两大因素。例如，在2014年整个华盛顿地区转学或辍学的学生中，41%的学生表示，"感觉被社会隔绝或孤独"是他们做出决定的一个关键原因。

但赛琳娜最终决定留在宾大，并决定在春季学期开始后接受治疗。她买了一辆自行车，经常骑车去艺术博物馆和河边散心，做一些能够带给她快乐的事情，做一些能够提醒她所关注事物的事情。这让她重新找回了自我，但在与他人交往时，她仍然会感到失落和迟疑。"我觉得哪天我毕业离开这里，再也不回来了，不会有人想念我，我也不会想念这里的任何人。"

但在接下来的暑假里，一切都改变了。暑假回家之后，赛琳娜在一个城市农场找到了一份暑假工。在那里她可以做自己最喜欢的事情，还报名参加了为期一个月的瑜伽教师培训。赛琳娜将这段经历总结为"变革性的。"

"与其说是瑜伽治愈了我，还不如说是瑜伽班的同学们。"班上的十五名同学，来自各个不同的人生阶段和背景。他们中有祖母，也有初为人父的人，有在职妈妈，也有研究生，还有一对专门从夏威夷飞过来参加这次培训的夫妇。他们都是陌生人，但瑜伽班却让他们之间的联系变得更加紧密。

赛琳娜说，瑜伽班的培训文化，与大学里的完全不同。它是安全的、温暖的、有耐心的和欢迎的。"我们不会迅速地评判他人，而是花时间去了解彼此的故事。

我从这个团体中其他人的故事中了解到，在人生的各个阶段，我们都在经历着自己的挣扎。我了解到，虽然有些人表面看起来一切尽在掌控，但事实可能并非如此。"

这些培训的项目，将所有这些参与者团结在一起，围绕一套共同的价值观，例如善良和诚实，练习瑜伽等对每个人来说都至关重要的活动。这样一来，这个群体就能够反应赛琳娜的自我意识，强化她的归属感。但是，这些新的关系，与赛琳娜花了十几年时间建立的亲密朋友关系也不一样。在这里，她是一个陌生而独特的个体，而其他人对她来说，也同样陌生而独特。每个人都必须以自我的意识为主导，找到自己融入这个群体的方式。而正是这个过程，让赛琳娜找到了她在大学校园里缺失的内心的平衡和坚定的信念。

赛琳娜意识到，整个瑜伽班体现出来的共同脆弱性，也成为主要的力量来源。人们不仅可以开放和坦诚地分享自己的故事，还被鼓励分享和面对他们最真实的感受和恐惧。"我重新意识到，揭示共同人性能够带来的治愈力量。"

在这个过程中，赛琳娜学会了欣赏自己身上的弱点，对自己更加开放、接纳和宽容。她不仅恢复了对自我真正价值观和核心身份的认识，而且还能通过与他人的交往和人际关系，来投射和尊重这种身份。她找到了被关注和踏实的感觉，也找回了整个大一学年失去的自信。

"大二学期开始时，我决定要在学校里结交更多的朋友。"赛琳娜说。

一开始，她只敢小心翼翼地尝试邀请个别同学出去喝咖啡。但在交谈时，赛琳娜不满足于流于表面的闲聊，她决定坦诚地讲述自己大一时候的孤独受。让她惊讶的是，几乎每个人都表示自己也经历过某种形式的孤独。"即使是那些看起来特别受欢迎，在脸书上有无数的朋友，或在Instagram上有成千上万粉丝的人，也是如此！"

这个发现激起了赛琳娜的浓厚兴趣，于是她开展了一项关于大学经历的匿名调查，并随机发给了72个宾夕法尼亚州立大学的学生。"我惊讶于有那么多的受访者表示，他们最希望在宾夕法尼亚州立大学获得的东西，是'更深入/真实的对话和友谊'。"

同时，赛琳娜对物理空间和建筑，对人与人之间的互动和文化变化的影响，产生了兴趣。她注意到，宾夕法尼亚州立大学校园里的所有空间，似乎都在提倡一种竞争的文化。"也就是说，不管你在宾夕法尼亚大学校园里的哪个地方，你感受到的主流文化都是竞争、忙碌和社会等级制度。"她想知道，是否有可能创造一个"为人与人之间的深度互动，而提供最佳条件的物理空间"。在她的构想中，在这样的空间里，人们可以像她的瑜伽班同学那样进行互动。他们会感觉到自由和安全，可以展示真实的自我，分享个人的激情和关注点，并"做一个真实的人"。他们会用真正的同情心和仁慈来对待他人，因为这是他们期望获得的对待方式。他们的交流会包含深刻的思想和真挚的感情，而不是流于表面的敷衍。换句话说，他们会由内而外发自内心地交往和互动，而不是由外而内地敷衍相处。

为了验证自己的想法，赛琳娜在校外租了一个爱彼迎空间，并邀请了一群相互不认识的宾夕法尼亚州的学生，在一起度过一个私人谈话和讲故事的夜晚。她将其称为"私人空间的聚会"。

"我真的就是随便在路上找人。问他们有没有兴趣和其他一群学生一起，花上几个小时的时间，互相认识并进行有意义的对话。"与赛琳娜一样，大多数受邀者都表达了对开放和诚实对话的渴望。

第一次的聚会，邀请到了二十个来自不同年级、不同班级和不同社会背景的学生。因为不希望闲聊或分心打乱这次的体验，赛琳娜要求每个人在进门的时候把手机上交。然后请他们安静地坐着，等所有人到齐。"我们做了一个尝试，先请大家互相对视三分钟，然后再开始一系列的自我介绍。我们不需要刻板的信息陈述，而是更多地鼓励分享个人的故事。例如，在你的生活中，你在哪些方面特别成功，以及在哪些地方你遭遇了困难，等等。"然后，在接下来的三个小时里，所有的参与者都分享了个人的经历，对校园社会生活的看法，以及他们的热爱和恐惧。"在活动结束时，整个房间里充满了激励和希望的情绪。"赛琳娜回忆说。

为什么短短三个小时的交流，就能够让一群陌生人感觉到如此紧密的联系？赛琳娜认为，关键原因是她创造了一个空间，让人们可以抛开任何先入为主的社会期望，坦诚地分享自己的故事，而不用担心受到批评。"我们每个人都有恐惧、有愿望、有希望。我们个人所经历的孤独、焦虑、忧虑、抑郁等事情，比我们想象的要常见得多。"

第一次的私人空间聚会非常成功。于是赛琳娜开始每隔几周，就邀请新的同学来参与。她的目标，不是让每个参加活动的人都成为好友，而是唤醒他们身上共同的人性，也想激励他们在回到校园后，以更多的仁慈和同情心对待其他学生。她想调整宾夕法尼亚州立大学的校园文化的价值体系，每次通过一个故事，来一点一滴地实现转变。

她也想抛弃自己既定的判断，因为这误导了她整个大一学年。"我必须要转变自己的心态，相信所有人都是好人，相信每个人都在经历某种斗争。我们都在努力想办法解决问题。我必须要面对一个事实，即我不可能克隆高中时期的友谊，并学会珍惜每一段人际关系的独特性。"

这种转变也帮助她欣赏到了自己的新转变。"我变得更开放了，对别人也超级好奇！"

赛琳娜开始寻找那些和她一样渴望更深入、更真实的人脉关系的人。她在大二的时候认识了一些最亲密的朋友，到了大三学期伊始，她在自己的人脉圈里感受到了真正的归属感。她告诉我，她在私人空间聚会中结识了一些亲密的朋友，但不是直接在聚会上成为挚友。"私人空间聚会让我在不经意间认识了更多人，然后逐渐地把他们变成可以信任的知己，因为几个小时的深入交流，让我有机会深入了解他们。"换句话说，这些坦诚的对话，使我们更容易结识熟人，也更容易建立持久的友谊。这些建立和加强友谊的技能，还延伸到了聚会之外的场合。

对赛琳娜来说，从中收获的经验是，不是所有人都需要成为最好的朋友，而是我们确实需要发展一种文化，鼓励所有人表达和分享真实的人性。而做到这一点的一个方法，就是通过直接的面对面的对话。所以，赛琳娜创造的文化大多需要在线下进行。

"每次聚会结束后，我都会要求每位参与者推荐一位朋友参加下一次的聚会，并请他们尽量推荐与自己不同类型的人。"事实证明，人们对人际关系的渴求是如此强烈，聚会几乎完全不需要宣传，仅凭借口口相传的口碑，就吸引了无数人。赛琳娜毕业时，她已经举办了四十五次私人空间聚会，并为同学们制作了一本操作手册，让他们自己组织和参与类似的聚会。

宾夕法尼亚大学的学生健康交流协调员本·伯尔尼可（Ben Bolnick）参加了一个晚上的私人空间聚会，并在会后向《宾夕法尼亚日报》承认，赛琳娜创办的私人空间聚会，填补了一个重要的空白。伯尔尼可表示，"所有的人都需要的反思、讨论，以及和其他人类一起，去琢磨思想、概念和斗争。而有时候，我们往往缺乏这样的交流机会"。

与己为友

是什么原因让赛琳娜最终能够摆脱孤独？支持她的父母、家乡的朋友和瑜伽社区当然发挥了重要作用。但我相信，最重要的因素，依然是她在那个关键的夏天，与自己重新建立起了联系。这种坚定的内心联系，给了她建立新的关系的勇气，实现了从内而外的转变。

赛琳娜回归自我的旅程，让我想起了神学家托马斯·默顿（Thomas Merton）在1960年出版的《沙漠的智慧》（*The Wisdom of the Desert*）一书中的一段话："如果我们不能越过将我们与自己分开的深渊，那么我们驶向月球又能得到什么呢？找寻自我，是所有的探索之旅中最重要的目标。没有它，其他的一切航行不仅毫无用处，而且是灾难性的。"

默顿的真知灼见，呼应了赛琳娜对失去自我时的评论，"我觉得自己像个隐形人。"当我们感到与社会脱节的时候，我们往往会觉得自己是不为人知的存在。正如阿米·露嘉治（Ami Rokach）所观察到的那样，就好像我们在周围的世界中隐形了一样。但问题不仅在于别人无法准确地看到我们，孤独的迷雾也模糊了我们内心的镜子。它掩盖了我们内心的力量，也掩盖了我们可以贡献的价值，掩盖了我们自己生命的意义，掩盖了快乐和奇迹的源泉，而这些快乐和奇迹，通常会让我们感觉到与周围的环境产生联系。这种盲目性会导致我们偏离人生的方向，忘记了我们所爱的生活，忽略了我们也应该以同情和理解的心态，去接纳和善待自己。

有时候，就像赛琳娜的情况一样，周围环境的突然变化会导致这种脱节。在高中的积极经历中，赛琳娜认为自己是一个安静、好奇、富有想象力的思考者和自然主义者，并因此被人熟知和欣赏。但宾夕法尼亚大学的同学们，可能需要一段时间，才能了解她个人的热情和关注点。随着时间的推移，她最终或许会发现，校园里充满了与她的同好之人，但一开始无法适应不熟悉的人的情况，让她觉得自己对其他人来说是隐形的，而在他人看来，赛琳娜也看不到他们的存在。当我们很多人在去新的学校上学，或开始新工作，或搬到一个陌生的地区或国家时，都会经历类似的深渊，尤其是当我们害怕因为自己的长相、声音或行为与周围的文化不同而被人评判。如果我们非常孤独和恐惧，以至于在这些新的环境中无法与他人寻求共同点，那么文化冲击感会让我们有深刻的疏离感。

但是，即使没有这种外部的错位，我们内在的变化，也可能会导致与社会脱节。因为我们的环境总是会随着时间的推移而变化。我们会变老，或许会频繁地更换职业和朋友，我们的经历和遇到的人，改变了我们对自己和世界的先入为主的观念。同时，我们中的许多人也在不断地寻求"改进"或"重塑"自己。这种变化大部分是自然的、必要的、健康的。我们努力学习、成长、拓展我们的技能、增加自身的知识和深化自我认识。这是一个重要的、终身的过程。然而，在这个过程中，外部的影响会不断地逼迫我们，以不自然或不健康的方式去改变。

这些外部影响会渗透和扭曲我们的内部决策。

现代社会用财富、名声和完美的身材等理想化的状态，轮番轰炸我们的认知，这些理想对我们大多数人来说，是不可能实现的，也不一定是可取的，但却被人当成诱饵来利用，以牟取商业暴利。关于这些诱惑的大多数表述都是不现实的，而如果我们被蛊惑并高估了自己在物质和外貌层面的目标，那么我们就有可能在虚幻的追逐过程中，失去对我们而言真正重要的目标。我们也可能会因此失去使我们的生活有了深度和意义的友谊和追求，就像我的病人詹姆斯，这位彩票中奖者，在一夜暴富之后发现的那样。

在这样一个媒体驱动的世界中，一些最有害的虚幻理想状态，是在社交层面。我们的社交媒体会让我们所有人产生一种错觉，即高质量的社交生活，就必须要拥有数百个在线的朋友和粉丝，以及满满当当的约会、旅行和聚会时间表。如果我们真的更喜欢周五的晚上一个人待在家里，这种完美的假象所造成的压力，会让我们感到格格不入。

而且，我们这个社会也提倡一些激励野心的规范，并暗示我们，越是评判自己，就越有动力去更奋进，就会变得越好。这个自我批判与孤独造成的过度警觉结合，就极有可能造成巨大的损害。当我们感到孤独时，就可能会像赛琳娜那样责备自己，鞭挞自己去奋进，并为了"不失败"而隐藏真实的自己，戴上面具去生活。在这个过程中，自身的弱点往往被放大，而优点被贬低，导致我们不相信自己的本身的能力。

这种批判可能会表现为对自己的恶言恶语或自我贬低。尤其是在承受巨大压力时，我们可能会对自己说一些绝对不会对其他人说的恶毒话。例如，在一次失败的约会之后，你会给自己加油打气，还是更可能诅咒自己的失败？如果你长了几斤肥肉，你会承诺去改善饮食结构，去进行更多的锻炼，还是会谴责自己的身材和性格？

美国社会这种根深蒂固的竞争要求，以及能力和收获无法匹配的价值体系，也会激化个人对自己的负面评价。我曾在并肩作战的医学战友身上看到过这一点。在我实习的时候，有一天，一个一起实习的女生在走进房间准备参加小组讨论的时候，沮丧地把她手中的文件丢在桌子上。"我觉得我真的好失败，"她说，显然是在贬低她自己，"在上午的病例讨论例会上，我从来都不是第一个给出诊断书的人。我也不能像其他一起实习的医生那样，把所有的临床症状讲出来，我唯一能做的，就是跟病人待在一起，让他们感觉不那么难过。"这位医生朋友，在校期间和在实习期间，展露了极高的医学天赋。但因为在一个高度竞争的机制中工作，在一个更崇尚科学事实和知识储备的体制里，她所具备的同情心没有得到应有的认可。医学院的师生，并不会因为他们对病人很好，能够照顾病人的身体和情感层面的需求，就能够得到晋升。更多的时候，只有发表研究论文或给学校拉来赞助才能得到认可。实验室里的医学新发现，比人类最需要的同理心和同情心更重要。这导致我的朋友认为自己没有能力，并低估了她自己作为一个伟大的治疗者所具备的同理心天赋不屑一顾。因为她身处的职业机制忽略了这种天赋，导致她自己也开始忽略了自己最热爱的医学中最需要的东西。在这个过程中，她也低估了自己的价值。

一旦我们失去了内心的目标和方向，我们情感层面的踏实感和身份认同也将随之动摇。在理智层面，我们可能知道自己的价值，知道自己能够给别人的生活带来光明，但情感上，我们很难忽视那些宣扬我们应该成为另一种人的干扰信息。

然而，我们中的许多人，就会像赛琳娜那样，试图通过假装成另外一种人，来跳过这个缺口。我们可能会模仿从他人身上观察到的行为，并假装快乐而忙碌。或者，我们可能会假装高高在上、自信满满、自给自足，以至于我们不需要或不在乎有没有人际联系。这种假装的姿态，可能是全天候的，也可能是暂时性的。例如，我们在家里或与为数不多的几个亲密朋友一起的时候，可以卸下伪装，做真实的自己，但在走出家门的时候，我们就要戴上伪装的面具，演出另外一种姿态和人生。我们或许可以坚持几个月，甚至几年，但这种虚伪的假装，是很疲惫的，而且在伪装的过程中形成的人际关系，难免会令人失望。所以，即使我们过上了其他人眼中"正常"的社交生活，孤独隐藏在我们的面具之后，如影随形。

对赛琳娜而言，大一时期的情绪波动和为了分散注意力而保持的"忙碌"状态，只会使她更加无法展现出在老家时的个人品质。她在老家展现的温暖、幽默、创造力和慷慨的品质，让她感到自己是个真实的人类并体现自我的价值。高中时期真实而自然的人际关系，让她能够自然而然地展现出这些特质，并在这个过程中，增强她自身的自尊心，深化她的自我认识。但她还没有学会的是，如何内化这种来自朋友的支持，通过与自己成为朋友，来强化积极社交关系的影响，并体现自我的特质。

想要在纷乱繁杂的现代社会中独立地生活，我们都需要学会用善意、鼓励和坦诚的态度对待自己，就像我们对待自己的好友那样。在困境中为自己加油鼓劲；在压力来袭时去散步解压；当觉得要感冒了就告诉自己早点睡觉，所有这些其实都是在善待自己。从爱我们的人身上，我们能够汲取这些令人舒缓、充满鼓励和支持的信息，然后将这些信息传递给自己。这种建设性的自我对话，能够提醒我们，我们是谁，我们爱什么，我们需要珍惜什么，以及为什么我们需要继续不停地向前发展——我们成为自己最亲密的朋友。但是，要养成对自己有同情心的习惯，需要很长的时间和坚持不懈的练习。当身边都是亲密的朋友时，赛琳娜不需要这种内心的自我支持，所以当她进入陌生的大学校园，没有人再提醒她自身的重要性时，她就陷入了自我认同的挣扎。就像很久没有得到锻炼的肌肉会虚弱那样，赛琳娜在情感层面的力量和动力也很难发挥作用。因此在宾夕法尼亚大学的第一个学期结束时，她的孤独让她疏远了自己。

但接下来那个神奇的暑假，让她找回了自己，重新燃起了她对独自种植和养蜂的热爱。家乡安全的环境和瑜伽团体中舒缓的步调，让她能够进行反思，并学会以一种诚实而有意义的方式，结交新朋友。这一段经历使她意识到，与那些能够接受和反映最真实和完整的她的人在一起，是多么有成就感。她在大一的时候，展示出反社会倾向和尴尬的行为，这是因为她试图在校园里伪装成另外一个人，并因此遭受了巨大的压力。此外，在人生重大转折期出现一点自我怀疑是正常的，但绝不意味着她做错了，也不代表着她会因此而崩溃。但是，瑜伽班的朋友们让她意识到，自己身上具备的特质以及她最重视的东西是什么。

当赛琳娜重新找回那些赋予她生活的方向和目标的兴趣、激情和价值观时，她开始感到脚踏实地，重新找回了自信。她不再依赖家人和儿时的朋友来展示真实的自我。诚然，她依然与他们保持着深深的联系，但她也能够独立地看到自己是一个有价值的个体。在这个过程中，她再次确认了自己是一个值得结交的人，从而形成了一个正向反馈的循环，使她能够与自己成为朋友。

她终于能够从一个朋友的角度，看到自己对可持续发展的热情，对形成深刻而重要的人际关系的渴望，对环境和社会行为之间的相互作用的迷恋，所有这些都赋予了她生命的价值，也表明还有很多东西去等待她发现。和我们所有人一样，她也是一个正在不断探索和发展的个体，在这个过程中，她必定会犯下很多错误，但一定也能够从这些错误中汲取经验教训，并最终取得成功。

在瑜伽培训班的同学身上，赛琳娜发现了所有人共同的脆弱，并意识到没有人是完美无缺的，也没有人能够完美地满足他人的期望。每个人都有缺点，也都会遭受失败。克服困难的关键在于，学会同情并获得他人的理解，而不是因为挫折而感到愤怒或怨恨。这种全新的见解，假设对自己更深入的认识，赛琳娜能够更善待自己和他人，努力去找寻友谊，而不是因恐惧而自我封闭。这让她有勇气回到学校之后，改变那些给她带来痛苦的因素。而这一切，在她面对成人生活中不可避免的变化和不确定的时候，依然让她觉得脚踏实地，心中有底。

自我认识

"认识你自己"这句话被刻在古希腊德尔斐阿波罗神庙的入口处和古埃及石棺上。在《新约》中，这个忠告以寓言的形式出现，被基督徒认为是耶稣的最有影响力的教义之一。在寓言《山上的布道》中，耶稣说，"人不要点燃蜡烛后，把它放在烛台下，而是应放在烛台上，这样它的光就能照亮屋里所有的人。"

现代人应该如何理解这些暗喻呢？首先，最重要的是，相较于与他人的联系，认识自己看起来更具挑战性，也更重要。事实上，获得对他人的洞察力和了解往往比了解自己更容易。这是因为认识，要求一定程度的客观性，而当我们自身作为被观察的对象时，就很难保证这种客观性。认识自我，是一个持续一生的事情，因为深入地审视自身的行为，本身就能够带来洞察力，而洞察力又能够反过来影响我们想要成为什么样的人。

为了开始更好地了解自己，我们采用旁观者的视角，向自己提出一些问题，这些问题可以揭示出我们的价值所在，以及我们为什么要对世界和他人做出特定的反应，例如你最喜欢做什么，为什么？你最害怕做什么？你是如何应对压力的？你最感激的是什么？你最渴望的是什么？我们需要审视自己的个性，意识到自身的特质和倾向，与他人的不同、可能相互冲突或互补。我们还需要认识到，每个人在焦虑、社交需求、情绪化方面的程度和要求都不同。要了解自身的信念和兴趣有意义，我们就需要了解周围的文化态度，这样才能评估什么对我们来说是"真实的"，而什么是条件反射地从别人那里接受的。这些只是自我的几个方面，但它们已经使自我意识变得难以捉摸。

没有人天生就有自知之明，这种洞察力也不是一夜之间就能获得的。大多数人会在人生的关键阶段，如青春期和成年后的早期，对自己有更多的了解，因为这时个体性格的各个方面，都会在全新的不同环境中受到考验，并显现出来。这就是赛琳娜在大学的头两年里所经历的事情。但这并不是一个被动或有时间限制的过程，我们完全可以通过定期的反思，通过积极地与他人交往，并在整个人生的过程中面对各种挑战，来真正地了解自我。

了解自我的目的并非追求完美，而是为了获得洞察力，最终接纳真实的自己。认识自己，并不要求我们解决所有的问题，也不是拒绝改变。自知之明不是自大，也不是自以为是或自私自利。其真正的目标，是诚实地审视自身的本能、感受和行为，更好地理解它们，使它们为选择和决策提供参考，而不是与之相冲突。我们可能仍然会对自己的某些性格或行为特征感到不舒服，但自我意识可以帮助我们找到解决这种不舒服的有效方法。

从自我认知的角度，来分析我们与孤独的关系，就意味着我们应该了解自己相对内向或外向的性格，对我们的社会交往的偏好，产生了什么样的影响。内向或外向是两个相对广义的范畴，虽然很少存在极端内向或极端外向的人，我们中的大多数人都会偏向某个方向。如果我们更倾向于内向型性格，那么相较于外向型的人，我们的社交活动较少。内向或外向的性格并没有优劣之分，但美国的现代文化，会让人觉得外向型的人有更多的社交优势。而商业主流也喜欢宣扬外向型的形象，就好像这才是正常人。政治家们被要求与成千上万的民众见面和打招呼，就仿佛庞大的社交圈子和强悍的社交能力，是一个有能力的国家领导人必备的基本资格。而社交媒体上的用户，似乎每天不是在跟朋友去约会就是跟朋友们一起出去玩个通宵。接受了这些暗示的人，可能会认为外向型的人更有乐趣。

事实是，外向型的人天生就渴望有人类的陪伴。如果你非常外向，那么你会倾向于人头攒动的场合和大量的社交活动。你可能喜欢结识新朋友，而当身边没有人的时候，你可能会迫不及待地主动寻找同伴。从体育场的音乐会到集体出游，乐趣对你来说就像一个规模庞大的社交活动。

而对于非常内向的人来说，在图书馆的角落里和一个好朋友深入交谈能够带来更多的乐趣。在图书馆的书架上找到一本心爱的书，然后安静地阅读，也是乐趣。如果你非常内向，那么你可能更喜欢把大部分时间都花在独处上，而在真正开展社交活动的时候，你更愿意和一两个亲密的朋友聚在一起，而不是面对一大群人。内向型的人，更喜欢独处。

为了更好地理解这种区别，我找来了苏珊·凯恩博士，她在2012年出版了一本关于内向者的开创性书籍《内向者的竞争力与生存法则》（*Quiet*）。她解释说，内向型和外向型之间的区别，决定了我们如何自然地获得生命的能量。外向的人，在一个独处的夜晚结束后会感到疲惫和无聊，但在一个大型聚会中，即使每个人都是陌生人，也会在几个小时后感到精力充沛。相比之下，内向者会因为独处和安静的对话而感到精力充沛，但一大群人很快就会让他们疲惫不堪，即使他们玩得很开心。

"内向的人，可能不希望通过举办更多的街区聚会或与教会团体聚在一起，"凯恩告诉我，"这并不意味着他们认为人际关系不重要，而是这种建立人际关系的方式不合适。"

内向和外向的人都会感到孤独，只是表现的方式不一样。"每个人都有不同的需求，当这些需求没有得到满足时，我们就会感到孤独，"凯恩说。因此，如果一个外向型的人太久没有跟其他人聚会，可能会感到孤独，而内向型的人，则更容易在茫茫人海中感到孤独。说白了，每个人都需要有意义的人际关系，只是我们在步伐、频率和参与的强度上因人而异。

无论我们是内向还是外向，在与他人相处的时间和独处的时间之间找到合适的平衡，都很有挑战性的。能否找到这种平衡，有时候也取决于我们的日常生活和社会现实。为了工作和家庭，我们大多数人都必须参加一些群体活动，如聚会、集体用餐和偶尔的生日派对。同时，我们大多数人每天都会有一部分时间独自度过，例如通勤、工作、等待，或者只是一个人在做白日梦。重点是要注意我们对这些不同情况的反应。哪一种感觉更让人平静？哪些让人感到不安？这些问题的答案没有正确或错误之分，我们真正需要的是找到个人的喜好，以便想办法满足自身的倾向，同时保持和保障个人生活和职业生活之间的平衡。我们越是清楚地了解自己的真实本性，就越能轻松地维持二者之间的平衡。

然而，尽管自我认识固然重要，但仅有自我认识是不够的。因为我们对自我的认知，必然会随着时间的推移而发生变化。通过与他人的互动和自我反思，我们会更清楚自己正在成为什么样的人，以及我们选择成为什么样的人。我们的身份、喜好和需求都会发生自然的变化，但有时也会因外界压力或强制而必须发生改变，为了在这些巨变中保持完整、脚踏实地、安全地与自己保持联系，我们还需要自我关怀。在认识自我的过程中，自我关怀使自我接纳成为可能。

自我关怀

杰克·康菲尔德（Jack Kornfield）博士，是美国最著名的佛教僧侣和禅修老师之一。16年前，我在加州Woodacre参加杰克创办的Spirit Rock禅修中心上他的课时，首次接触到了自我关怀的概念。多年前在和一位印度高僧的第一次会面中，杰克接受了自我关怀的理念。当时，杰克和一群共同修行的师兄们问法王，他们如何才能够帮助人们消除自我仇恨或自卑？

听到这个问题，"法王和他的翻译看起来都很困惑，"杰克笑着告诉我，"因为在藏族的文化中，对自己没有慈悲之心或爱心，是一个陌生的概念。"

而这个事实本身，就是答案。慈悲之心是自我认识和自我接纳之间的天然桥梁。而对自己的仁爱，则是通往这座桥梁的第一条道路。而自此之后，杰克也将培养自我的慈悲心和仁爱当作毕生工作的重心。

自我关怀，能够帮我们抵挡或减轻那些不理解我们的人做出的评判和嘲笑。让我们能够于痛苦中成长，而不是被痛苦击倒。帮助我们看到自身的价值，无论这个价值多么细微，而不是被黑暗的情绪和自我怀疑所吞噬。这是一种强大的力量，三言两语无法说清，但我们首先要意识到，它在缓解孤独和帮助集中自我意识方面，能够发挥重要的作用。

为了帮助人们培养自我的慈悲心，杰克采用了一种叫作慈经（metta）的修行方法，即爱的慈悲心。这种基于佛教的一种核心修行的方法，是一种冥想的形式，目的是将头脑（自我认识）和心（慈爱的仁慈）融为一体。

虽然修行的一个目标，是引导自我的发现，杰克解释说："我发现人们很难从爱自己开始，因为我们的主流文化，就是宣扬自我批评和自我仇恨的文化。所以我会让人们从他们所爱或关心的人开始。"

通过诵读"愿你充满爱的慈悲；愿你远离内心和外在的危险；愿你的身体

和心灵康健；愿你身心舒坦，幸福快乐"等话语，冥想活动引导人们关注自身的情感和需求。

在诵读这些话语的时候，杰克会要求冥想的人将所爱之人的形象化。"我们的目标从容易打开心扉的地方开始，"杰克告诉我，"我们试图挖掘出每个人身上的爱的品质。"

让心灵沉浸在感恩和慈悲中，会让人的心灵得到修复和平静。"有时冥想过程中会产生其他的情绪，"杰克说，"但你只要顺其自然就好了。"

在心中默念一两个心爱的朋友，重复冥想几分钟后，下一步是想象他们回望着你，用同样的爱和善意来回报你。"想一想那两个朋友会怎样期望你过得好，"杰克说，"想象一下他们说：'愿你平安无事，受到保护。'现在，想象一下把手放在你的心上，把这句话收下。就像他们为你许愿一样，为自己许愿。花一些时间念诵同样的心愿，为自己做出同样美好的期许。一旦你在自己的内心体验到那种爱，你就可以把它延伸到其他人身上，包括那些和你有过节的人。"

杰克说，这种做法能够鼓励我们欣赏自己的好品质和好心态，并在期望没有得到满足的时候，原谅自己。虽然像慈经这样基于善意的冥想练习的研究还处于早期阶段，但初步研究已经表明，这些练习可以增加慈悲心、自我同情心和积极的情绪。

暂停脚步，冥想自省

慈经冥想，像其他形式的自我反省一样，需要时间和独处。它需要耐心和安静来训练我们将注意力放到自己身上，集中思想和感受，并找到内心深处真正的目的和价值。心理学家发现，这种专注自我的独处，能够增加创造力和亲密感。它能激活大脑中负责赋予人生意义的区域，还可以通过给提供与自己相处的时间和空间，增强我们的认同感。

问题是，我们生活在一个永远在争分夺秒的世界里，让我们不敢跟上时代的步伐。技术、媒体、全球新闻、时尚、经济竞争、气候危机、政治冲突在太多的地方，还有战争迫使我们不断地移动、改变、工作、努力、奋斗、竞争，以在下一个意想不到的挑战中保持领先。我们大多数人在工作和家庭中都有压力。财务和健康的挑战只是其中的几个问题，这些问题会让我们惴惴不安，而忽略了我们需要的安静，让我们重新组织和集中精力。我们在网上和网下都被要求我们的注意力、反应、决定和承诺所包围。在这一切的动荡中，孤独可能会让人觉得无聊、浪费，或者根本不可能。

在现代社会，想要重新获得独处的机会，需要所有人的共同努力。我们需要一段安静而空白的空间，让我们有意识地暂停精神上各种纷杂的干扰，充分体验内心的感受和思想。对我们很多人来说，这将意味着严格的限制可能导致分心的事物，以确保不受干扰的环境。发展心理学家表示，这意味着摆脱短信、电子邮件、新闻广播等提醒的干扰，才能探索内心深处的思想和感受。如今，这样不受干扰的独处时间来之不易，这就意味着定期预留时间进行独处更有必要。

这种独处不要求我们搬到与世隔绝的荒郊野外，也不需要我们成日地沉默寡言。自我反省的联系，可以采用冥想或祈祷、在大自然中散步，或是在公园里、上下班的途中或晚上睡觉之前，花上几分钟静静地思考即可。

这种停下来思考的时刻，让我们能够自我调整，同时也做好适应他人的准备。这种任由思绪漫无目的地漫游，让我们能够阅读自身的情绪和感觉，倾听身体发出的信号并追踪自己的思维。我们能够获得身心的放松，能够反思自身行为和选择的意义和后果，理解他人对我们做出的反应。但是，失望情绪或因最近的人际冲突而造成的痛苦情绪浮现时，可能会很难控制自己的想法。大多数人可能会退缩，避免去想这些经历。这就是赛琳娜在大一的时候，为什么会尽可能地让自己保持忙碌，因为她想要回避这种令人不安的情绪。但重要的是，我们也要抽出时间反思自身的痛苦，这样才能够从中吸取教训。通常情况下，正是这种反思能够督促我们采取改变的行动，并最终获得解脱。

196

如果不能够充分利用独处的时间，独处本身不会给我们带来知识和慈悲。独处给了我们机会去倾听自己，聆听自己的想法、灵感、感受和反应，并尽量以仁慈和慈悲的心态，去对待冥想过程中浮现的东西，即使是痛苦或不愉快的想法。我在医学院学习时，一位教授同时身兼母亲、医生、教师、研究人员和行政人员等多重角色，常常因为无法满足这些角色的要求而感到挣扎。但是，每当她在给病人看病前洗手时，她都会让温水在手心多流过几秒钟，然后回想一些令她感恩的事情——有机会参与病人的治疗、家人的健康，以及当天早上的早些时候教学生的喜悦。她是最早让我知道感恩的力量可以在最微小的时刻传递的人之一……而这些微小的时刻，具备改变我们如何看待自己和他人的力量。

如果我们忘了停下来休息的力量，就要想想心脏运作的模式。心脏的运作分为两个阶段：收缩期和舒张期。心脏在收缩期将血液输送到重要器官，而舒张期则是心脏放松的阶段。大多数人认为，收缩期是心脏发挥作用的阶段，因此收缩期的时间越长越好。但是，舒张期——这个放松阶段是冠状动脉血管充血，并为心肌本身提供维持生命的氧气的阶段。事实证明，停歇才是维持心脏正常运作的真正原因。

这就是为什么独处反思和自我意识，能够在我们与他人的关系中起到如此关键的作用。当我们了解了自己内心的信号和频率，我们自然而然地获得了一种同理心的能力（在无意识的状态下），能够识别他人的信号并与之建立联系。这种内在的调适，能帮助我们感觉到受重视、自信和平静，并确保自我认识的基础。然后在此基础上，我们可以向外建立强大的人际联系，不仅是与他人，也是与更广阔的世界。我们可能会开始注意到自然界中的图案，如彩虹般的蜻蜓，或雄伟的云层，或惊叹于晴朗的夜空中的银河。我们也可能会发现身边的人展示出来的人性奇迹——父母给孩子读书时的爱、乘客为陌生人让座时的慷慨、小男孩牵着小妹妹的手的温柔。而这一切，都是个人在独处之际观察到的人际联系。

文学和艺术，是获得这种独处中的连接感的另一种方法。正如苏珊·凯恩提醒我的那样，读者和作家，或作曲家和听音乐的人之间都能够产生联系，"当你阅读到的文字好像在描述你个人的经历时，就产生了一种灵魂的共鸣。"通过纸页上的人物，我们对自身之外的挣扎产生了共鸣和同情。

我喜欢凯恩把阅读比喻为"志趣相投的灵魂社区。有时候你能够在现实生活中找到志趣相投之人，但有时候你能够在书中找到共鸣。"音乐能够更容易激发我们的情绪和共鸣。当我们聆听音乐的时候，就像与音乐家和作曲家分享纯粹的情感和弦——如果听现场音乐会，还可以与其他观众分享。谁没有在听到美妙的音乐时，起过鸡皮疙瘩？同样地，通过视觉艺术，我们可以分享到美的纯粹喜悦，理解画家或雕塑家的创意眼光。

这些体验对维持我们的人际联系感和安全感至关重要，因为它们提醒我们，我们从来都不曾是真正的孤身一人。仿佛它们能够迫使我们从以自我为中心的忧虑中抽离出来，感受到人与人之间，或更高层面的一种更平和，甚至更神圣的归属感。

这种与他人以及与更大的宇宙的关联，是我们每个人发自本能渴望的一种联系，因为归属感不仅仅意味着被接受、被认识和被爱，它还意味着分享对他人的关心和责任。这种基本需求可以追溯到人类作为部落成员的进化根源，深深地铭刻在每个人的基因里。

敬畏感也是如此。加州大学伯克利分校的心理学教授达彻尔·凯尔特纳（Dacher Keltner）博士，用他的职业生涯中的大部分时间，来了解这种"令人鸡皮疙瘩掉下来"的力量起源和作用。他指出，只有人类在受到惊吓的时候才会有这种感觉（其他哺乳动物在受到惊吓的时候会起鸡皮疙瘩，而只有人类在感到敬畏的时候才会起鸡皮疙瘩）。凯尔特纳将敬畏定义为我们对神秘的庞大事物的一种情绪，因为它挑战了我们目前对世界的理解方式。在《纽约时报》的一篇文章中，凯尔特纳指出，这样的时刻有能力"将我们的焦点，从狭隘的自我利益转移到群体的利益上"。敬畏能够激发一种团结一致的感觉，从而产生更多的同理心和利他主义。

为了测试敬畏的效果，凯尔特纳他的同事们在伯克利校园里用两组人做了一个实验。第一组人被要求站在一片有两百英尺高的塔斯马尼亚蓝桉树的小树林前，仰望它们一分钟。另一组则被要求站在原地，但却要仰望相邻的高楼大厦一分钟。一分钟后，实验人员安排人从两组人身边走过，并"不小心"掉下一组笔。他们发现，盯着树上看的那组人，比盯着高楼的那组人，更愿意帮忙把笔袋捡起来。盯着塔斯马尼亚树看的敬畏体验只持续了一分钟，但却对参与者的行为产生了积极的影响，让他们对周围的世界敞开了心扉，愿意做出更多的反应和更慷慨相助他人。

当我与凯尔特纳交谈时，他感慨道，美国的文化让我们没有时间去体会这种敬畏，尤其是在大自然中。我们中的许多人盲目地沉迷于工作和技术，甚至没有意识到自己错过了什么。"在一个人际关系疏离的时代，这个世界可能需要更多的敬畏之心，"他说。

所有这些经历都加深了我们与自己的联系，甚至在提醒我们，我们之间的联系比想象的要更加深刻而紧密。这既是一种令人渺小的想法，但也是一种安慰。我们每个人都有很多值得感激的地方，我们每个人都有很多东西可以提供给他人。当我们从自我认识和慈悲的角度出发，彼此伸出援手，我们就都有能力改变生活、治愈世界。

CHAPTER 7

不同层级的社交圈

拥有朋友的唯一方法，就是先成为他人的朋友。

——拉尔夫·华尔道·爱默生，《论友谊》

在绝望或迷茫的时刻，能与我们一起沉默的朋友，在悲伤和丧亲的时刻，能陪伴我们的朋友，能容忍我们不知道、不治疗、不医治、不痊愈的缺陷，与我们一起面对我们无能为力的现实，这就是真正关心我们的朋友。

——亨利·努温，《走出孤独》

如果我们想象人与人之间的联系是通过一个过程形成的，这个过程从我们每个人的内心开始，然后延伸到其他人，并将我们紧密地联系在一起，那么我们会把这个过程称为什么呢？最好的名称，可能是友谊。

几乎在人生的每一个阶段和阶段，每个人都需要朋友。友谊，从本质上说，是维系夫妻、家庭、亲情和社区的社会黏合剂。它是获得职业成功和建立个人关系网的基础。然而，有些人更难交朋友和维持友谊，而这种障碍会增加孤独的风险。另外，那些善于交朋友的人，可能拥有了抵御长期或严重孤独的天然屏障。幸运的是，这些技能是可以后天培养的。

那么，怎么样才可以算是擅长交友呢？我记得自己小时候不懂怎么交朋友，并且希望自己那时候能够有一个像莎拉·哈迈尔（Sarah Harmeyer）这样的人做榜样。

莎拉告诉我，她还是个小孩的时候，人生就围绕着两个伟大的爱好展开。一个是美食，另一个就是结交朋友。还是小孩子的她就已经知道，这两个爱好可以完美地结合在一起。共享美食是一种世界各地都存在的习俗，其历史可追溯到人类起源的早期。共同进餐不仅实用，因为人类每天要吃好几次饭，而且一次给很多人做饭比单独做饭要更有效率，而且大家聚在一起分享美食，这个过程中所产生的味道、气味和能量，也是一种无上的享受。而所有这些共同的享受，都会让人产生一种凝聚力。因此，无论是在家庭餐桌、学校食堂、邻里餐厅或咖啡店，食物在建立友情的过程中自然而然地扮演了重要的角色。

把不同的人聚集在一起享受美食，成了年轻的莎拉最喜欢做的事情。她甚至在大学的宿舍里，开了一个固定的午餐咖啡馆。但毕业后，20多岁的莎拉从老家休斯敦搬到了达拉斯。作为一个活动策划人，她成天忙于工作，没有时间再组织令人愉悦的聚餐会。而单身的她，一个人生活在一个没有人认识到的陌生社区里。

8年后，莎拉回忆起当时的情况说，"我不需要出门遛娃，也没有养宠物，所以也不用出门遛狗，我没有任何渠道来帮助自己认识周围的人。"但是在一位牧师朋友认定她是个"擅长社交的人"之后，这种情况就改变了。

"我的牧师朋友说，'莎拉，你就是喜欢为别人创造美好的体验，你喜欢与人分享，喜欢以真实的方式与人交往并建立友谊。'"他建议莎拉尝试想办法与社区里的其他人建立联系，并分享自己的热情。

"于是我想起了自己生命中最美好的时刻，"莎拉告诉我，"他们总是围坐在餐桌旁。这就是我打算聚集人们的方式。"

但莎拉的房子很小，没办法容纳她设想中能够至少同时坐下20个人的大餐桌。于是她只能将桌子放在后院，而且因为经费有限，莎拉只能请父亲帮她做一张餐桌。虽然他从没做过餐桌，但他的确很喜欢做木工。

这些障碍都不是问题，莎拉的父亲给她做了一张5.5米长的大餐桌。他们一起把桌子搬到后院，还在上面挂上了吊灯。为了服务整个"社区"，莎拉定下的目标是在一年内，为社区里的五百人提供就餐服务。

但因为她甚至不知道邻居们的名字，她利用社交网络应用Nextdoor寻求帮助。这个网站让她能够联系到附近的三百户人家。她向所有的人发出了参加一次聚餐会的邀请。

"我的邀请函写得特别诚实"，莎拉回忆说，"我写的是，'如果你从未踏出家门去认识邻居，那么可否请你今晚移步聚餐？我不认识你们，所以很想认识一下大家。请你带上饮料，带一道菜来分享，我还会提供现场音乐'。那晚有九十人到场，在知道大家都想被邀请后，我的野心一下子就膨胀了。"

莎拉知道人们渴望联系，但还是惊讶于邻居们对见面的热情，以及他们克服职业、地位和文化背景的差异的轻松程度。这张大桌子似乎就像一个安全的大帐篷，正如约翰·保罗·莱德拉赫（John Paul Lederach）所说的那样，成为一个共享的空间，各种各样的人都可以在这里找到共同点。

"这张桌子属于每个人，"莎拉说，"人们可以做真实的自己，并积极地从其他人身上学习。我见过我的水管工坐在高管旁边；见过八年级的学生坐在老师旁边；所有的种族、所有的性取向等差异，都消失了。他们都很乐意坐在我的桌子旁边共同进餐。"

但是，促使聚餐的第一晚就能够取得成功的一个重要原因，是莎拉对促成友谊的元素的直观理解，以及她培养友谊的慷慨意愿。此后，莎拉举办了数百场的聚餐会。莎拉发现，能够催生友谊的熟悉和轻松感，即使是在完全陌生的人之间，只要有人轻轻地助推一把，就能够培养出这种感觉。

"在所有人围绕餐桌坐下来之前，"莎拉告诉我，"我会绕着桌子走一圈，按照人们的名字介绍他们。比如说，我刚刚认识了乔治，那么我就会告诉大家，'嘿，这是乔治，他是个超级棒的爸爸，因为我今天早上看到他满脸骄傲和兴奋地说起儿子的棒球比赛。此外，他还是个律师，如果你有任何问题需要他帮忙，他就坐在桌子的这头。'"当你能够喊出他人的名字时，你会发现他们脸上挂着发自内心的笑容！这也让人们有信心坐在餐桌前，与周围的人打交道。

虽然这听起来很简单，但我不得不承认，人名和个人的逸事的确可以成为建立人家关系的强大武器，尤其是我们能够正确地念出对方名字的时候（作为一个名字经常被人念错的人，我总是会注意到那些努力将我的名字念对的人，并对他们的印象很好）。莎拉还运用了一些屡试不爽的聚会秘诀，例如位置卡和座位表等，来帮助人们记住彼此的名字，并将那些有可能非常聊得来的人分配在一起。

同时，莎拉会明确地放弃主导权，以确保每个人在这里都能够提供服务并积极参与，这能够培养出友谊需要的另外一个重要因素，即相互之间的帮助。"我会说，'我知道我应该是这里的主人。但我们想从这个聚会中获得什么样的体验，完全取决于我们自己。所以，如果你看到别人的杯子空了，可以帮忙续满，如果你愿意，可以帮忙开一瓶酒并为周围的人服务。如果你愿意，你可以帮忙端菜，也可以帮忙洗碗。'"

莎拉接下来说的关于请客人帮忙洗碗的事情，让我了解到她真正地关怀到了每一个前来聚餐的人。她告诉我，她总是会邀请客人帮忙一起洗碗，因为"很多内向的人会更喜欢有事情做，因为这样他们就不需要说很多话"。

莎拉知道，每个人交朋友的方式不同，有些人喜欢在一群人中间谈笑风生，并迅速找到一群朋友；而另外的人可能更喜欢通过在洗碗的时候，与另外一个人安静地聊天的方式来找到贴心的伙伴。

莎拉也知道，健康的友谊要建立在双向的交流之上。"我甚至建议，'我希望我们今晚在饭桌上都能够多听少说，'每次客人们的反应都超有趣，我会看到他们互相小声地交流说'她说的这话是什么意思？'但事实上，只是和其他人待在一起，怀抱着相互学习和结交朋友的心态，那么话多话少又有什么关系呢！"

在每一次聚餐结束时，莎拉会把大家再次召集在一起，抛出一个想法、问题或话语，鼓励客人们进行小组讨论。这比她的客人们自己开始的讨论更有思想性和个人色彩——更像赛琳娜·卞的私人空间聚会上的对话。这时，莎拉设置的"桌子"周围，就会产生我们都渴望从友谊中获得的东西。"我看到人们分享无数美丽的故事，我在他们身上看到了更多的深度。他们展示了真正的尊重，对彼此真正的爱。"

爱对于莎拉来说，不仅仅是一个想法，而是一种生活方式，也是她最想从友谊中获得的东西。她告诉我，有一年的圣诞节，她的邻居问能不能圣诞节的时候到莎拉家里过节，因为他在附近没有朋友或家人。莎拉决定帮助他拓展朋友圈，于是她向邻居们发出邀请函，询问有没有人"愿意在圣诞节和一个陌生人共进午餐。"而最终的圣诞大餐，也拓展了莎拉自己的朋友圈。"来了很多我从未见过的人。"这些人原本都会孤独地度过圣诞节，而聚餐会上涌动着令人感动的情绪。其中一位客人，指着草坪上四个巨大的字母，说，"这个词，就代表了你家给我的感觉。"这四个字母是L—O—V—E（爱）。

现在，莎拉几乎认识了所有的邻居，她四十三岁了，依然没有结婚，没有孩子，也不养宠物，但现在的她，拥有一个庞大的朋友家庭。无论有什么需要，她都可以找到帮手，无论是备用的手电筒，还是一个可以放声哭泣的肩膀。她也遇到过从未出现在餐桌上的邻居，但她依然还是觉得与他们之间存在联系，因为她曾邀请过他们。

莎拉的故事告诉我们，我们都是擅长与人结交的人。或许我们不能像莎拉那么无所畏惧，不像她那么擅长将新朋友带入我们的生活，或许我们更喜欢一次与一个朋友见面，而不是召开盛大的派对，但是，无论我们是与伴侣一起规划未来，还是和邻居一起吃饭，或是在火车上与陌生人聊天，莎拉通过她的聚餐计划，为我们提供的关于结识朋友的有益方法，让我们每个人都可以拓展、加强和深化个人的朋友圈和人际联系。

不同层级的社交圈

当约翰和斯蒂芬妮在研究孤独的解决方案时，他们发现，对我们的社交和情感健康最有益的人际关系，都是互惠的。换句话说，相互支持的人往往会建立起最健康的友谊。而这些互惠互利的关系，反过来又能帮助我们获得个人的安全感，并预防孤独。这就是高质量的社会关系所产生的良性循环。

卡西奥波夫妇所说的，不仅仅是亲密的友谊。正如莎拉·哈迈尔在每次聚餐会上所展示的那样，互惠原则甚至可以适用于新认识的朋友。这就是为什么她鼓励客人们少说多听，多为对方服务，而不是等待被服务。与那些只专注于自己的朋友相比，能够分享并真诚地倾听对方意见的朋友之间，会产生更强的联系感。这就是为什么心理治疗，无论效果多么卓越，也不能取代真正的相互友谊。回过头来看，这就是赛琳娜的真实经历，她的瑜伽小组和私人空间聚会的友谊，为治愈孤独提供了最有效的方法。这也是菲利普·莱斯特和理查德·洛佩兹加入反累犯联盟时所收获的。

"互惠"的人际关系需要什么？倾听和互相帮助肯定是必需的，但最根本的因素，或许是这些互惠的互动背后的东西，即互相关怀的感情。两个互为朋友的人，希望相处的时间能够愉快度过，于是他们会为此付出努力，例如尽可能让对方放心，尽可能了解对方，分享共同的兴趣爱好，互相尊重，等等。本质上，互为朋友的人需要表达对彼此的关心，并在此过程中，反映出彼此的人格价值。

来自朋友的支持会提醒我们，我们是值得被爱的，这让我们能够肯定自己。关心他人，也可能强化我们自身的生命目标和意义，因为这让我们意识到，我们有能力让他人的生活变得更好。所有这些因素，让真挚的友谊可以创造一个正向的反馈循环，教会我们自爱和关爱他人。

不幸的是，很多人将友谊与事务关系混为一谈，将朋友视为社会或职业地位或物质恩惠的来源。在瓦萨学院教授友谊文学课程的罗纳德·夏普（Ronald Sharp）博士在2016年的一次采访中，为这种错误而哀叹。他说，友谊"不是关于某人能为你做什么，而是你们两个人在对方面前是什么样的人，变成了什么样子。"他还说："除了花时间陪伴彼此之外，什么都不做的概念，在某种程度上已经成为一种失传的艺术。"

孤独也会阻碍朋友之间的相互交往，因为当我们感到孤独时，自身的社交需求的迫切性，会使我们难以尊重和回应他人的关切——即使他们是我们的朋友。在2017年接受《大西洋报》的采访时，约翰解释说，孤独会让我们过度渴望、过度专注于自己，并对自己的情绪状态斤斤计较。因此，即使在与亲密的朋友见面时，在感到孤独并独自一人待的时间太久之后，我们可能会不知不觉地强势起来，说话的速度会比预想的要快，占用的时间会比我们计划的要长一点，因为我们渴望这种与人联系的感觉。在这种情况，留意不要因孤独而扭曲了自己的状态，以及记得暂停一下，真正尝试倾听，会很有帮助。

友谊需要用善意来呵护，而这种善意需要真挚的关怀和信任、同理心和坦诚，以及慷慨的理解，只有这样，友谊才会蓬勃发展和持久。"没有人能够一直完美地对待其他人，"约翰在2008年对一位采访者说，"我们无法一直完美地对待自己，所以我们也无法一直以最理想的状态对待朋友。"这就是为什么互相宽恕，是友谊的重要组成部分。

因为这一切，获得真挚友谊的同时，我们还能够学会感恩。感恩于我们有机会展示出脆弱的一面，并仍然被爱；感恩于我们不完美的生活，并仍然得到宽恕；感恩于彼此的信任和一起度过的美好时间；感恩于拥有深刻的归属感，所有这一切都是维系朋友之间高质量友谊的黏合剂。

当然，并非所有的友谊，都是一样的亲密无间。即使是高质量的社交关系，其亲密程度、强度和深度也自然不尽相同。

英国进化心理学家罗宾·邓巴（Robin Dunbar）博士发现，所有的人类，都有着对不同类型的友谊的需求。如果你把自己想象成自己社交世界的中心，你就可以将友谊想象为三个以你为中心向外拓展的圆圈，即内圈、中圈和外圈。邓巴告诉我，人类群体中不同层次的友谊圈，在原始的狩猎时期就已经形成。

　　这三个不同层级的圆圈，大致对应了孤独的三个层面，**即亲密性、关系性和集体性**。我们都需要亲密的朋友和知己，与之分享深厚的感情和信任；我们也需要可以提供共同支持的朋友关系和社会关系，此外，我们还需要属于某个群体——邻居、同事、同学等，我们需要与他们一起体验集体的目标和认同感。

　　用最简单的进化论来说，在我们的内圈人际关系中，我们需要依靠一小部分人的保护、支持和寄托。他们是我们的人生伴侣，是我们在危机中所依赖的亲密朋友和家人，是我们希望经常相处的人。这些内圈关系是我们最强的人际联系。它们也需要最多的时间和精力来维护——这就意味着我们在任何时候能够维持的最亲密人际关系的数量，是有限的，即在任何时候都不会超过15个人。根据邓巴的说法，我们60%的时间和精力，都将投入到内圈朋友和知己身上，其中大部分时间和精力，都花在了我们最亲密的朋友身上，他们的数量很少超过5个。

　　我们剩下的40%的时间，大部分都花在了组成我们中层和外层朋友圈的人身上。这些朋友不是我们的首选求助对象，但如果我们提出请求，他们很可能会伸出援手，反之亦然。他们可能是我们每年相处几次的朋友，是我们在假期中联系的老同学和亲戚，是我们通知结婚或孩子出生等好消息的对象，也可是我们在晚宴上遇到的邻居，比如莎拉·哈迈尔主持的聚餐上碰面的那些邻居。

　　中圈和外圈的联系，自然比亲密的朋友关系要弱。那些我们花最少时间和注意力的人，往往是我们的朋友关系中最不牢靠的关系。然而，这些圈子里的人，并不是固定不变的。我们的许多友谊会随着时间的推移而自然变化，比如，当一个亲密的同学朋友，在毕业后变成了更疏远的朋友，他就从内圈移到中圈或外圈；或一个工作上的同事，从中圈或外圈移到内圈，后来变成了亲密的知己。比如说，莎拉·哈迈尔发现，一些原本以陌生人的身份，来到她的餐桌前的客人，后来都变成了亲密的朋友，而那些搬走的亲密朋友，则可能会从内圈转入她的中圈或外圈关系层。

　　这表明了一个简单的事实，我们与朋友们实际相处的时间越少，他们就越容易滑入我们的外圈，成为熟悉的陌生人。

邓巴认为，这是因为核心的友谊，会随着直接的面对面的交流的减少而枯萎，因为这种交流，可以让我们充分地存在对方的生活之中并随时随地提供帮助。因此，如果我们想与朋友保持亲密关系，我们就努力安排与他们的见面，一起解决冲突，并在需要的时候提供帮助。

在某些方面，现代的互联网技术，的确可以促进高质量的关系，因为它让我们即使身处不同的地方，也能够花时间与朋友和亲人隔空交流，也可以让朋友在搬到其他地方之后，确保彼此不会完全失联，它还可以帮助我们找到朋友，与他们沟通并安排线下的会面。然而，科技也会因为消耗掉本可用于有意义的联系的时间，而削弱友谊。现代社会的人，很容易把这个六四分的比例颠倒过来，把更多的时间花在与我们几乎不认识的人进行线上聊天，而不是与我们最爱的人进行有意义的沟通。当我开始使用数字媒体与人保持联系的时候，我发现一步一步隐蔽地将我社交时间的重点，从核心的圈子转移到了中圈和外圈。在脸书上祝一百个远方的熟人生日快乐，往往比腾出时间和空间，与一位亲密的朋友进行一次艰难但重要的对话更容易。如果我们一不小心，技术就会让我们沉迷于低质量的社交互动，而忘了什么才是真正重要的。

随着沟通的选择越来越多，我们也越来越不适应直接交流带来的不确定性。我们犹豫着要不要接电话，因为我们不知道这通电话可能要打多久。我们能发短信的时候绝对不选择面对面的沟通，我们不再欢迎不请自来的拜访，因为我们可能会被卷入冗长的谈话中，或者恰好不方便。具有讽刺意味的是，只要我们愿意承担前述风险与朋友交流，几乎总是会收获更好的感觉。

内圈：密友和知己

在美国经济大萧条期间，哈佛大学在1938年，对1939年至1944年间出生的268名男生，进行了一项长期研究，希望了解是什么帮助人们过上了健康而充实的生活。纵向研究并不罕见，但这项研究超越其他研究的地方在于，八十年过去了，这项研究仍在进行。最初的研究对象，有些人后来成为成功的政治家、企业家和医生，也有一些人因为触犯了法律或财务出现问题而陷入困境。在研究开始后，研究对象扩大到了被研究对象的子女和妻子。后来还与大约在同一时间开始的另一项研究合并在一起，后者研究了来自波士顿最贫穷的社区的456名青年男子。

罗伯特·瓦尔丁格（Robert Waldinger）博士，现在是该研究的负责人。善良、有耐心、聪明、谦虚的瓦尔丁格博士，乐于充分考虑全新的想法。但据他自己的说法，在接手项目的时候，他怀抱着一些先入为主的期望，例如他认为研究或许会发现，良好的营养、运动和遗传是健康和幸福的关键因素。作为一个禅宗的牧师，他也明白禅修和其他灵修的重要性。但他没有料到，这项研究的丰富数据宝库，提供了出乎意料的健康核心因素：亲密关系。

瓦尔丁格认为，哈佛研究项目的数据显示，与智商、财富或社会阶层相比，内圈关系能够更好地预测被研究者一生中健康和幸福。如果你在凌晨三点，依然有一个对象可以求助，那么这种亲密的人际关系，就可以缓冲心理和生理上的衰退。"五十岁时，在人际关系中最满意的人，"瓦尔丁格他在关于这项研究的TED演讲中说，"在八十岁时最健康。"这些亲密的关系，也是我们抵御孤独的主要防线。

尽管这些关系能给人以安慰和治愈，但它们也并非不存在任何冲突。事实上，我们挑战自己最亲密的朋友和伴侣的次数，比任何其他的人都多。我们经常会对他们发火或感到失望，反之亦然——因为亲密的知己，在感情上的投入也最深切。但我们选择更加诚实和积极地参与这些关系，正是因为它们创造了一个安全的地方，让我们可以更充分地展示真实的自我。

亲密关系也包括身体上的接触，但不一定是性关系。肢体的抚摸会刺激大脑释放大量的化学物质，包括荷尔蒙催产素，它能提高我们对社会信息的关注度，加强朋友和家人之间的联系，帮助我们确信我们被关心和保护。触摸还能释放内啡肽，这是一种类似阿片类的神经肽，是大自然提供的止痛剂和兴奋剂。

当我请罗宾·邓巴解释背后的逻辑时，他提到了人类的灵长类表兄弟——猿类群体中存在的社交+梳理习惯，这是大脑释放化学物质的有效触发器，可以加强个体之间的亲密关系。邓巴告诉我，这些化学物质让猿类感觉很好，它们可以每天花三个小时来互相梳理。梳理者和被梳理者，都会感觉到这种快感，这种快感会使它们之间的联系更加紧密，并减少彼此的生存压力。当我们在爱情和友谊中产生类似的肢体接触时，人类也会感觉到类似的愉悦。就像在灵长类动物身上一样，所有这些化学物质在人类身上，都是作为一种情感黏合剂在发挥作用。

鉴于肢体产生的感情的强大作用，大多数人最亲密的朋友，都是他们的配偶或恋爱对象，这是很有道理的。我们称这个人为"重要的另一半"，也是有道理的，因为我们期望这个人永远陪伴在我们身边——理想的情况下，他/她就是我们在午夜时倾诉，黎明时找寻的那个人。

然而，重要的是要记住，亲密的关系并不一定等于浪漫的爱情。事实上，一段令人着迷的浪漫关系，可能意味着我们需要对内圈的亲密关系做出令人不爽的取舍。像内啡肽和催产素这样的化学物质的释放，会让人产生强烈的浪漫，特别是当我们刚刚坠入爱河并且肢体层面接触带来的爱意尚处于顶峰的时候，情侣们可能会处于生理层面的冲动去关注对方。因此，正如邓巴告诉我的那样，反而会导致社会能量或与其他人交往的意愿降低。此外，虽然浪漫关系可能在短期内会让人感到兴奋，但如果一段关系太过包罗万象，以至于把其他重要的友谊排除在外，或者持续的时间太长，那么，恋爱关系实际上会导致社交关系层面和集体层面的孤独。这就会在爱情关系的新鲜感过去后造成社交危害，因为它带来的社交荷尔蒙和神经递质的冲动，将不可避免地消退。如果恋情以糟糕收场，那么这种亲密关系导致的孤独，也会加重情感上的困扰。

古代文化似乎已经意识到，将浪漫的爱情看得比其他所有的友谊都重要，是多么危险的事情。历史学家斯蒂芬妮·库茨（Stephanie Coontz）在《纽约时报》

的一篇专栏文章中写道，一百多年前的"大多数社会，都认为将婚姻感情和核心家庭的关系凌驾于对邻居、亲属、公民义务的承诺之上，是危险的反社会行为，甚至是病态的自私自利行为。"

虽然孤立的恋爱关系往往是脆弱的，在外界的压力下容易破裂，但健康的亲密关系——无论我们谈论的是配偶还是最好的朋友——实际上都能受益于周围的社交圈提供的社会缓冲。这是因为，从所有支持性的朋友关系中获得的安慰、平静和情感能量，可以加强我们的情感核心。而作为社交圈子核心的我们，拥有更多的能量，就意味着可以为周围的其他人提供更多的帮助。

但今天，我们面临着不同的挑战。虽然很多人仍然抱着"找寻唯一"的浪漫爱情理想，但在美国，结婚的人却越来越少。二十五岁以上的成年人中，从未结婚的人数达到了历史最高点，从1960年的十分之一上升到了五分之一。

这样的社会变化促使我们停下来，环顾四周，认识到我们可能需要有意地重新设计自己的社会生活，以保护亲密关系这一重要资源。我们最亲密的人可能是我们的情人、丈夫或妻子；也可能是我们最好的朋友、同居者、表兄弟姐妹或兄弟姐妹。内在的关系圈子，就像亲密关系一样，可以有很多形式。许多单身的人把时间花在家庭和社交网络上的方式，使他们比与社会隔绝的夫妻更不孤独。但归根结底，我们所有人——无论是否结婚——都需要去爱熟悉我们的人和接受到来自他们的爱。

中圈：偶尔相伴之人

和内圈关系同样重要的，是可能会把我们的朋友圈扩大到150个人左右的中圈。在这个社交区域，我们不一定知道对方最深的秘密，但我们很享受生活中与对方的偶尔交集。中层圈子的朋友，为我们提供了一个重要的缓冲，让我们避免了社交关系层面的孤独。

在成长过程中，可能很多人都会把这种偶有交集的朋友圈当成理所当然。

我们的班级、运动、夏令营和俱乐部，提供了大量的机会，让我们可以培养这个中间的圈子。我们每天在学校里，或者是在小区周围都能够接触大多数的朋友。但这种偶尔的人际联系，在成年后就很难建立，尤其是当我们离开家乡，或身陷事业和家庭的需求中时，不仅使社交活动的时间少了，而且竞争和地位，也会使成人之间的友谊变得复杂。成就和财富的差异，会让人产生不信任和嫉妒的心理，让我们很难判断新建立的关系是否值得信赖。这就是为什么名人和高层或领导层的人经常感到孤独，为什么许多人在成年后仍然依赖他们年轻时的社区，并不惜一切代价维持原有的和最信任的朋友关系，而不是冒险建立新的朋友关系。

但是，我们大多数人，都可以像小时候那样形成新的中圈友谊，方法就是加入不同的团体。无论年龄大小，人类往往通过聚会来认识彼此，我们往往会聚集在共同的兴趣和活动上，比如运动、艺术或邻里聚会。加入团体可以帮助减少压力，修复情绪损伤，促进人生意义和目标的实现。这就是为什么团体也是围绕着共同的奋斗目标而形成的，也说明了为什么现代社会的很多心理治疗活动，都包含了提供人际支持的团体。

这种治疗效果很大程度上取决于聚会时的互动方式。我们会讲故事、大笑、唱歌、跳舞、放音乐。我们一起运动、行走和工作，相互给予和接受，相互呼唤和回应，并配合对方的步调。这种行为，在地球上的每一种文化中，都是自然而然的。正如罗宾·邓巴所解释的那样，这是人类在漫长进化过程中，找到的类似猿类相互梳理行为的替代品。

随着人类不断地扩大社交圈，这些替代方法就成为生活的必需品。因为互相梳毛的行为，需要直接的一对一的身体接触，这是个低效率的方法，不适用于大规模人群的关系建立。所以进化为人类提供了其他感觉良好的策略，能够在许多人之间，同时创造一种归属感。

邓巴告诉我，笑声是最有感染力、最普遍、最本能的关系连接器之一。就像触摸一样，它能够触发内啡肽的释放，所以当我们分享笑声时，会觉得更快乐，更熟悉周围的人，也更自在。领袖人物利用他那富有感染力的笑声，来与人群和世界各国领导人交流。笑声能减少压力，令人感觉良好，因为它能诱发积极的生化反应，也因为它能把人聚集在一起——我们独自一人时很少大笑。在喜剧俱乐部里，当一个观众笑了，其他人几乎都会跟着笑。在派对上，当有人笑出声来时，其他人会本能地笑出声来，然后再转过身去看看有什么好笑的地方。在电影院里，荧幕上的笑话，往往会引起一两个人的哄堂大笑，然后随着其他人的哄堂大笑而形成一片笑声。幽默能够在觉得同样的事情有趣的人之间，建立起强大的联系。这也是一种达成共识的方式。

有节奏的、同步的声音和动作也能产生同样的效果。邓巴说，如果我们感到孤独，治愈的一个最佳方法，就是加入一个歌唱团体，无论是理发店的四重奏、教堂的合唱团，还是当地的蓝调或摇滚乐队，都可以帮助我们发展出一个中间的朋友圈。他的研究发现，唱歌所产生的社交纽带，远比创意写作和手工艺等团体活动更令人满意。他将集体歌唱所释放的纽带力量称为"破冰效应"。

通过集体活动所交换的合作和密切关注，会使团体活动的效果翻倍。邓巴指出，任何形式的体育锻炼，都会产生内啡肽的刺激，但如果有一个伙伴一起运动，会使愉悦感大大增加。慢跑、骑自行车、跳舞——实际上任何形式的运动都能够带来这样的愉悦增益效果。当我们的动作按照特定的方式，与他人同步，这种互动会自然而然地调动情绪。邓巴告诉我，他对大学团队划船队进行的一项研究发现，与单独划船相比，同步划船能增加100%的内啡肽释放。分享的动作、分享的经验、分享的内啡肽高涨，都在增强团队的表现的同时，也让团队成员产生更加紧密的社交关系。

内啡肽效应只是协同的行动带来的许多生物化学表征之一，它解释了为什么世界各地的人都有传统的民歌和舞蹈；为什么孩子们在学校里要一起背诵效忠誓词；为什么大多数人都会把会众唱歌或吟诵作为礼拜的固定仪式；为什么全球有数百万人进行体育运动。这些化学反应是让朋友们聚在一起的好处，让我们有了归属感，确保社交活动给我们带来有益身心的好处。

外圈：同事和点头之交

当然，在我们的生活中，有很多人与我们的关系更为疏远，但仍然有助于建立我们的归属感。

这些外圈关系是我们通过工作中、邻里之间、公民和社会组织、礼拜场所或网络上偶尔的互动，建立起来的友好的熟人关系。这个圈子可以将我们的社交网络扩大到五百人以上。通过共同的经历建立的外圈关系，能够帮助我们获得自己的社区身份和更多的安全感。与这群人有共同的目标和兴趣，有助于避免集体层面的孤独。

这些相对疏远的人际关系，并不像更亲密的友谊那样开放和脆弱，但仅仅是一点点认可和一个欢迎的微笑，就能帮助我们以一种微妙而有意义的方式，感受到被认识。这些熟人让我们觉得自己在群体中，是受欢迎的，帮助我们感到获得接纳。随着时间的推移，他们可以发展为朋友。

职场中的人际关系

工作场所是我们人际关系的一个重要来源。鉴于大多数现代人在工作上花的时间比在家里多；与同事的沟通和互动也多于非工作场合结交的朋友，我们需要在工作中建立有意义的人际关系，以维持正常的社会生活。但是，职场中的友谊，往往需要更多鼓励性的提示。

当我还担任卫生局局长时，员工团队扩张迅速，且大家每天都忙于处理各种紧迫的公共卫生问题，以至于团队成员都没有彼此认识的机会。我们的团队中，有一位功勋卓著的陆军护士；有一位多年来为被监禁的人提供牙科护理的女士；有一位出色的钢琴家和传教士；有一位奥运级别的运动员；还有几位家庭成员正在与毒瘾做斗争的团队成员。大家都相处得很融洽，但并没有充分了解到彼此丰富的人生经历。因此，为了拉近大家的距离，我们设计了"大爆料"活动，希望能够通过全员会议，增进彼此的了解和感情。

在每周一次的员工会议上，有一名成员需要通过图片分享自己的故事，时间为5分钟。展示是一个分享个人生活经历的好机会，也让我们有机会通过聆听，认识和了解身边并肩作战的同事。

我记得在一次大爆料环节里，有个曾在美国海军陆战队服役的团队成员，我本以为他会谈自己在军队里的经历，他却谈到了自己与父亲之间的复杂关系，以及怎样传承父亲的精神，让自己孩子的音乐天赋得到延续。他将自己的母亲视为英雄，并动情地回忆起在面对挑战时，她是如何将儿子的疑虑化为力量，在回忆母亲的时候，他眼睛里闪烁着光。在那一刻，我感觉到自己和他产生了一种深深的联系。我被他的坦诚所鼓舞，并觉得自己有必要反思自己与父母的关系。类似这样坦诚的分享，有助于巩固我们之间的人际联系。

大爆料时段，很快就成为整个团队最喜欢的时间。在看到同事们对自己故事的真实反应后，每个人都觉得自己更有价值。那些通常在讨论中沉默寡言的团队成员，也开始踊跃发言。他们的工作压力似乎也减轻了。他们中的大多数人告诉我，他们感到自己与同事和工作的使命之间更紧密的联系。

然而，尽管大多数的职场工作要求集体的努力，个人主义依然在许多公司里占据主导地位。而零工经济则进一步助推了这种个人主义的势头，因为越来越多的人选择独立工作，成为共享司机、自由职业顾问或按需服务的生活助理。同时，日益增长的自动化趋势，进一步威胁到能够带来社会层面和经济层面效益的人际关系。所有这些都在助长工作场所的疏离感和孤独。

盖洛普公司在2017年的《美国职场状况》（*State of the American Workplace*）调查报告显示，每10名美国员工中只有4名员工强烈认同其上司或工作中的同时表达了对个人的关心。导致这个结果的原因，有可能是因为许多职场文化往往会明确或隐晦地阻止同事间的友谊，尤其是上下级之间的友谊。同样的情况，发生在某些特定职业上，例如2018年发布的一项针对1624名全职员工的调查发现，到目前为止，最孤独的是那些拥有法律和医学学位的人。

除了会给个人带来情绪上的损害外，糟糕的职场人际关系，也将对企业造成不利。宾夕法尼亚大学沃顿商学院的组织行为学教授西加尔·巴萨德（Sigal Barsade）博士在2018年对职场孤独的研究得出了这一结论。其研究数据显示，孤独较强的员工对雇主和同事的忠诚度较低。在遭受压力或产生冲突的时刻，孤独的员工更有可能决定放弃为某些特定人际关系而努力。这种消极的态度会在企业内部潜在人际关系圈子内不断辐射。当同事之间的社交关系开始破裂时，不信任感就会增加，并损害同事间的沟通和合作，最终可能对整个团队甚至部门都造成不利影响。

盖洛普的报告发现，拥有积极的人际关系，是影响员工参与度的一个最重要因素，此外还有个人发展机会和目标感。盖洛普进一步发现，当员工得到尊重，人际关系得到企业文化的重视时，同事间的友谊可以激发创新的讨论，对团队和组织以及个人都有好处。换句话说，员工的社交健康与职场的整体健康密切相关。

人们依然十分抵触职场中发展友谊的观念。当盖洛普公司做了一项调查，询问员工是否有"工作中的好朋友"时，《华盛顿邮报》的一位专栏作家不解地问："这是什么意思？像高中时的朋友？"

然而，盖洛普的研究，并没有问到是否在职场中找到亲密的朋友这个问题。因为调查的目的，是帮助受访者区分真正的支持性和持久的关系，与表面的、脆弱的和消极的互动关系。对研究者来说，职场中泛泛之交的关系的质量，才是最重要的，哪怕是善意的点头之交。

盖洛普的调查发现，那些在职场中拥有朋友的员工，会更有动力和意愿采取行动为公司牟利，而那些不具备此类人际关系的员工则不会。这些行为可以延伸到分享有用的信息、发表建设性的意见，以及大胆地给予真实的反馈。但更重要的是也能让员工自己受益。在工作中拥有一个朋友，会让我们感到更安全、更有抗压性、更冷静，当出现分歧时，更容易获得情感和肢体层面的相互支持。盖洛普调查发现，当一个施工团队中三分之二的人坚定地相信自己在工作场所有一个最好的朋友时，相较于只有三分之一成员认可这一点的团队，他们的事故率平均下降20%。当被问及原因时，工人们表示他们只想更好地照应自己的朋友。因为他们关心彼此，也更注意安全，朋友们会互相提醒对方戴上安全帽；他们会互相警示危险，并采取预防行动，在伤害事件发生之前解决隐患。

盖洛普的调查还发现，在工作中拥有朋友，对女性来说尤其重要。友谊能提升她们对工作的乐趣和改善职场表现，使她们更不容易辞职或跳槽。在工作中拥有朋友，会使女性感到工作压力更小、与同事的联系更紧密，且更容易信任同事。

"人际关系能量"是指在每次社会互动中产生（或消耗）的情感能量。根据密歇根大学积极组织中心（Center for Positive Organizations）的主管韦恩·贝克（Wayne Baker）博士的说法，人际关系能量往往会引发一连串的反应。第一个反应是情绪性的，当我们与另一个人建立起强烈的积极联系时，我们会感觉良好。第二个反应是认知上的，即使我们思维更清晰，记忆力和认知能力更强。简而言之，良性的人际关系，往往会让我们获得更好的感觉，从而促使我们更积极地参与眼前的任务。当我们在工作中精力充沛、全身心投入时，就会产生第三种反应——生产力。

贝克和罗博·克罗斯（Rob Cross）博士在2003年，首次对人际关系能量及其对个人绩效的影响进行了研究。

贝克告诉我，这项关于企业人际关系的研究和调查中，包含一个关键问题，即"当你与这个特定的人交往时，这段关系对你的能量水平有什么影响？"

贝克和克罗斯的团队寻求的，不一定是职场中的朋友关系，而是"高质量的人际关系"。这个词在2003年首次由简·达顿（Jane Dutton）博士和艾米莉·海普希（Emily Heaphy）提出，用来描述能够使员工蓬勃发展，推动企业实现目标的人际关系。无论这些关系是稍纵即逝，还是日久弥新，它们都是温暖、慷慨和投入的。当我们遇到的人，真正地关心和关注我们的福祉，我们就能体验到高质量的人际联系。想象一下，当你终于结束精疲力竭的漫长会议或换班时，一个同事表达了对你的关切，你会有怎么样的感受。或者，在你即将参加一个重要会议之前，同事给予一句真诚的鼓励或安慰，你的思维和行动就能因这个微小的举动而变得更加清晰而果决。

在我致力于建设非营利组织和商业组织的过程中，我发现同事之间的关系，是通过巴萨德所说的"微观时刻"，即微小的、自发的互动来加强的。这就是当你真心实意地询问对方过得怎么样；或给加班的人送上一杯咖啡；或在他人犯错的时候保持耐心，所有这些交流或许看似微不足道，但却蕴含了巨大的人际能量。

高质量的人际联系会能够带来充满活力的感觉，因此不仅影响员工的情绪，还影响他们的业绩表现。贝克和他的同事们，针对一家大型医疗保健公司的主管及其直接下属进行了研究，并证实了这一点。首先，他们测量了主管和团队成员之间的关系能量。四周后，他们用标准的参与度量表，调查了每位员工的在工作场所的能量。然后，一个月之后，他们对员工的绩效进行了测量。

研究结果显示，与上司关系较好的员工，在工作中具备更多正能量，参与度也更高，工作绩效也更好。而且，韦恩告诉我，"我们知道，高质量的人际关系能够增加职场的正能量。"

韦恩发现，维持高质量的人际关系的一个关键，是相互帮助，其中包括积极求助他人。"给予的关键在于请求的提出。能够主动求助，将是职场人际关系方面的一个重大突破。"当我在观察他为一群企业领导人主持培训时，韦恩解释说。"在职场中，百分之九十的帮助，都是为了回应他人的请求。但大多数人在想要什么的时候，都不会主动提要求。"

作为一个不善于寻求帮助的人，我立即理解了他的意思。人们会担心主动求助，会让自己看起来贫穷、无能、软弱或无知，认为承认自己有需求会损害自身的声誉。但韦恩发现，这些都是错误的观念。"有研究表明，只要你提出一个合理的要求，其他人反而会认为你更有能力，而不是无能。"

韦恩表示，事实上大多数人都乐于帮忙，但并不一定会主动帮忙。"我们的研究已经表明，通过求助和接受帮助的过程建立人际关系网络，实际上会提振个体的情绪能量，同时减少负能量。"

韦恩说，当企业鼓励积极的互助交流，并长期坚持这种企业文化时，员工就会开始建立积极的关系，从而改变他们在工作中的行为，同时也改变他们的信念。"员工在慷慨地帮助别人的同时，也看到了通过请求获得自己所需东西的重要性，并将开始在日常的交往中更多地开展互助的实践。"

高质量的人际联系，还能创造出达顿和她在积极组织中心的同事们所说的正向尊重，即"在人际联系中，感觉到被认识和被爱的感觉，或者说在人际联系中，被尊重和被关心的感觉"。这种通过分享脆弱和立即获得回应的良性互动，能够形成的高质量人际关系，不仅能够令人身心愉悦，还能够肯定彼此的价值，使人充满活力。这就为什么职场的良性关系，也能够为我们的生命增添色彩和意义的原因。

很少有雇主像阿里·维恩兹威格（Ari Weinzweig）和保罗·萨吉诺（Paul Saginaw）这样，全心全意地认可高质量工作关系的力量和价值。他们是密歇根州安阿伯市金爵曼（Zingerman's）的创始人。这家专注于当地食品的公司，以鲁本三明治、酸奶咖啡蛋糕和精心包装的礼盒而闻名于世，但这家公司却深受员工和顾客的喜爱，因为阿里和保罗创造了一种独特的企业文化，让每个员工都能感受到个人的价值和人际联系。

在金爵曼的一家堂食店The Roadhouse用餐时，阿里告诉我，这一切都是自然而然发生的。"我们并没有坐下来开会制定什么提倡人际联系的工作文化。而是将其视为一种生活和工作的方式。在自然界的生态系统中，一切都是相互联系和依存的。如果不尊重我们与社区、与彼此、与自己的联系，我们的企业肯定不会做得很好。在职场中，当我们违反了人性，就会制造出一种危机，导致脱离、抑郁和孤独。这都是因为不尊重他人的人性，不尊重他们作为人的独特贡献。"

在金爵曼，我们非常注意防范员工出现这种社会脱节的感觉和孤独。

为此，每一位新员工都要参加由阿里和保罗亲自教授的入职培训课程。这让他们在加入金爵曼团队时有机会了解每个人。在阿里和保罗看来，公司里的每一个人都是有价值的，不仅仅是因为他们承担的工作任务，更因为他们都是多元化、多维度的独立个体。

"从每个员工来到公司的那一刻起，我们就引导他们成为领导者，让他们积极参与到企业的事务中来。"阿里告诉我。"哪怕员工只是负责摆桌子，他们接触到的顾客也会比我多，所以从一开始他们就是领导者。"

我问阿里，如何让员工们认识彼此。阿里解释说，公司并没有明确要求员工要如何相互介绍，但整个工作环境鼓励员工间的交流。"如果你的企业文化，鼓励员工们的相互交往，相互了解，那么他们自然会这样做。"

仿佛是为了说明他和保罗所创造的信任和包容的企业文化，他转向了玛拉·弗格森（Mara Ferguson），一位恰巧出现在附近的员工，问问她的想法。玛拉告诉我，她在金爵曼的第一份工作，是在面包店做柜台工作。两年后，她转到了他们的培训公司金爵曼培训中心，负责企业内部培训活动。在那里，她提议公司增设一个全新的职位，即主旨联络员。她现在担任这个职位，她将自己的工作描述为"公司的单个女性发言人部门"。

玛拉将功劳归功于阿里和保罗，他们坚守和维系了金爵曼独特的职场文化。"我们的领导就是最好的榜样。"她记得在上欢迎课的时候，阿里认真地听着她讲课，对她分享的个人背景故事做出了真诚的反应。此后，她每次见到阿里，他总是会问她一些关于她的故事——她的家庭、过去的工作、未来的理想，等等。她看得出，阿里还记得自己的故事。不是每个雇主都能够这样关注个别的员工，但阿里和保罗对每一个员工都会这样做，而且他们不会大惊小怪。"那时候我也没有深想，"玛拉说，"只是觉得这令人感到很舒适，很正常。"

对阿里来说，对员工的各个方面感兴趣是一件很自然的事情。"自然界中没有什么东西的存在只是为了做一件事。所以只给员工分配单一的角色也是违背自然规律的。"这也不利于企业的发展。所以金爵曼为员工提供了各种课程，在培养员工技能的同时，也丰富了公司的社交和情感文化。这些课程是混合式的，所以每个人都在一起学习。"我们实际上更在构建一个更健康的人际关爱体系……这是一个包容并蓄的人脉网络，帮助企业员工建立起跨界限的关系。一个经理可能正在和一个洗碗工进行对话，这原本是正常的人际行为，但在其他企业中是看不到的。"

金爵曼的企业运作结构也鼓励人际联系。任何员工都可以参加任何其他部门的会议，包括金爵曼的董事会会议。卡车司机可以帮助厨房策划菜单，厨师可以帮助市场部制定网络营销策略。在阿里看来，这样做的一个好处，是让员工消除了领导层总是知道自己在做什么的观念。我们要确保员工知道，在努力让企业变得更强大的同时，犯错也没有关系。

无论表现好坏，企业对员工一如既往地呵护，都能够让他们全身心地投入工作。在金爵曼，员工无须为了得到一份工作而假装自己毫无缺陷。阿里向我介绍了一个叫作阿曼达的年轻女子。她作为摇滚乐手在巡演期间生病后，在金爵曼得到了流水线厨师的工作。"在我来到金爵曼时，我觉得自己被这个世界打败了。"她告诉我。多年来居无定所，睡在巡演的巴士上，因为是个女人，所以总被人说不够完美，加上单一的人际关系，所有这一切都成为她的沉重负担。没有人能够将她作为一个独立的人来理解，让她觉得很孤独。但在金爵曼，她被录用了，也受到了欢迎。

这种欢迎，让她大吃一惊。"整个厨房里只有我一个女人，其他厨师的年纪都比我大，而且以前我从未做过流水线厨师，"她回忆说。"但我从未感觉被比较或贬低过。在金爵曼，同事们告诉我，我有无限的潜力，也可以做得很好。他们让我接受了很多培训和鼓励。这也是我留下来的原因。他们毫无芥蒂地立即接受了最真实，最不完美的我。"

有一天，阿曼达无意中听到老板跟她的上司抱怨说，他对店里的一个平面设计很不满意。她在大学里学过平面设计，所以她主动提出要试一试。他们把这个任务交给了她，完成任务后阿曼达被提拔到了市场部。此外，她的画作也被挂在了餐厅里，她在阿里的许可下，成立了一个音乐俱乐部，为公司内部的音乐爱好者们创造了一个空间，让他们可以和当地社区的音乐家们一起演奏。在金爵曼工作时，阿曼达没有跟哪个同事成为密友，但重要的是所有在那里工作的人，都是她的朋友。

来自陌生人的善意

所有这些来自职场的人际关系的教训，很多都可以拓展到社会和我们日常的社交行为中。在购物时或带孩子去公园玩耍时，甚至只是和别人站在街角等着红绿灯变换的时候，我们是否会鼓励自己与他人建立高质量的人际联系，并主动服务他人？我们是否将他人看成是拥有多面性的个体，而不仅仅依靠他们在我们生活中扮演的角色加以评判？我们在自己生活的群体中，是否被他人认可，是否感到有动力积极参与群体生活？事实上，金爵曼企业中推行的模式，可以帮助我们所有人建立更强烈的归属感，即使在陌生人之间，也同样适用。

当韦恩·贝克在测试员工之间关系能量的力量时，他发现，即使是短暂的高质量互动，也能让人更愿意分享信息和资源，更愿意互相帮助。另外，如果员工之间的短暂接触是冷漠、苛刻、敌对或不屑一顾，则会耗尽彼此的正能量，并导致合作减少。换句话说，人际关系的能量可以是正面的，也可以是负面的。而高质量的人际关系，所点燃的正能量，即使是在我们完全不了解对方的情况下，也会对我们产生强大的积极影响。

这就意味着，我们的朋友圈并不局限于生活中唯一重要的人。我们的社交圈里充满了陌生人，而与他们的良性互动，也可以帮助避免孤独，让我们感觉到更多的人际联系。

另一个研究小组在2011年夏天对这一具体概念进行了测试，当时芝加哥市宣布将在其Metra通勤铁路系统中安装静音车。在该市进行的一项调查中，84%的受访者支持拥有静音车。但芝加哥大学心理学家尼古拉斯·埃普利（Nicholas

Epley）博士和他的副教授朱莉安娜·施罗德（Juliana Schroeder）博士，怀疑这个数字并不能代表大多数。所以他们设计了一项研究，其中一组通勤者被要求乘车过程中与其他乘客进行对话。第二组人被要求保持沉默。最后一组则没有得到任何指示。这三组人在实验之前都预言，如果他们花时间和陌生人交谈，他们的通勤生活会变得不愉快和低效，但事实证明，他们的真实体验恰恰相反。

与沉默组和没有得到指示的组相比，谈话组更喜欢通勤的过程。更重要的是，外向型的人和内向型的人都喜欢与陌生人交谈。

这些结果看似违背了"陌生人等于危险"的进化结论，且在某些情况下，保持常识和谨慎很有必要，但事实上，我们所遇到的大多数人并不会带来危险。我们因为害怕危险而回避的大多数即兴的人机互动，实际上充满了丰富的内涵。几乎每个人都能够从偶尔的善意行为中获得好处，哪怕只是一个简单的微笑，或一句简单的鼓励。此类微小的善意行为，能够帮助彼此陌生的人放松警惕，从而降低危险的症状。

大多数人误以为陌生人不喜欢我们的主动接触。这也是我们在杂货店排队时不愿意与前后的人交谈的原因。我们告诉自己，不能将自己的意愿强加于人，也不能无事叨扰他人，也担心其他人会因为我们的搭讪而觉得我们是怪咖。然而事实上，即使那些喜欢独处的人，也会欢迎友好的互动。研究数据还表明，当我们能够主动与他人互动时，我们会更快乐。

作为一个内向型性格的人，在最近一段时间里，每当我在咖啡馆或咖啡厅写作时，都会亲自开展非正式的研究。我会强迫自己微笑着与身边的人交谈，然后每当我想喝水或想上厕所时，会请一个陌生人帮忙看管我的包和文件，而不是自己收拾好所有的东西。他们从未令我失望。

第一次成功的尝试后，将自己的信任寄托在他人身上，请求别人帮助并得到回应带来的超棒体验，简直令我大吃一惊。但被我求助的那些人给出的反应，更让我吃惊。一个年轻人在我回来之后对我说，"谢谢你让我帮忙看管你的东西，感谢你对我的信任。大多数人都不敢这么做，这让我感觉棒极了。"我们之间基本没有任何互动，但这种积极的人际效果，却让我在接下来的几个小时内都充满了愉悦感。这也让咖啡馆成了一个令我向往且不那么陌生和冷冰冰的地方，我每天都期待在那里找到全新的体验。这就是陌生人的善意给我带来的好处。

这些经历证实了埃普利和施罗德在通勤列车上的研究发现。在与陌生人的短暂互动中，对彼此的仁慈、赞赏和慷慨，与更亲密的朋友关系中一样至关重要。向附近咖啡馆里的咖啡师微笑、为邻居按住电梯门、为其他正在过马路的家庭让路，这些交流只需要几秒钟的时间，但它们可以创造出一种有意义的人际联系感，而且通过提醒我们对他人的目的性和价值，巧妙地重申了我们的存在价值。

考虑到孤独的普遍存在性，记住这一点尤为重要。在我们没有意识到的情况下，我们大多数人每天无时无刻都在与孤独的人打交道。因为孤独可导致超级警戒的状态，以至于他们很多人都会处于焦虑不安、惶惶不可终日的状态。对于处于这种状态的人来说，善意的关怀能够让他们放下防备。正常人或许永远不会知道，对于一个在孤独中挣扎的人来说，一句赞美的话语或一个慷慨的善行，可能就会为他们打开一扇连接世界的大门。正如纽约大学社会学家埃里克·克里南伯格在针对城市社区的社会基础设施进行研究时发现的那样，能否与陌生人建立善意的人际关系，对于很多人来说，带来的结果可能生死攸关。

在1995年芝加哥的热浪创下历史新高时，当时克里南伯格还是一名研究生，彼时的热浪导致了一场令人费解的悲剧：数百独居者死亡，其中大部分是非洲裔美国人。同时，与热浪有关的死亡人数中，只有2%是拉丁裔，尽管他们占全市人口的25%，且大多数人极度贫困和病弱。

为什么拉丁裔贫民区的死亡率，要比非裔美国人的北劳代尔区低得多？克里南伯格在他的《热浪》一书中记录的调查，指出了这两个社区在社会和空间背景方面的差异。

"芝加哥的拉美人通常住在人口密度高的社区，"克里南伯格告诉我。"街道上到处是繁忙的商业活动，以及充满活力的公共空间。大多数在热浪中出现高死亡率的非裔美国人居住的街区，在过去的几十年里，大部分都被雇主、商店和居民抛弃了。"在被遗弃的社区中，居民们没有共享空间的意识，没有共同基础的投资。因此，他们彼此之间，以及与世界其他地方的人都变得疏远。没有人知道他们身处何处，更不用知道他们需要帮助了。

尽管在这些死亡事件中，热浪扮演了重要的角色，但克里南伯格表示，"这些人的死亡并非大自然的恶行。"光是天气原因，无法解释为什么数百名芝加哥居民，在没有任何公共机构或社区团体协助的时候，在紧锁的门窗后面，与朋友、家人和邻居失去联系的情况下，孤独地死去。"这可不是什么天灾，而是人祸。"

这一观察，让我想起了约翰博士，在2016年接受《卫报》采访时，谈到的孤独的社区传染性。"假设你和我是邻居"，约翰说。"我因为某种原因变得孤独，而且……作为一个突然变得孤独的人，我现在更倾向于谨慎地、防御性地与你打交道，把你当成对我的潜在威胁，而你也意识到了这一点，所以我们之间的互动会引发更多的负面社会反映。"在三四年的时间里，约翰继续说，"因为你作为我的邻居，和我的互动较少，当你去上班的时候，我们可以看到你更容易和别人产生消极的互动。"

这种环环相扣的传染性，降低了整个社会的集体联系能力，而世界各地的社区和政府也日益意识到这是一个问题。为了解决这个问题，许多城市、州和国家，正在加紧努力创造共同的空间，让陌生的民众，也可以围绕着共同的兴趣、需求或目的聚集在一起。这些空间包括传统的公园、学校、绿地和图书馆等，被安德鲁·卡耐基（Andrew Carnegie）称为"人民的宫殿"等公共场所。哥伦比亚的波哥大市以身作则，在周日和节假日，从早上七点到下午两点，全市七十六英里长的街道禁止汽车通行，这样人们就可以将其作为共享自行车、步行和其他娱乐活动的空间。全市四分之一的人口，每周都会聚集在这里。其他一些城镇，则采用友谊长椅和聊天长椅作为解决孤独的方法。在英国的几个城镇，警察部门装置了"快乐聊天"长椅，上面写着标语："请快乐聊天"，如果你不介意有人停下来打招呼，请坐在这里。其目的是通过允许公民承认自己会欢迎与陌生人的互动，从而鼓励和邀请人们建立联系。

通过了解和优化政策对人际联系的影响，通过资助探索孤独根源的研究，以及设定解决孤独的公共愿景、战略和联盟，政府可以在对抗孤独方面发挥重要作用。虽然政府在引导和动员全社会方面具有独特的地位，但最终的解决办法依然在于民众，所有人都要认识到，我们共同承担着孤独的风险和预防孤独的力量。正如我在"安德鲁"飓风之后亲眼目睹的那样，我们可以通过彼此服务、建立友谊和相互关心来行使这种力量。

1992年8月的那个早晨，在时速两百英里/小时的狂风和暴雨袭击了迈阿密的时候，我和家人蜷缩在客厅里。透过窗户的木制栏杆上的一个小口，可以看到暴风席卷着瓦砾呼啸而过，棕榈树弯曲着，仿佛在向暴风雨低头。在风平浪静后，整个城市一片狼藉，仿佛战后的废墟。电话线杆像牙签一样折断了，屋顶被撕成碎片，虽然我们距离海岸一英里多，但依然可以看到鱼被吹到树上，螃蟹四处散落在地上。和无数南佛罗里达州的居民一样，我们发现没电、没水、没电话线的情况要持续好几个星期。但我们很幸运，因为房屋依然安全地屹立在那里。安德鲁飓风导致超过16万个佛罗里达州居民无家可归。亲眼目睹大自然造成的那一幕幕惨状，导致了一种集体的凄凉和孤独的体验。

然而，在悲剧面前，一些奇妙的事情发生了。那些遭受风暴灾害的人突然走到了一起。多年来生活在同一个社区，但几乎不怎么说话的邻居们，开始帮助清理彼此的房屋和花园。我们的一个邻居，帮我们找了一台反铲车，合力把倒下的一棵大树搬走。还有人从布劳沃德县开了近一个小时的车，为我们送来食物和水。安德鲁飓风在南佛罗里达州，创造了一种强大的社会联系感。在我们这个曾经互不关心的地区，形成了一个相互关照的统一社区。有了彼此的服务作为纽带，群体间的友谊得以发扬光大，孤独得以消退。

安德鲁飓风催化和加速了所有人自然而然地建立人际联系的过程——只要我们愿意尝试，就能够建立社会联系。家人、朋友和陌生人，都在彼此的陪伴中，度过了这段有意义的灾后时光。我们知道了彼此的名字，分享了彼此的故事；我们互相请求和提供对方的帮助和支持；我们既分担了失去至亲的痛苦，又从彼此身上获得了复原的力量。

我们勇敢地认识彼此，勇敢地向陌生人给予真诚的善意，就像他们对我们做的那样。我们或许没有成为亲密的朋友，但通过彼此关注、相互服务和贡献时间，我们建立了有意义的群体联系。我们获得了勇气和信心，对自己以及对人类坚忍不拔的精神，有了信心。当所有人团结在一起，我们就变得更强大了。

但是，陌生人之间的相遇和帮助，不应该总是由悲剧或灾难来推动。作为邻居和社区，即使在没有显著危机的时候，我们也需要学会坚持这种相互关心和服务的精神。我们必须提防邻里之间在戏剧性事件消退后，又回到各自为政的倾向。不仅在公众焦虑的时刻，而且在和平的时期，在个体有需要的时候，社区也可以成为一种重要的资源，并应可以提高我们的生活质量和群体的体验。

CHAPTER 8
小家庭构成社会大家庭

和平是生活的美……是孩子脸上的微笑，是母亲对孩子的爱，是父亲的喜悦，是家庭的团结。

——马纳西姆·贝金（Menachem Begin），诺贝尔获奖致辞摘录

有件事你必须永远记住。你比预想的要勇敢，比看起来的要强悍，比想象的要聪明。但最重要的是，即使我们分开了，我也会永远和你在一起。

——克里斯托弗·罗宾，《维尼的大冒险：寻找克里斯托弗·罗宾》

尽管我们现在努力加强社区和国家内部的联系，但未来仍将取决于我们的孩子，因此我们每个人都有责任教会他们如何建立一个更有联系、更富有同情心的世界。

与年幼孩子们相处的时间，也证明了人与人的接触，对他们的生存和发展的重要性。除了照顾他们的身体，婴幼儿还需要与父母、兄弟姐妹、亲密的家人和朋友建立情感层面的联系。他们需要被人抱着，需要坐在我们的腿上看书，需要父母分享他们最新的胜利或挫折。从婴幼儿时期到青春期，孩子们面临的一系列社交障碍，既复杂又有两面性，我们对这些障碍的参与，决定了它们将

成为有益或痛苦，挫败还是有指导意义的经历。孩子们人生成长的每一步，都需要父母的辅助和周到的指引。我们作为成年人，却无法保证能够满足他们的这些需求。

因为，现代社会的巨变，正在塑造孩子们的生活。美国最年轻的几代人，正沉浸在海量的文化信息之中，而这些文化信息，将名利、财富和地位放在首位，忽略了善良、诚实和人性的品格。虽然在这个社交科技的时代，结交"朋友"和获得"点赞"已经成为孩子们的首要任务，但青少年和年轻人也是我们整个社会中最孤独的群体。

有一位母亲，非常清楚地知道，这些产生负面效果且有害信息会导致我们付出的惨重代价。劳拉·塔尔姆斯（Laura Talmus）是**超越差异组织**（Beyond Differences）的执行主管。她与丈夫艾斯·史密斯（Ace Smith），为了纪念于2009年去世的女儿莉莉，而创建了这个组织。她的女儿莉莉离世时年仅15岁。

莉莉的人生故事是悲惨的，但却也给所有人带来了振奋的意义，因为她有着超凡的能量和意志。莉莉出生时就还有阿普特综合征，这是一种罕见的遗传性疾病，但她似乎生来就很快乐。劳拉讲述了莉莉与疾病顽强斗争的经历，向我展示了莉莉早期生活的磨难。

劳拉还记得，在女儿出生那天，医院产房里的医护人员意识到莉莉的头型不对劲后，脸上的表情都垮了下来。后来劳拉才了解到，因为阿普特综合征会导致颅骨过早融合，所以出生婴儿的头型会异于常人。莉莉出生后的人生，充斥着各种各样的手术。"每次做完颅骨手术，莉莉都会癫痫发作，"劳拉回忆说。

但莉莉也是我见过的最快乐的孩子，在蒙台梭利医院接受四年治疗后，她去公立学校上了K—4班，表现非常好。其他学生似乎并没有意识到到她的身体有太大的不同。

莉莉幼年时期的经历，体现了幼年时期儿童天生具备的同情心。正如我在自己尚处学龄前儿童期的孩子们身上看到的那样，被善待的幼儿一般也会善待他人。他们可能会因为分享而发生争吵，但除非受到不公平的对待，他们一般不会评头论足。莉莉对朋友们都很友善，所以她也获得了同样充满爱意的回报。

但是到了初中阶段，情况发生了变化，外表突然变得很重要，社会地位也变得更重要了。莉莉的同学们开始躲着她，无论她多么努力，都无法融入身边的社交圈子。她发现自己被抛弃了，苦恼情绪也日益加重。后来，她的成绩开始下滑，也跟不上学习的进度了。

"我开始接到莉莉从学校里打来的电话，她会偷偷躲在厕所里，告诉我班上的女生们拒绝邀请她一起吃午餐，"劳拉回忆说。"我尝试着在课余时间和周末给莉莉安排散心的活动，但学校里的人拒绝接纳她的事实，还是令她很受伤。"

劳拉强调说，莉莉的确从来没有直接被人嘲笑或欺负过。她所忍受的社交层面的孤立，是更普遍存在且隐蔽的。事实上，劳拉后来意识到，几乎每个孩子，在上学期间的某个阶段，都会遭遇社交拒绝。但对莉莉来说，这种痛苦变得难以忍受。"她非常痛苦，以至于到了七年级时，她就恳求我们让她在家上学。直觉告诉我，那时候她可能比我们更了解自己的需求。所以我们尽量凑齐了家庭私教需要的经费，请了七年级和八年级的教师来到家里给她上课。"

他们聘请的两名家庭教师，帮助莉莉重拾了自信和内心的平静。她开始积极参加各种服务项目，并通过特殊颅面儿童协会（Children's Craniofacial Association），与其他患有阿普特综合征的孩子们建立了联系。这些联系对莉莉的生活产生了深远的影响。2008年，她为协会写下了这样一段话。

> 我在本地中学上学的那几年，是我记忆中最艰难、最糟糕的几年。我的同龄人真的不愿意接受我，我的老师也不相信我的学习能力。我从来没有想过通过家庭私教，能有今天这样的成绩。现在我知道，我和其他同龄人是平等的……所以永远不要让别人告诉你，你不行，即使是你自己也不行！

"她身上有一种很有先见之明的特质，让她把自己的生活变得更充实。"劳拉反思后说道。

莉莉想去寄宿学校读高中，经过一番思考和讨论之后，劳拉和艾斯同意了。

2009年，他们飞到爱荷华州为莉莉安排好了开学后的生活，并买好了车票，准备在那年秋天晚些时候的家长会上再次来看她。但在那个家长会的周末到来之前，他们接到了一个所有父母都不愿意接到的电话。莉莉在睡梦中去世了，死因很可能是她自出生以来就经常经历的癫痫发作。

对于劳拉、艾斯和莉莉的哥哥来说，失去莉莉是无法承受的打击。劳拉回忆说："有整整一年时间，我无法呼吸。我不知道自己是怎么熬过来的。第二年的时候，我依然觉得人生失去了重心，无法平衡自我。"但她设法回到了工作岗位上，让自己忙于工作，无法顾及悲痛。但有时到了停车场，她就会崩溃地开始抽泣。

但莉莉的追悼会，给劳拉提供了继续活下去的动力。在追悼会上，劳拉讲述了莉莉在中学时的经历，包括失去朋友，以及迫使她离开那所学校的孤独。当晚在场的一位母亲问自己的儿子，"马特，如果莉莉还活着，你还愿意跟她做朋友吗？"马特回答说，"当然了，大家都是莉莉的朋友。"

当马特的母亲将儿子评论转述给劳拉时，他的话重新揭示了一个关于社会孤立的令人不安的真相。"马特从来没有刻薄地对待莉莉，"劳拉告诉我。但他们去看电影的时候，几乎没有人会邀请她一起去。而当莉莉莉独自一人受伤的时候，没有人注意到，或者即使注意到了，也没有人试图伸出援手。

在最初那几个月的悲痛欲绝的日子里，劳拉的脑海中不断闪过这样的画面。"没有人认为自己做了什么不可原谅的坏事。他们只是把莉莉晾在一边，不愿意与她交往而已。"

劳拉决定去见马特和莉莉的其他几个老同学，以及莉莉儿时的朋友及其家人。他们谈起了莉莉的孤独，以及她被冷落的原因。他们决定一起把莉莉的故事，分享给她之前就读中学的其他同学，校长还专门为他们安排了一次集会。

"我们吓坏了，"劳拉回忆说。"礼堂里坐满了人。我们分别发了言，还播放了一段关于莉莉的视频。我问作为观众的孩子们，他们是否有过像莉莉那样的孤独受。大家纷纷举起手来。"每个人都想讲讲自己孤独的故事。"

坎德拉·洛（Kendra Loo）是那天坐在礼堂里的学生之一。自信、开朗、外向、随和的坎德拉看似从不孤独。然而，当她听着劳拉的演讲时，她被那些感到被冷落的人的悲伤所打动。"我从不知道原来人们会有这种感觉，"多年后，坎德拉告诉我。"我不知道人们会因为无人一起吃饭而躲在厕所里吃午餐。我当时很震惊，也很愧疚，因为我并没有做任何事情，让他们的生活变得更轻松。"

在这次分享会上，一些学生讲述了他们感到孤独的经历。其他人也认识到自己在孤立他人方面所扮演的角色（往往是无意的）。然后，他们分成几个小组，讨论可以采取哪些措施，来创造一个更团结、更不孤独的学校。因为有人对他们说，如果每个人都能承担起一点责任，确保周围的人不感到孤独，就能够给那些感到孤独的同学带来很大的帮助。然后在整个学年中，这些由学生组成的小组，每周都会召开一次会议，继续致力于解决校园里的孤独问题。

"他们给我们分配了一些很简单的任务，"坎德拉回忆说。"比如说，我要保证每周都能够与一个形单影只的同学聊一聊，或者只是在走廊上对着擦肩而过的同学微笑。但这些小事却带来了巨大的变化。"

这就是**超越差异组织**的开端，劳拉和艾斯发起的这个非营利组织，目的是提高人们对青少年的社会孤立和孤独的认识。起初，人们压根不关注这个组织，以为这不过又是一个重点解决校园欺凌的组织，而现在已经有了那么多反欺凌的项目和倡议。但劳拉知道，**超越差异组织**的使命是不同的，而且同样重要。

"我问孩子们，"劳拉说，"'谁能告诉我被群体拒绝是什么样子的，是什么感觉'。他们说，'这是一种决绝接受真实的我，不被接受、被忽视、被遗弃的感觉。'"这种经历或许显得平淡，也不明显，但却是致命的。劳拉意识到，"许多成年后的自残和暴力行为，都可以追溯到小时候经历的孤独和孤立。而大多数成年时期的反社会行为，都是被青春期的创伤触发。"

然而，最需要了解**超越差异组织**所传递的信息的成年人群体，也是最抗拒接收这些信息的对象。"我认为，大多数的父母，并没能像他们自己想象中的那样，为孩子们树立包容性的行为榜样，"劳拉对我说。

　　而研究的结果，也证明了这一点。在一项调查中，96%的家长认为培养坚强的道德品质是非常重要的，他们中的大多数人高度评价诚实、有爱心和可靠等品质。而哈佛大学教育研究院对一万名美国中学生的调查显示，"60%的学生认为成绩比关爱他人更重要"。此外，"近三分之二的人表示，他们的父母和同龄人也都会更看中成绩，而不是关爱他人的能力。"绝大多数教师、行政人员和学校工作人员都认为，家长最看重的，依然是孩子的成绩。

　　"我们如何才能确保成年人在他们最看重的事情方面，做到言行一致？"该研究的作者，在2014年发布的研究报告《我们想要养成什么样的孩子》（*The Children We Mean to Raise*）中问道。"最大的挑战，不是让家长和老师们相信，关爱他人是重要的品质，因为他们似乎已经相信这一点。真正的问题在于，成年人要如何做到'言传身教'，通过自身的行为，激发、激励和期望年轻人，每天都要实践关爱和公平的善行，哪怕在这些价值观与孩子们的幸福感或成就发生冲突的时候。"

　　劳拉发现了这个问题，因此**超越差异组织**鼓励家长们在家里采取行动，积极和孩子们一起探讨朋友关系和同情心，并提醒孩子们在午餐或课间休息时邀请独自一人的同学一起，主动认识来自不同背景和信仰的孩子，主动结交内向而安静的孩子，并避免线上的恶意行为。

　　但是，劳拉的目标不仅仅是让父母成为孩子的榜样，而是想帮助孩子们成为自己的榜样，体现出值得推崇的人际关爱。"人们以为初中时期的这种群体排斥和社会孤立的经历，是人生必经的历练，但我们拒绝这种观点。我们致力于培养新一代的年轻人，让他们无论在哪个阶段，都能够自信而有归属感，不必感到自己是受害者。这不仅仅关乎善意的行为，更是关乎对他人的接纳和所有人共同的进步。"

　　今天，**超越差异组织**，在美国各地的6000所以上的学校中发挥着积极的作用，通过提供各种项目，帮助孩子们消除社会隔阂。我们的目标是从改变初中文化开始，在初中校园中逐步消除小团体和社会排斥等行为。"我们正在努力让新一代的所有孩子们，都得到集体的接纳，"劳拉说。

她强调，到了初中阶段的孩子们，他们更容易听从同龄人传递的信息，而不是家长的意见。**超越差异组织**主要通过一个由120名高中生组成的青少年董事会来发挥影响力。他们在接受培训后进入中学，与学生们进行交流——以同龄人之间的交流的形式——讲述什么是社会隔离，以及如何消除社会隔离。

学生们要学会为自己对待他人的行为负责，并认识到社会孤立对身体、情感和心理的影响。由于他们都品尝过被拒绝的痛苦，**超越差异组织**帮助初中生们看到，只要他们能够走到一起，就可以避免这种痛苦。

当坎德拉·洛以**超越差异组织**的领导者的身份，加入青少年委员会时，她就吸取了这些教训。例如，通过培训，她意识到肢体语言对谈话的影响有多大。通过稍微将身体向着别人的方向移动，她可以帮助对方感觉到自己的关注。当别人说话时，确保与对方保持眼神接触，进行简短的评论以回应别人的发言，让他们知道你听到了他们想要传递的信息，并对所有参与对话的人表示感谢——这些都是她作为青少年委员会的成员，学习和掌握到的一些人际沟通技巧。

在我们交谈时，坎德拉已经高中毕业，并进入大学学习，但她在**超越差异组织**中学到的东西仍然影响着她。坎德拉说："学会如何与他人建立联系，需要大量的自我反思。我在**超越差异**中学到的一切，都帮助我在大学里找到了自己的同类。它教会了我一些可以终身适用的技能。我现在堪称一个可以和任何人交谈的人，还学会了如何表现出平易近人的特质。"

坎德拉的故事中，让我印象特别深刻的是，在她参加劳拉为莉莉举行的缅怀会议之前，她自己并没有经历过孤独，但她却对这一觉醒的秉持了欢迎的态度。她告诉我，推动这个项目的人来自不同的背景——有些人从未经历过孤独，有些人从未走出孤独。但他们都走到了一起，在学校里创造了一个更有联系的社区。他们都意识到可以做更多的事情，在自己的生活中建立更强大的社会联系。

如何向孩子们传授人际关系技巧

无论是好是坏，社会接受度的确对我们的生活至关重要。我们都希望得到他人的接受和认可，都希望属于一个相互支持的交际圈，我的孩子们也不例外。然而，健康的社会关系的重要性，往往会被学习、运动、成绩、家务和家庭压力等其他看似更重要或紧急的事项所淹没。作为家长，我们需要提醒自己，孩子的社交教育和学业教育一样重要，两者是深深地交织在一起，密不可分的。

2002年，心理学家罗伊·鲍迈斯特（Roy Baumeister）博士和吉恩·特温格（Jean Twenge）博士开展了三项小规模但引人入胜的研究并发表了结果。他们研究了社会归属感和学习成绩之间的关系。受试者均为大学生，在分组之前他们接受了据说能够预测未来成就（实际上是假的）的性格测试，但实际上研究人员随机将他们分成了三组，即"注定孤独组"、"注定有归属组"和"注定意外组"。"注定孤独组"的成员被告知，他们的性格测试表明，他们将来极有可能孤独终老。而第二个"注定有归属组"的成员则被告知他们将来的人际关系会非常好，能够获得长期稳定的婚姻和持久的友谊。第三组，即"注定意外组"的成员则被告知，随着时间的推移，他们发生意外的概率会不断增加，并可能会遭遇多次的骨折或频繁进出医院，但并没有提起他们的人际关系情况。这个"充满不幸的对照组"被纳入研究范围，以区分以身体疼痛导致的苦恼和预期的社会隔离所造成的痛苦。在被告知未来的命运之后，这些受试者立刻接受了一套标准化的智商测试，包含阅读和记忆力测试。

这些研究的成果令人注目的原因，体现在以下几个方面。被告知孤独终老的黯淡人生前景之后，无论男女受试者在智商测试和复杂的学业考试中的表现，都非常糟糕。与其他两组相比，所有的"注定孤独组"受试者不仅回答问题的数量少，花在每个问题上的时间也更长。尽管在简单的阅读和记忆力测试中，他们的表现没有受到影响，研究人员"发现在智力测试中，在涉及背诵复杂段落的挑战性问题上，他们的表现有明显的大幅度下降……以及在逻辑和推理测试中，他们的表现也远不如其他两个对照组。"

研究得出的另一个发现也令人信服，即可能频繁遭遇身体层面痛苦的前景，没有对学生的分数产生任何影响，测试结果显示，"注定意外组"的得分与"注定有归属组"的得分一样高。换句话说，只有在面对社会隔离时，学生们承受的苦恼，才会严重到扰乱他们的智力推理和逻辑思维的程度。更重要的是，这种成绩的下降，甚至也发生在"注定孤独组"那些在听到不乐观的预测时，显得很开朗、很自信的学生身上。

这些研究表明，社会排斥的影响，可能以比家长和教育者过去能够认识到的更为隐蔽的方式造成破坏。研究证明，当学生感到被排斥时，他们将自身的社会命运问题当成首要任务，从而消耗了本应用于学习的脑力。

研究人员推测，隐藏社会孤立导致的痛苦——包括对注定孤独一生的恐惧和羞耻——可能也会损害智力活动所需的能量。考虑到这些研究测量的是成年人对可能存在的社会孤立的反应，我们不难想象，在社会孤立真正发生在类似莉莉·史密斯这样的孩子身上时，对他们造成的负面影响有多么令人震惊。这也许能够说明，为什么从未遭遇学业困难的尖子生莉莉，在遭遇社会排斥之后，学习成绩一落千丈。

在撰写《同伴的力量》（*Peer Power*）这本书之前，社会学家帕特里夏和彼得·阿德勒博士花了8年的时间，深入观察了十几所邻里学校的美国青春期前的儿童的生活。他们的研究描述了复杂而多变的同伴文化，而这种文化通常是在成年人的视线之外发生。友谊和小团体的形成和解散，小团体的领头人尝试各种技巧来保持自己的权力和人气。当孩子们发现自己前一天被接受，第二天又被拒绝后，不知道为什么自己突然被抛弃的孩子，往往会通过十分夸张的形式表达自己的愤怒。这种在群体中按照受欢迎程度排序的方式，影响着孩子们对自己的看法，以及他们之间的互动方式。

在这个阶段，影响孩子们健康成长的破坏性社交行为，可能包括伤害性的谣言和侮辱、威胁要断绝友谊、被排除在游戏或谈话之外，或公开的对抗。通常情况下，这些挖苦和攻击是毫无逻辑理由的，而且可能会作为目标的孩子觉得好像是无缘无故地遭受了排斥。在这种混乱的竞争中，友情会被扭曲为彰显社会地位的楔子，导致真正的联系受到伤害，孤独也会扩散。

其他研究则表明，受欢迎在孩子们生活中的重要性，会随着年龄的变化而波动。虽然个人朋友关系在学龄初期更为重要，但在五年级左右，人气，即校园中的社会地位，开始变得更加重要。人气重要性的峰值一般出现在初中时期，即在12岁到15岁之间最为重要，但到高中结束时，人气的重要性和影响力将会逐渐减弱。

当然，在这个时期，孩子们也在经历着青春期、第一次的浪漫关系（包括得到回应或得不到回应的），以及越来越多的独立。这么多的变化同时发生，很多孩子在这个年龄段都很难搞清楚自己是谁，也不知道自己属于什么群体，也是常态。

问题是，身为成年人的我，如何帮助孩子们？

我们早已知道这其中的利害关系。和成年人一样，当青少年感到被社会孤立时，他们患抑郁症、焦虑和睡眠不好的风险也会增加。所有这些，都会严重影响他们的健康和学业表现。幸运的是，如果这些孩子们能够获得成年人的支持和并可以参照积极的榜样，情况就能够显著改善。

2007年，一项对超过4.2万名11岁至17岁的儿童进行的调查发现，来自家庭关系亲密且父母充满支持性的孩子，相较于那些来自父母冷漠或控制欲较强家庭的孩子，往往社交能力更强、自尊心更强、学业问题更少。在《儿科》杂志上描述其研究结果时，研究的作者写道："家庭生活琐碎日常，如相互交谈、一起吃晚饭、了解孩子的朋友等，对孩子的身心健康似乎很重要。"

邻里关系也具备同样的重要性。在那些人们互相关心和信任的社区里，青少年的社交能力更强，这可以体现在他们对老师和邻居的尊重程度、与其他孩子的相处方式，以及他们的同理心和解决冲突的能力等方面。我们的社会家庭，包括教师、青年领袖和亲戚，确实有助于将我们的孩子培养为更好的人。

　　经常为孩子被欺负或被社会孤立的家长提供咨询服务的盖伊·温奇（Guy Winch）说，所有成年人首先要做的，就是尊重和承认孩子们自己的担忧很重要。

　　盖伊说，成年人在试图安抚孩子们时，最常说的一句话就是："别人怎么想并不重要。"

　　盖伊会怎么说呢？"我们都错了！成年人以为没什么大不了的事情，却可能对孩子造成巨大的伤害。"

　　回顾纳奥米·艾森伯格等人的赛博球研究，盖伊说，大多数经历过这种排斥的人，都会有负面情绪的反应，包括愤怒和悲伤。拒绝了你的人，是否被视为一群讨厌鬼，根本不重要。如果他们被揭穿是在刻意陷害你，也不会让你的感觉更好。换句话说，即使我们知道被拒绝只是一个玩笑，不是真的，我们仍然会感受到同样的情绪痛苦。

　　盖伊说，"数千年的进化使得人类从基因上抗拒社会拒绝的体验，哪怕发现拒绝我们的人，实际上是我们所鄙视的人，或真实的拒绝从未发生过，被拒绝的痛苦依然无法消除。所以，当孩子们在被拒绝并感到很痛苦的时候，告诉他们不应该感到痛苦或在意，其实是错误的处理方法。"

　　盖伊说，这种在成年人看来善意的安抚，反而会让孤独的孩子们感觉更糟糕，"因为他们可能会产生的想法是，'我本不应该受到伤害，但现在我却受到了伤害，这意味着什么？'"相反，盖伊认为，孩子们在那一刻正在需要的，是来自成年人的提醒，提醒他们在这个世界上，依然有人重视和爱着他们，不管这个人是不是来自不同的朋友圈子，或来自俱乐部或社区团体，还是自己最喜欢的家人，他们在那一刻，只需要知道有这么一个人存在，就是最好的安慰。

　　当孩子因为被小伙伴拒绝而感到受伤的时候，可以在"当天下午，邀请这么一个朋友来家里玩。让他们一起搞搞拆装，玩玩布线什么的，只要他们一起，玩什么都可以。因为最重要的是，这提醒了孩子，'我还是有小伙伴的，还是有人愿意跟我一起玩耍的。'"

　　此外，盖伊也表示，别忘了提醒孩子，你也非常关心他们。"（最好的办法就是）认真的倾听，耐心的陪伴，并提醒孩子，他们是被人爱着的。"

数字时代的孩子要如何建立人际关系

科技给现代的父母带来了一个全新且令人生畏的教育难题。孩子们每天平均花在屏幕媒体娱乐上的时间，超过6个小时，包括看视频和使用社交媒体。这还不包括八小时的睡眠时间和六到八个小时的上学时间。这就意味着孩子们几乎已经没有任何的时间来进行专注的，不受电子产品干扰的，面对面的人际互动。看起来父母教育孩子的方式也应该与时俱进，发生变化。然而，要知道做出什么样的改变，并不容易，更不要说如何推动和落实这些改变了。但是，这其中的重要性尤为突出，这是因为童年和青少年时期，是孩子们发展社交技能和培养自我意识的基础时期。

为了更好地了解如何应对青少年对现代科技的使用问题，我采访了大卫·安德森（David Anderson）博士。安德森博士，是美国儿童心智研究所国家项目和外联部的高级主任。安德森的整个职业生涯，都在与孩子们打交道，从开办夏令营到辅导寄养和领养的儿童，等等。他培训过健康护理从业人员，也为学校开发过定制的服务和一整套的家庭资源，这些都是在全国范围内进行的。在他创办的童心公司（Child Mind）里，他为存在各种心理健康问题的儿童和家庭提供解决的方案和资源。

虽然一些专家警告说，互联网和视频游戏，对孩子们的社交发展构成了明显的危险，但安德森的看法略有不同。他说，假设所有的孩子都必定会受到社交媒体和技术的伤害，是错误的。因为许多孩子们说，社交媒体实际上增加了他们建立人际联系机会，让他们找到能够产生共鸣和归属感的群体。但同时，安德森也承认，科技可能会对那些更容易出现行为和心理健康问题的儿童，以及无法达到发展标准的儿童，造成伤害。

本质上，不是所有的现代互联网科技，都会对所有的孩子，产生同样的影响。

因为每个孩子的需求和对社交媒体危害的潜在易感性都是不同的，家长在限制孩子的屏幕时间时，需要考虑到这些差异。

安德森说，大多数孩子们使用智能手机和电脑，是为了减压、放松、娱乐和建立社交联系。对一些孩子来说，短信已经取代了电话，成为聊天、安排见面、补习功课的便捷渠道。而且，现在科技已经彻底融入了现代生活，孩子们实际上需要一定的数字文化和知识，才能与同龄人对话，因为这已经成为他们的共同话题。

但是，孩子们容易失去对现代科技的掌控力，他们也很容易通过现代科技提供的平台，接触到父母和老师的目光之外的更广阔的世界。"孩子们可能无法处理他们在网上遇到的事情，"安德森对我说。这就是为什么家长们，确实需要在孩子们对技术的使用上，设置合理的界限。"家长必须要知道孩子们在上网时都在做什么，以及他们花在网上的时间长短。到底什么才是合适的度，可能需要因人而异，并没有一刀切的解决方案。"

他让我想起了普日贝尔斯基和温斯坦博士的"金发女孩原则假说"，即不仅数字屏幕时间多的青少年（平日里每天超过两个小时以上）的幸福感水平，低于适度使用数字屏幕的青少年，而且那些有极少到没有数字屏幕时间的青少年，其幸福感水平也低于适度使用屏幕的孩子。"最难的是，"安德森说，"有时青少年自己也不想盯着屏幕看，但因为他们与朋友们交流的方式都局限在这些平台上，他们就不得不用。"

关键是，家长们要帮助孩子们找到适当的节制点，让他们可以保持与朋友们线上和线下的联系，而无须过度依赖电子设备。但这种节制，需要从家里开始，从父母的以身作则开始。

小孩子特别需要父母的关注。他们需要眼神的交流、对话，以及情感的投入。我想起罗宾·邓巴反复强调了社交技能的复杂性，但这些技能也是我们建立社会关系能力的基础。为了充分发展这些社交技能，孩子们需要大量的人际接触和直接互动。这些互动能够教会他们理解自己和他人的面部表情、手势、情绪和情感等信号，在他们学会建立同理心的同时，磨炼他们的情商。

与家长的互动，也能帮助孩子们学会如何做人、如何与人相处、如何付出与索取。这种学习的过程，让孩子们学会不要抢在别人之前抢夺蛋糕、不要在别人惹你不高兴的时候打别人的头，这就是学习。当父母把所有的时间都花在手机上，而不是和孩子互动的时候，就等于跳过了这些课程。那么，随着年龄的增长，孩子们会怎么做呢？他们就会像自己的父母那样，忽略了自己的朋友，只顾着埋头沉迷电子设备。而这，必然会导致孤独。

安德森说："对于那些存在抑郁症或焦虑症等先天性心理健康障碍的孩子来说，社交媒体也会加剧这些症状，或者导致这些孩子沉迷虚拟的网络世界而无法自拔。"在线的虚拟社区，例如那些积极鼓吹会导致饮食失调行为的网络社区，会让生病的孩子们更加不健康，并进一步丧失参与健康的人际关系或照顾好自己的能力。

然而，往好的一面看，现代技术也可以为被边缘化的孩子们，提供一种同龄人的联系感，比如性少数群体+青年，就能够帮助这些少数群体，减少孤独、焦虑或压抑感。安德森说，如果你身处的学校和社区里没有人和你一样，那么通过在线社区找到志同道合的人，也可以让人感到非常安心。

但是，所有的家长都需要监控孩子与虚拟世界的关系。安德森告诉我，当孩子们开始错误地将网上得到的点赞数量等同于自我的价值，尤其是当他们现实生活中的个人关系被虚拟的人际连接所取代时，就会出现大问题。

安德森表示，关键在于家长们要定期"检查孩子们的发育指标"，以确保孩子们得到足够的社会营养，满足身体和心理健康发展的需要。如果他们在这方面有所欠缺，家长们可能需要重新评估孩子对屏幕的使用情况。这些"指标"包括：

1. 高质量的、与年龄相适应的面对面交友。在他们小的时候，他们在校外是否有一两个同龄人一起玩耍？随着年龄的增长，进入初中后，他们是否会在课余时间或在周末的时候，三五成群地出去玩？在青少年时期，他们是否有一两个非常亲密的朋友？

2. 课外活动量。他们是否有强烈的个人兴趣爱好？他们是否找到了自己最喜欢的一项运动或一项乐器？他们是否参加过与艺术、自然、服务、文化、精神归属有关的学校社团或青少年团体？

3. 家庭时间。家庭里是否设定了定期禁止电子设备的时间？全家人是否会聚在一起吃饭？周末和节假日是否会花时间一起聊天，进行线下活动？

4. 共享屏幕时间。家长是否通过一起上网，帮助孩子学习如何浏览网络世界？家长和孩子是否一起观看一些节目或电影，并一起讨论？因为谈论视频中的社会关系，可以是一个很好的学习体验，可以帮家长省掉讲授社交技巧的功夫。

5. 自由活动时间。当孩子有休息时间的时候，能不能平衡线上和线下玩耍的时间？他们是否有足够的时间休息和反思？家长们需要考虑自家孩子的特殊需求和性情，然后再确定相关时间界限的设定。

6. 学校的表现。孩子在学校里是否全身心投入了学习？他们是否有足够的时间和空间来做作业和准备考试？

7. 健康的作息。孩子是否养成了有助于心理健康和身心健康发展的日常习惯？他们是否有足够的运动量？他们的睡眠时间是否接近所属年龄段的建议睡眠时间？他们的饮食是否健康，包括上学前的早餐和各种水果和蔬菜？睡前一小时是否关闭了电子设备？

德莱尼·拉斯顿（Delaney Ruston）是一位医生和纪录片制作人，她的纪录片《屏幕一代》（*Screenagers*）直接关注的是在数字时代培养健康儿童的挑战。她在2011年左右启动了这个项目，因为她开始注意到自己的家庭里围绕电子产品的使用而发生的争吵和紧张的程度不断上升。她十几岁的儿子想玩更多的电子游戏，而她的女儿则总是挂在社交媒体上。"我看到了很多警示的信号，年轻的孩子们24小时不间断地埋头玩着手中的数码设备，家庭作业也变得电子化了。我就知道我们迟早会因为电子设备的使用问题爆发严重的冲突。"

拉斯顿在拍摄纪录片的过程中采访了很多青少年，他们的经验为她提供了一些简单而有效的建议，来减少这种围绕电子设备使用而导致的家庭冲突。拉斯顿表示，首先最重要的是，家长要秉持一种合作的态度，不是严厉的管教。"在育儿方面，父母能做的最好的一件事，就是倾听。因为青少年喜欢说话，喜欢教导他人，所以父母需要带着好奇心来向他们求助，请他们帮忙解释Instagram上发生的事情，以及怎么玩他们的电子游戏，等等。"

这个对话的重点，需要围绕在线行为展开。哪些是可以在网上说的，哪些是不可以说的？当有人在脸书上说了一些他们不会当着你的面说的话，这意味着什么，正确的回应是什么？"这些关于明智的在线交流、如何保持洞察力和善良的对话，以及事后如何处理冲突的对话，是至关重要的，"拉斯顿告诉我，这些亲子的对话需要从中学或更早阶段开始。

家长们也要坦诚地向孩子承认自己在管理现代科技产品方面的挣扎，这也是有帮助的。"然后我们就以身作则，给孩子正确的示范。"例如，拉斯顿说："我可能会告诉他们，我尽量晚饭后不使用电子设备，但我很纠结，因为我还没有回复所有的邮件。我可能会请他们帮助我，提醒我早点完成工作。"这种以身作则、包容的教导，让孩子们在相互理解的过程中，了解到行为改变的过程。

和安德森一样，拉斯顿也发现，很多孩子其实并不愿意把大部分时间都花在网上，当家长允许他们自己想办法解决时，这些办法可能比家长单纯地限制使用时间要有效得多。比如，有些青少年在和朋友吃饭的时候，就想出一个规定，每个人都要把手机放在桌子上并放成一摞，在吃饭的时候，第一个检查手机的人要支付罚款，比如请大家吃甜点。

这些谈话让我清楚地认识到，教孩子们形成良好的习惯，并不需要大刀阔斧的改变。如果我们有意识地去做，细微的行为和动作，也能产生大效果。

凯瑟琳·斯坦纳·阿黛尔博士建议，当父母们希望重新平衡孩子们的线上和线下生活时，最有效的一个方法就是夏令营。斯坦纳·阿黛尔在她的书《断网大行动》（*The Big Disconnect*）中，将自己描述为一个全身心投入夏令营的人。她五岁时就开始参加夏令营，后来成为夏令营辅导员，现在担任夏令营的心理咨询师。就像雅尔达·乌尔斯发现户外夏令营可以增加孩子们的同理心一样，斯坦纳·阿黛尔将夏令营描述为重塑青少年的重要环境。

"在我看来，没有比夏令营更好的地方，让孩子们可以学习社交技能了，"在最近的交谈中，阿黛尔对我说。当然，不是所有的夏令营都能够取得同样的效果，而夏令营也不是孩子们开发社交智力的唯一场所。然而，夏令营模式值得研究，因为正如斯坦纳·阿黛尔所言，"评判夏令营好坏的标准，是能否培养孩子们的同理心、真实性、社交和情感智能。"

在夏令营里，孩子们从斯坦纳·阿黛尔所说的数字安抚器中解放出来。"每个人都全身心地投入当下，没有了令人分析的数码产品，所有人都会融入群体之中。孩子们得以通过夏令营建立彼此的连接——无论你是否喜欢与你一起参加夏令营的那个女孩，你们都要一起度过这一段时光。"

此外，参加夏令营的孩子们还能够与内心的自我建立联系。他们不再每时每刻都在查阅手机，而是在森林里散步，或划独木舟，或练习射箭的时候，审视自我。"这就像是灵魂的重启。"

斯坦纳·阿黛尔说，夏令营的指导员也扮演着重要的角色。他们就像能够提供支持的兄弟姐妹，"在这里，他们会帮助你以一种展示真实自我的方式，与他人建立连接和保持存在感，同时也为理解真实的他人创造空间。'我们'的力量是如此强大，可以包容所有的个体。"

从这个意义上说，夏令营文化与社会中更广泛的地位驱动的文化相反。在后者中，孩子们学到的原则是，只有最顶尖的人才可以存在，谁的玩具最好、谁的身材最好、谁上了常春藤大学，谁就赢了。"年轻人总是通过与他人比较来获得自己的身份，但对现在的孩子们来说，问题就在于，这种比较无时无刻不在进行。"

斯坦纳·阿黛尔说，所有这些比较和竞争都会滋生**焦虑和害怕错过的情绪**（FOMO：错失恐惧症）。那么，夏令营可以成为一个不会导致错失恐惧症的空间，孩子们可以在这里做真实的自己，以最真实的模样去交朋友。而这种真实的人际联系，能让孩子找到归属感，帮助他们全身心地投入自己的生活。

但知易行难，当你习惯了通过短信保持远距离的交往，在面对面的情况下处理冲突可能会很不舒服。对于年轻人来说，在没有互联网科技和表情包的协助之下，想办法去当面跟人告白，也会成为一件令人痛苦的事情。但是，孩子们和他们的青少年辅助者待在一起的时间越长，彼此之间的存在感也越强，他们就越能够展示真实的自己，并开始掌控和驾驭其他类型的社会关系。

从中学到的经验，并不是说每个人都应该把孩子送去参加夏令营。当然，也并非每个家庭都能够负担得起，但面对面的交流不分春夏秋冬，所以我们从夏令营中学到的经验，是可以复制的。试想一下，如果我们都能够确保孩子定期放下电子产品，在吃饭的时候都能够放下手机，我们就能够开展更多、更好的餐桌对话。如果孩子们的睡衣派对不再允许使用电子产品，孩子们就有更多的时间与对方交流。如果他们在学校出游时关闭手机，他们就会更有可能在路上相互探讨关于目的地的新发现，更有时间与彼此加强联系。

如何教育，确保孩子情绪健康

当德莱尼·拉斯顿将相机对准青少年，拍摄《断网大行动》时，她注意到他们表现出一些出乎意料的上网的情绪反应。"整天泡在网上时，"拉斯顿说，"有的时候，他们觉得自己很好，有时候喜欢，有时候绝望、厌恶和悲伤。"所有这些孩子，在每天上网的时间里，都会体验到各种转瞬即逝的情绪，有时没有任何明显的激发物，也无法找到明显的缘由。拉斯顿还注意到，很多孩子不知道如何管理，甚至不知道如何识别这些"微情绪"。

教育家们也注意到了同样的现象，他们认识到，这些毫无征兆的情绪波动，会对学生的学习成绩和社会交往造成严重的破坏。因此，世界各地的学校都开始启动专注社交和情绪管理的项目，让孩子们掌握管理情绪和培养强大人际关系的工具，包括自尊、同理心和人际沟通技巧，并让他们有机会利用这些工具发展健康的人际关系，帮助我们的下一代，建立一个人际联系更紧密更健康的未来。

耶鲁大学情商中心（Yale Center for Emotional Intelligence）也在2005年推出一个叫作RULER的项目——这五个字母，分别是五种关键技能的缩写：

● 识别情绪（Recognize：解读他人的面部表情、肢体语言和声调以及了解自身的生理和认知反应）。

● 了解情绪（Understand：包括不同情绪的成因、后果及其对思维、学习、决策和行为的影响）。

● 给情绪贴上标签（Label：能够用词汇来描述各种情绪）。

● 表达情感（Express：能够对着不同的人和在多种情境中恰当地表达情感）。

● 调节情绪（Regulate：包括促进个人成长、建立人际关系、实现更大的幸福感和目标的有益策略）。

这个项目的发起者是马克·布拉克特（Marc Brackett）博士，他对社交和情感学习的需求有亲身体会。作为一个20世纪80年代在新泽西州郊区长大的孩子，马克经常被人欺负，经常感觉被疏远和遗忘。他在《感受内心：释放情绪》（*Permission to Feel*）一书中写道：早期的性虐待加重了这种情绪层面的创伤，后来成为一名心理学家，他发现在整个童年时代，他和同龄人（以及老师和父母）都缺少认识和管理情绪的能力，在后来的学习和研究中，马克发现，有社交问题的孩子，往往情商较低，而情商分低也与攻击性、冒险性和破坏性行为有关。成为耶鲁大学情商中心的主任后，他和同事们决定通过培养学校的情绪意识和技能，尝试改善孩子们的社交能力，并推动了"RULER"项目的成立。

马克将RULER称为一种方法，而不是"课程"，因为它不是学生需要在学校完成的一节课，而是充分结合了学生在学业方面的各种实践活动，要求家长、教师、行政人员、辅导员和学生都参与进来，并让每个参与者都能得到健康的社交，促进其情感发展。

"当你身处一个有害的环境中时，世界上所有的治疗方法都无法起作用。如果大人不给孩子们树立健康的情绪行为榜样，孩子们就不知道如何去做。"他告诉我。所以，为了改变孩子们的环境，RULER帮助其环境中的所有其他人也更好地识别和管理自己的情绪。

当我第一次读到RULER项目的报告结果——孩子们在同理心、社交技能、课堂行为和学校表现等方面都有明显的改善——这些结果好得像是捏造出来的。因此，在一个秋高气爽的早晨，我去耶鲁大学拜访了马克，想看看RULER的具体运作方法。

我们去了附近的哈姆登镇的一所公立小学，一到那里，我就被课间走廊的气氛所打动。孩子们有说有笑，这里明显不存在紧张的气氛。事实上，这让我感到很平静。

马克先带我去了三年级的一个班级，老师正在教室前面的电视上播放一段短片。

结束后，她问学生："你们能说说影片中的人物，可能有什么样的感受吗？"

一位男生说，他认为片中的高中生在厕所里被恶霸欺凌时，可能觉得压力很大、很焦虑。一个女生自信地举起了手，说："我想，那个恶霸可能自己也是被吓到了。"

当其他孩子们也主动提出自己的观察，老师轻轻点头，问他们是什么线索让他们认为人物会有这样的感受？是说话的语气，还是肢体语言，抑或是他/她的穿着？如果在现实生活中遇到这样的人，他们会怎么做？他们会如何提供帮助？

后来，我有机会和三个四年级的学生谈起了他们参与RULER的经历。一个叫塔尼娅的女孩告诉我，她是从纽黑文转入这所学校的。在那里她被人欺负，学习成绩不好。"在来到这所学校之前，我甚至不想去上课。"她说。"但是这里的人，完全不一样。他们人很好，我们都对彼此很好。"

听到她的话，同学们都点头表示认同。卡洛斯是一个身材矮小、瘦弱的男孩，鼻子上架着一副黑框眼镜，仿佛下一秒就会从鼻子上花落。卡洛斯接着塔尼娅的话，分享了自己的经历。有一天，班上一个同学怒气冲冲地来到了教室。她的心情很糟糕。"她走进教室的时候，对所有人都凶巴巴的。但我们猜测她可能是遭遇了什么挫折，或许是跟爸爸妈妈吵架了。所以我们就关切地询问她到底发生了什么，并尽可能对她友善。到了下课的时候，她又变好了。我们的心情也变得很好。"

卡洛斯的表述让我很惊讶。在我四年级的时候，我还不能够像这些孩子们一样，用如此丰富的词汇来表述自己的感受，更不会有如此成熟的能力去思考别人的情绪和自己情绪之间的关系。但在这个学校里，这些孩子只是常态，并非个例。塔尼娅对我说，她的父母也注意到了她的不同。"他们发现我在家里更快乐了，因为我在学校更快乐了。"

这所学校的老师们也肯定了RULER的积极效果。他们告诉我，学生变得更有同理心，攻击性也降低了。学生之间建立起了更强的友谊。尽管冲突事件仍有发生，但它们更有可能被冷静地用语言处理，而不是诉诸愤怒和肢体暴力。

RULER本质上基于一个简单而有力的理念，即情绪很重要。当我们认识到情绪的力量，当我们有能力冷静地考虑和塑造自己对周围的人和环境的反应时，我们在人际关系、学校和工作场所都会有更好的感受和表现。迄今为止，全球已有两千多所公立、私立、独立和教区学校开展了RULER项目。而许多学校的实践数据显示，该计划能有效地改变课堂上的情绪氛围。这些好处也延伸到了教师身上。一项研究表明，参与RULER项目的教师，职业压力和倦怠感较小，并且教学参与度也得到了提高。

马克指出RULER的另一个好处，是我没有预料到的：它还能够使不同教育背景的家长之间的竞争环境更加公平。"比如说我的妈妈和爸爸的教育程度不高，所以他们没办法指导我的很多功课。但有了RULER，我可以回家后对他们说，'我们今天在学校里学了这个描述感觉的新词。我们来聊聊这个词吧？'通过这种方式，家长可以参与孩子的学习，因为学生成了老师。"

马克回忆起一个六年级的学生。有一天，她在RULER课程中学到了"疏离感"

248

这个词。回到家后，她告诉妈妈，是什么让她觉得自己被疏远了。然后她问妈妈，是什么原因让妈妈也会有这种感觉。她的妈妈恰好是纽约市的一名警察，也是整个分局里唯一的女性。这个问题，得以让母女俩进行了一次严肃的对话，让妈妈意识到自己的孤独，也意识到自己需要解决这个问题。

"一句询问关于情绪和感觉的话，就可以开启一段有深度的讨论，"马克说。

培养孩子们的社交和情感技能固然重要，但在培养孩子们的社交能力方面，还有一个重要的下一步，那就是鼓励积极的同情心，或者说社会服务。仅仅告诉孩子们要关心他人是不够的。想要让孩子们在成长过程中，感觉到自己对他人和社会的真正重要性，他们就需要学会给予和接受帮助，而这反过来又会让他们意识到，自己的确可以在这个世界上做出有意义的改变。2018年，在北卡罗来纳州夏洛特市的一所高中发生枪击事件后，在那所高中担任了二十多年老师的贾斯汀·帕尔曼特（Justin Parmenter）就产生了这一想法。

我是在听电台的采访时，了解到贾斯汀的。他在枪击案发生后，与他的七年级学生一起发起了一个"同情心项目"。他说："一场个人的冲突，最终以一个孩子死去，而另一个深陷监狱收场，"贾斯汀说，"在我看来，解决这种问题的方法，是同情心和仁慈。"当我听说他的项目叫"亲善密探"（Undercover Agents of Kindness）时，我觉得自己有必要深度要了解一下。

在我们交谈的过程中，贾斯汀告诉我，他的项目灵感，来自2013年由健康心灵中心（Center for Healthy Minds）的理查德·戴维森（Richard Davidson）博士和海伦·温（Helen Weng）博士进行的一项研究。该研究表明，只需做出仁慈的举动，大脑就能被训练成鼓励更多同情心的行为。其实，在枪击惨案发生之前，贾斯汀就已经对网上的冲突和欺凌行为感到沮丧，因为这些冲突和欺凌行为已经蔓延到了教室里。但他明白，造成这些冲突的根源很复杂，尤其是考虑到孩子们的年龄尚小，虽然孩子们在其他时候会打架或互相不理不睬，但他并不觉得他们本质上是坏人。"我觉得这更多的是出于自我保护，或许他们试图通过强硬的语言和行为，避免受到他人的伤害。"这种担心被伤害的恐惧，似乎正在消磨孩子们的同情心，并让他们中的许多人感到孤独和被排斥。

贾斯汀觉得，如果他能帮助孩子们看到，对他人怀抱善意是正常的，不是怪异的，他们或许就会放弃诸多刻薄的行为。"让孩子们重新反思自己与他人的交往和对待对方的方式，是他们人生中重要的顿悟时刻。从中学到的经验教训，其实可以对他们的人生产生长远的影响。"

"亲善密探"是怎么运作的？贾斯汀把所有学生的名字放在一个碗里，然后每个学生抽出一个名字。学生要为被抽中的人做一件善事，并在完成后提交一份"任务报告"，总结经验和教训。大多数孩子们瞬间摩拳擦掌，迫不及待地想要发挥创意。在名单抽完后的最初几周里，贾斯汀开始看到考试前贴在储物柜上的鼓励纸条；看到送到学生手中的自制纸杯蛋糕和糖果袋，还有学生在教室里的课桌上放上了励志语录和折纸，只是希望能让收到的同学笑一笑，心情更好。

他给我讲了一个名叫玛雅的小姑娘的故事，她抽到的对象是同学索尼娅。索尼娅在踢足球时遭遇脑震荡，遵医嘱不得在外面玩耍。玛雅从来没有和索尼娅说过话，但她决定课间不再出去和朋友们一起玩，而是给索尼娅买了冰激凌，留在屋里陪她聊天，让她不会感到寂寞。

另一个名为杰夫的学生，抽到的对象，是一个很容易感到挫折或愤怒的同学。哪怕看不懂作业的题目，这个同学就会一气之下把作业本丢在地上。观察到这一点之后，杰夫从家里给这个同学带了一个减压球，让他可以在感到挫败的时候，用力地捏一捏来发泄。"我看到那个孩子带着杰夫给的减压球来上课，并真的看到他能够越来越好地处理自己的沮丧或挫败感情绪。"贾斯汀告诉我。"我想很多转变，都得益于孩子们建立起的人际关系，这让那些被帮助的孩子意识到，自己的生活之中还有其他人理解自己的遭遇并且想要伸出援助之手。"

但贾斯汀也承认，并非所有的孩子，都能马上接受这个任务。对于那些非常害羞和存在社交焦虑的学生来说，接近他们不熟悉的人，是一件很痛苦的事情，因此贾斯汀必须想办法来确保行动者的匿名性，同时也要确保孩子们不会被遗漏。但几轮过后，大部分同学们都嚷嚷着要进行下一轮的抽签。他们显然变得更有创意，也能够更加理性地理解自己的善举。他们开始努力去了解他们的受助者，询问其他人的兴趣爱好，以及能为那个人做些什么有意义的事情。

贾斯汀的一些学生们后来意识到，对他人的善行不应该成为一种老师安排的任务。贾斯汀认同这一观点，并告诉孩子们，"这就是我想让你们学习到的，善行不应该是其他人颁布的任务，当你在与他人互动的时候，哪怕只做了一个最微小的，最正确的举动，或许就会给对方的生活带来巨大的影响。"

自从贾斯汀在2017年启动"亲善密探"活动以来，从美国各地城市到哥伦比亚、密克罗尼西亚等地的老师们都在联系他，希望向他请教如何在本地区启动类似的活动，让学生们有机会实践和学习如何做一个有爱心的人。至于他自己的班级，贾斯汀只是希望孩子们接收到的信息，能够伴随他们的一生。"长期目标，是让孩子们把所学到的东西，运用到新的情境中去，当他们在杂货店买东西时，与陌生人打交道时，都能把所学到的东西运用到新的情境中。"

衡量童年时期同情心的黄金标准，就是孩子们自发的善行。这个简单的道理，因为一场谈话而深深地印在了我的脑海里。谈话的对象，是2012年康涅狄格州纽镇学校枪击案其中一位受害者的父亲。他的孩子名叫丹尼尔·巴顿，因枪击意外身亡时年仅7岁。在枪击案发生后不久，我们进行了一场令人心碎的谈话。

丹尼尔是一个特别富有同情心的孩子。每当操场上或食堂里有人被冷落或悲伤时，丹尼尔就会注意到。或许很多孩子也同样注意到了，但丹尼尔与众不同的是，他会尝试着去帮助别人。他会走过去和这些孩子们聊天，或者只是静静地和他们坐在一起。虽然才上一年级，但丹尼尔已经意识到，善良和包容的价值观，并不总是体现在他周围的世界里。从来没有人教他这样做，但他就能自然而然地同情那些孤独的人，并采取饱含同情心的行动。

当像丹尼尔这样的孩子们，敢于为他人服务时，他们的父母和老师需要承认和赞扬这种善意，并在此基础上再接再厉，让这种爱心得以发扬光大。这就是南佛罗里达州博卡拉顿高中（Boca Raton High School），在其学生丹尼斯·艾斯蒂蒙（Denis Estimon）和同学发起善行计划后，所做的事情。

丹尼斯是的父母是海地移民，全家在他上小学时就搬到了南佛罗里达州。作为一个新到来的移民，因为不熟悉美国的风俗习惯和口音，丹尼斯在学校里经常感到孤独，但他看得出自己并不是唯一的孤独者。许多其他的孩子似乎也很孤独，而他们感到最孤独的时候，就是午餐时间。

为了改变这种情况，丹尼斯和其他三位同学发起了一个名为"我们一起吃饭"的活动。和丹尼斯一样，他和活动的组织者们，在午餐时间会在校园里走动，找到那些落单的人，并坐下来和对方一起聊天。

在感到对方敞开心扉之后，他们就会采取下一步的措施，邀请对方在午餐时间，加入"我们一起吃饭"小组。但如果对方坚持自己吃饭，也没有关系。

当我第一次和丹尼斯交谈时，他已经加入这个小组一年了。那时，午餐时一起吃饭的成员规模已经拓展到五十人。学生们告诉他，能够加入同龄人群体的感觉很好。他们也意识到，加入这个团体，就是给其他不愿意独处的同学提供了陪伴。这种感激的感觉是相互的，通过这个项目建立的一些午餐关系，最后也发展成了午餐时间以外的朋友关系。对于其他学生来说，这种支持性的互动，让他们对自己有了更好的感觉，也减少了孤独。

"我们一起吃饭"活动非常成功，第二年就推广到了15所学校。丹尼斯已经从高中毕业了，受这个项目取得的成功所鼓舞，现在他已经成为"要坚强"（Be Strong）组织的负责人。这是一个由学生主导的解决孤独状态的运动，致力于在世界范围内推广"我们一起吃饭"活动。

2019年秋天，当我与丹尼斯交谈时，他对近250所学校开办的"我们一起吃饭"俱乐部充满了自豪感。他向我讲述了最近一次回访博卡拉顿高中的经历。"当时，一位素未谋面的女士跑到我面前，给了我一个大大的拥抱。她开始哭着说，'我想感谢你，因为上周我患有亚斯伯格症的儿子，走到我面前说："妈妈，妈妈，我找到朋友了，我有朋友了！"'——这都是因为俱乐部的成员们，张开双臂欢迎他的到来。"

然后，丹尼斯给出了发人深省的总结，他说："我们这一代人都在渴求陪伴，但他们真正寻求的，应该是一种群体的归属感。'陪伴'只是意味着有人在你身边。我们中的很多人有陪伴，但不并没有真正找到心有所属的群体。每个人都需要这样一个群体，不管你是受欢迎的孩子，还是喜欢独来独往的人，都需要有这么一个归属之地。"

为父母构建互助的社群

我对这些项目了解得越多，我就越发觉得父母（包括我在内），在努力向孩子们展示更好的沟通方式时，面临着双重挑战。美国儿科学会和无数专家都认为，父母是孩子们建立社交和情感技能，以及发展健康的人际关系的重要榜样。但是，许多父母自己也身陷孤独的挣扎之中。

其中一些父母，自身正面临着贫困、暴力、个人的创伤史等压力，以及其他的困难，这将使养育孩子的过程，变得特别艰难而孤独。这些父母正是最需要团结到一起的人群。有一群同龄人，在一起学习更好的育儿技巧和建立相互支持的关系，可以从根本上减轻整个家庭的负担。然而，这些父母，往往也是最不可能有时间或资源来发起这种团体的人群。

认识到这一点，在我之前担任美国卫生局局长的大卫·沙彻（David Satcher）博士，大约在8年前推出了"聪明而安全的儿童"（SSC）家长领导力计划。现在，这个为期15周的计划在从亚特兰大到休斯敦的各个社区中开展。每周由六到十位家长组成的小组，在附近的理发店、教堂、救世军中心和联合之路等场所进行两小时的用餐时间讨论。在这些课程中，受过培训的主持人会引导家长们就儿童发展、社交和情绪健康、积极的纪律选择、家庭媒体的使用，以及加强自身社交和情绪健康的实践等方面进行对话。

项目负责人勒罗伊·里斯（LeRoy Reese）博士告诉我，"聪明而安全的儿童"项目，不仅提高了家长们的育儿知识和技能，还能显著减少他们的社会孤立感，改善他们的心理健康。参加项目的家长们，从一开始的育儿互助，发展到最后各方面的相互扶持，包括帮忙找工作，等等。而这种联系在项目结束后，还会继续在家长联络员的帮助下继续进行，这些联络员都来自当地，并且都是接受过项目特别培训的人员。其中，某个社区的联络员为学员们成立了一个国际象棋俱乐部，而来自另外一个社区的联络员，则在完成课程后开始专门与黑人父亲一起工作，为他们提供支持。

"我们创造了一个持续发展的人际网络，"勒罗伊告诉我。

强有力的社会关系，对父母来说必然很重要，这与他们来自什么背景或生活在什么样的环境中无关。但很多新手父母显然并没有意识到这一点，他们会惊愕地发现自己在宝宝出生后比出生前更孤独。但家长们很少谈论这个问题，这不仅是因为社会存在关于孤独的成见，更因为有了孩子之后，家长们认为没有资格抱怨这种幸福导致的孤独。

然而，在过去，在孩子出生之后，父母能够获得很多帮助和支持。在现存的许多集体文化中，以及生活在一起的大家庭中，这种给予新手父母帮助和支持的情况仍然存在。这些父母能够获得来自社区的支持和陪伴。当祖父母和其他家庭成员就在附近，能够帮助新手父母共同照顾和教养孩子时，每个人都能受益。

不幸的是，现代社会中的许多新手父母，既没有家人也没有亲密的朋友在身边，这种特殊形式的孤独，在家庭危机时期会让人感到特别紧张。这就是爱丽丝和我，在总统节的周末，在女儿珊迪刚满一岁的时候，发现自己所处的情况。当时，我们就意识到事情已经严重地不对劲了。

当天上午，就像无数个普通的周六上午一样，爱丽丝和我给珊迪换了尿布、刷了牙，并试图在珊迪开心地和哥哥笑闹玩耍时，劝说我们两岁的泰佳斯吃点早餐。珊迪前一天晚上比平时更暴躁，但我们认为是出牙的缘故，到了早上，她似乎就没事了。

这就是为什么当天晚些时候，当我们发现她拒绝移动右腿时，会感到措手不及。当我们试图帮助她把腿伸直时，她呜咽着把我们推开了。

我们的心顿时沉了下来。她是不是在和哥哥一起玩耍时受伤了，还是有更糟糕事情发生了，比如说感染？

我们把泰佳斯交给周末上班的保姆照顾，把珊迪塞进车里，然后去了儿童医院的急诊室。等待确诊的时间，从几分钟变成了几个小时。血液检查证实了她的确被感染了，但医生们没有做核磁共振检查，也无法知道问题到底是什么，因为以珊迪的年龄，检查意味着她需要全麻。但因为是恰逢假期的周六，医院人手不足，我们被告知可能无法在周二之前安排核磁共振检查。三天？这个等待期可能是致命的，因为如果有感染的话，病菌三天内可能会扩散到她的全身。

作为照顾过成千上万的病人、帮助制定国家卫生政策并领导国家的公共卫生工作的专业医生，爱丽丝和我见证并帮助了很多病人度过了医疗危机时刻。但在这一刻，这一切都不重要了。我们只是两个担心害怕的父母，枯坐在急诊室里，抱着生病、饥饿、害怕的女儿，整整待了8个多小时。

我们马上给家人打电话，但他们远在千里之外。我们最亲密的朋友们，也大多住在其他州，而那些住在附近这一带的朋友们，都有自己的小孩儿。我们给他们中的几个人发了短信，告诉他们发生了什么事。但我们不愿意在这么晚的时候强行打扰他们，因为我们觉得他们正忙着哄自己的孩子睡觉。我们通常不会向朋友们求助，在那段可怕的等待时间里，我觉得自己前所未有的孤独。

我们的身边从不缺人，从医院的工作人员，到其他担心的父母和孩子，在后来的日子里，我们意识到需要感激他们的存在，但在那个危机的时刻，我们的焦虑将我们孤立起来。同样地，当身为父母的你，感觉到自己没有能力保护孩子时，这种无助感带来的打击，比任何其他形式的挑战都要更严重。当孩子的健康受到威胁的时候，父母的危机感和恐惧感是最高的。

有朋友曾对我说，成为父母，就意味着承担了一份终身的爱与烦恼。那天晚上，我们俩都在冲对方咆哮，我们出于对珊迪的爱，既为她的状况感到痛苦，又为她的未来担忧。我们觉得自己要对发生的一切负责，但又充满了无能为力的挫败感。我们感到内疚，在某种程度上，我认为自己应该为仍由病痛发生在最珍视的孩子身上，而感到羞愧。而没有什么比羞愧更让人感到孤立无援了。所以，即使急诊室里的每一位家长，都在照顾一个生病的孩子，我们也没有勇气去接触对方。在这种情况下，家长们能够与对方建立联系，能够带来很大的力量，但在最需要这种力量的时候，要做到这一点并不容易。说实话，我当时根本就没有想到这一点。那一刻，孤独蒙蔽了我的双眼。

但对我来说，这个突发事件，也暴露了我长期以来以工作为重心的生活方式，与我个人渴求的充满人际联系的生活之间的鸿沟，已经越来越大。我所感受到的孤独，原因并非我们真的与世隔绝。我和我的家人关系很好，我有一个相当大的社交网络。但当我们搬到华盛顿时，我忽略了建立一个全新的关系网，工作消耗了我大部分的精力，以至于我忽略了要去维护年轻时建立的最牢固的友谊。事实上，我可以给这些朋友中的任何一个打电话，他们肯定都会在第一时间回复我。但他们都生活在美国各地的不同城市。而失联多年之后，再去联系他们所需要的精力实在是太多了，而且，我也不认为自己还有这个权利。

是什么让我如此地远离自己的"群体"？地理上的距离只是一个原因。这让我想起了青年时期一个朋友在我感到孤独时说的一句话，她说："维韦克，你是有朋友的，你只是没有体会到友情而已。"

这与我个人的成长经历完全不同。虽然我的父母也没有与大家庭生活在一起，但他们建立了一个强大的朋友关系网。对我和妹妹来说，父母的朋友就像家人一样。这些叔叔和阿姨会照顾我们，甚至在父母出远门的时候过来陪我们过夜。当我们一家四口发生车祸，并导致妹妹入院时，他们会挺身而出，帮助我们解决各种难题，从吃饭、出行到照顾我。抱着珊迪坐在医院的急诊室里，想起那场久远之前的车祸，以及父母的朋友关系网给我们的家庭带来的轻松感，让我无比深刻地意识到自己的生活中，缺乏了这样一个提供支持的朋友圈，而这一点，在那一刻令我感到痛彻心扉。

我们在急诊室过了一夜。第二天早上，我们收到了一个意外的消息。珊迪的核磁共振检查被安排在了中午。这要归功于集体的努力。

一个由医生、行政人员和护士组成的团队，把人员和后勤保障工作做得很好，这样一来，检查就能迅速进行。我们并不认识这些人，但他们意识到这么小的孩子身上的隐性感染可能会致命，为了挽救幼小的生命，他们克服万难、不远千里地赶来了。

到了约定的时间，我们带着珊迪下楼去了放射科的诊室，诊室里的医护人员已经在那里等着我们了。他们让我们抱好珊迪，然后给她注射了麻醉剂。没过几秒钟，她就闭上了眼睛，完全失去了意识。在接下来的一个小时里，我们在大厅里来回踱步，焦虑地等待结果，恨不得冲到核磁共振机里陪着女儿。

等待区的门突然打开了，一群外科医生涌了进来。在他们身后，我们看到珊迪躺在轮床上，仍然处于麻醉状态。

他们告诉我们，很可能是膝盖上方的组织深处有感染。我问是否已经扩散到骨头上了，因为这可能会威胁到她的腿部生长，或者更糟的是，她的生命。"我们不知道，"主治医生说。"我们需要立即把她送到手术室处理，以免感染进一步扩散。"

医生尽可能温柔地说出了这句话，但就是这样的一个瞬间，时间仿佛变慢了，眼前的现实变得朦胧，哽咽的喉头让我说不出话来，我一个字都说不出来。最终，我把手放在外科医生的肩膀上，勉强挤出一句话说："拜托您照顾好我们的孩子。"

就这样，他们把珊迪带走了。那一瞬间，我的心里仿佛出现了一个黑洞，眼睁睁地看着孩子就这样离开，让我恨不得以身替她。

在那漫长的九十分钟里，我们一直在焦虑地等待。我们给父母和姐妹们打了电话，互相拥抱着对方加油打气。我们都哭了，那是我一生中最漫长的九十分钟。

随着时间一分一秒的流逝，我们不禁想起，作为新手父母的我们，经常感到茫然无措的日子。我们费劲心思地去了解如何让孩子们吃东西、如何让他们睡觉、如何教他们说话、爬行、走路……所有这些看似平凡的奇迹，都是我们作为父母必须要做的，但我们却觉得完全没有能力去做到。在手术室外，所有这些失落感再次出现，在珊迪的健康危机中感觉特别尖锐，因为我们对支持、指导和智慧的需求是如此强烈，而缺乏这种支持的孤独又如此明显。

我不能再假装这种生活方式——没有家人和亲密的朋友网络，也不了解我们的邻居——就是我们生活和抚养孩子的正确方式。我想着，如果我们能从这个噩梦中走出来，有些事情必须要改变。

终于，主治医生出现了。"我们发现得很及时，"她说，"感染没有扩散到骨头上。"

这些话简直就是天籁之音。我给了医生一个熊抱，好像她是我最最亲爱的朋友，在那一刻，她的确就是我最亲爱的朋友。对她和她的团队对我们来说都是陌生人，但他们却让我们的孩子恢复了健康。

我们狠狠地松了一口气，诚挚地表达了感谢，然后赶到康复室去看望珊迪。

在接下来的几天里，关于社区对家庭的力量的所有思考，都得到了证实。首先，我的母亲和爱丽丝的母亲放下了一切，赶来协助我们。当她们的身影出现在门口时，泰佳斯的眼睛就亮了起来，他扑进了她们的怀里。整个磨难对他来说也很有压力，而有了这些值得信赖的善良和爱的源泉在身边，对两个孩子来说，都填补一种至关重要的空白。

这次团聚，也给我们的母亲们带来了慰藉。我们不是珊迪唯一的亲人，反之亦然。她们很高兴能来帮忙。她们的出现，不仅帮助了我们，也舒缓了她们自己的心情。她们想要证明自己被需要，我们每个人都一样。

当我终于与朋友们联系时，他们也给予了回应并提供了关心和帮助。而每天来病房看望我们的医生、护士和行政人员也是如此。有时候，我们的妈妈会带着多余的食物和衣服来医院里，分享给其他人。医院里的一位好心的女士，带着拼图和一些毛绒玩具过来送给孩子们。她在地板上铺了一条毯子，逗孩子们玩，孩子们就向这一切痛苦都没有发生一样，有说有笑，一起玩耍。半夜里帮珊迪做核磁共振的操作人员，也在同一时间赶来了。与此同时，我们的手机里满是来自朋友们的电话和短信，他们都在询问我们的情况，询问我们还需要什么帮助。

哪怕我在急诊室感到了无尽的孤独，当我看到珊迪病房里的那一幕，我就知道，只要我们有勇气邀请他们走进我们的生活，爱我们的人就会在我们需要的时候，挺身而出。

我父亲常说，在人们需要的时候，向他们伸出援手的时机很重要。他通常指的是，当我们看到别人有需要的时候，就要立刻挺身而出，帮助他们，而不是等到我们方便的时候再去帮助。但我现在认为，他的建议反过来也适用：当我们需要帮助的时候，尽快伸出求助之手，而不是等到最坏的时候，才寻求帮助，这一点同样很重要。我们永远不应该害怕给爱我们的人带来不便，特别是当我们的家庭陷入危机时。

珊迪的这次危机，摘掉了蒙蔽在我眼前的乌云，让我看到了人与人之间的联系的重要性。这就是为什么，我发现自己在和许多帮助过我们的人说话的时候，经常感动得流泪。这个世界上的爱，以及人与人之间的联系，远比我们能看到的要多得多。而在那些日子和之后的人生里，我发现许多爱就在眼前。

如果我还没有觉悟，那么我自己的孩子就能够向我证明这一点。随着珊迪的康复，我对孩子们之间的亲情有了新的领悟，他们在给予和接受亲情上，有一种天然的放松。泰佳斯在珊迪伤心的时候会自然而然地拥抱她，在她饿了的时候会喂她吃东西，在她离开视线太久的时候会找她，在她哭的时候会安慰她。他虽然只有三岁，但这些善意的举动都是发自本能的、自然而然的。他和珊迪，就像所有年幼的孩子们一样，都在温柔地提醒成年人：我们每个人天生都与他人相连。

人类群体，归根结底不过是一个由无数的小家庭组成的大家庭。我们都是这个星球上的一员，而这个地球的未来，都将掌握在我们的孩子手中。

我不知道代表其他父母说出这些话是否显得有些自以为是，但当我想到我希望自己的孩子在成长的过程中能理解这些信息时，所以我不能独享，这些话，代表了我对后代的期许和希望。

小家庭构成社会大家庭

亲爱的孩子们：

愿你们都能够生活在一个以人为本的世界里。在这个世界里，每个人都能找到自己的归属感。在这个世界上，同情心无处不在，每个人都能够发自内心地践行仁慈和慷慨。我们对你们最大的期许，就是希望你们的生活充满了爱——爱是满心的付出和接受。爱是建立紧密人际关系的生活的核心。选择爱，是我们给予的忠告。请永远将其作为首选。

然而，我们担心的是你所继承的世界。当你伸出善意的手时，你的同情心会得到回报吗？当你需要支持的时候，别人会向你伸出援手吗？

此时此刻，你们即将继承的世界，正被锁定在爱与恐惧之间的斗争中。恐惧表现为愤怒、不安全感和孤独。恐惧吞噬了我们的社会，让我们所有人都变得不那么完整。因此，我们想要教会你们，每一段健康的关系都会激发出爱，而不是恐惧。爱表现为仁慈、慷慨和同情。它拥有治愈的能量，使我们更完整。

你将会通过这些善意的人际关系，收获人生最大的礼物。最有意义的联系，无论是只持续几个瞬间，还是持续一生，我们交往的每一个人，都会提醒我们，我们注定要成为彼此生命的一部分，互相提携，共同奋进，实现比我们每个人更高的成就感。

我们希望你的生活中永远有朋友。他们爱你，提醒你生而具备的美丽、力量和同情心。同样重要的是，我们希望你们也能为他人做同样的事情。

你们之所以珍贵，正是因为你们有能力给予和接受爱，这就是你们的魔力。作为父母，我们的使命就是要让你们知道，没有人可以从你们身上夺走这种能力。

当你感到孤独和悲伤的时候，我们不能一直陪伴在你身边，这让我们很痛苦。但我们提供这个简单信息，是为了提醒你，你们总是被爱着的。

当那些孤独和痛苦的时刻出现的时候，请握住你的双手，放在你的心上。然后闭上眼睛。想一想那些在你的一生中，在快乐的时刻和失望的时候，一直陪伴在你身边的朋友和家人，那些在你伤心时倾听你的人，即使在你对自己失去信心的时候，依然相信你的人，那些抱过你，扶起你，看见真实的你的人。感受他们的温暖和善良，让这些正能量带走你的负面情绪，你就能够给找到幸福和快乐。

然后，睁开你的双眼，发现一个更美好的世界。

CONCLUSION
结语

1978年，我的父亲哈勒吉尔·穆尔西和母亲迈耶切阿尼·穆尔西带着两岁的姐姐拉什米和一岁的我离开英国，来到加拿大最东端纽芬兰省的一个小镇。作为新上任的医务人员，我的父亲要负责整个社区的卫生工作，但他和我的母亲在这个地区，或者说在整个加拿大，都不认识任何人。更糟糕的是，初来乍到就遭遇了冬天的暴风雪，迎接他们的是白茫茫的雪景和凛冽的寒风。

我一直都很好奇，两个成长于在南印度温暖的环境中的人，是怎样在如此恶劣的环境中生存下来的。

"这都要得益于我们与他人建立的联系，"父亲告诉我。

纽芬兰很冷，但他们的病人和朋友都很善良，这让他们感到很温暖，他们的病人，也是他们群体大家庭的成员。"在我们没有家人陪伴的时候，他们让我们成了大家庭中的一员。"当我问起他们会不会想家的时候，父母回答说。

我的父亲在零度以下的天气里裹着多件大衣，穿着雪鞋在风雪中跋涉，挨家挨户地拜访，直到看完所有的病人；为渔民缝合伤口，负责接生，在生命的最后阶段，帮助病人和他们的家人度过从病危到死亡的艰难旅程，我的父亲就这样全年无休地工作着。

作为回报，社区的人们自觉承担起了照顾这个外来家庭的责任。他们帮忙照看我和姐姐，给我们家送来新鲜的鱼和龙虾，为我们烤馅饼，甚至在我们被暴风雪掩埋的时候，把我们从雪地里挖出来。

后来，我的父母带着这份经验，来到了迈阿密，又开了一家医疗诊所。就是在那里，我很早就接触到了医学，看着父母作为医生与病人建立起相互帮助的关系，而这些病人又一次成为我父母人际关系的一部分。

我选择讲述这个故事，是因为我知道，这些过去的经历一直是我的指路明灯。我的父母和姐姐，是我人生中人际关系治愈力量的典范。他们的榜样，总是给我勇气和希望。然而，即使我拥有这些宝贵的经历，也没能帮助我躲开孤独，在自己的生活中建立亲密的人际关系。

我必须去了解自己，让自己的善意惠及自身和他人。这需要我首先摆脱自己长期与人隔绝的痛苦，过了很久之后，我才真正体会到，在我问及为什么移民时，父亲简短的回应的真正意义。加拿大纽芬兰人民"在我们没有家人陪伴的时候，让我们成为他们家庭的一员"是多么大的恩赐。为什么不是所有人都可以将他人当作家人？事实上，我们可以，而且必须这样做。

我遇到很多人，像菲利普·莱斯特或理查德·洛佩兹这样，在最艰苦的环境中长大，经历过几十年的监禁生活，也能重新建立充满爱和关怀的人际联系，我不得不相信，人类就是为了与他人联系而生，这是我们与生俱来的进化天赋。

我们最快乐的时刻，都与他人有关——孩子出生、找到爱情、与朋友团聚。而我们最悲哀的时刻，往往涉及告别和失去这些联系——亲人的去世、恋情的结束、与朋友不可调和的争执，等等。

今天，我们面临的最大挑战是，如何建立一个以人为本的世界。许多新闻头版头条报道的问题，都是人际关系的决裂或恶化引起的。这些问题中的大多数，是更深层次的个人和集体孤独的表现，这种孤独已经在太多的人身上酝酿了太长时间，解决这种痛苦的最强大武器是，真正充满爱意和关怀的人际关系。

像安东尼·多兰、塞雷娜·比安、劳拉·塔尔莫斯这样的人，人生的苦难迫使他们去回答一个根本性的问题：生命中什么才是真正重要的？他们各自的人生故事，揭示了正确的答案：紧密的人际关系是最重要的，它能够改善我们的健康，使我们能超越意见和意识形态的分歧，走到一起，共同应对社会的重大挑战。人际关系是我们建立其他一切的基础。

要做到这一点并不容易，要求我们敢于展示自身的脆弱，敢于为他人承担风险，并相信自己。但是，当我们获得了紧密的人际联系，就有可能建立一个彼此紧密联系的世界。在这样的世界里，所有的一切都将为人与人之间的联系而服务。法律将致力于塑造联系紧密的社区，善意和仁慈被视为神圣的价值观，并通过我们的文化和政治得以体现。

回想起那些照顾临终病人的经历，我发现，他们银行账户里存款的多少，社会地位的高低，从来都不是衡量人生意义的标准。他们所探讨的都是人际关系，那些给他们带来快乐的关系，那些他们希望自己能更多参与的关系，在人生的最后时刻，当生命中只剩下最重要的一件事，人与人之间的关系，才是最重要的。

很多人仍在孤独中挣扎，孤独这种强大的力量，正在动摇人际关系和互动的基石，并损害我们的健康。但我也看到它无处不在，或许被掩埋在日常生活的痛苦和纷争中，但在关键时刻浮现出来，并出乎意料地用善意的行为提醒我们，让我们看到真实的自我。

我第一次目睹这样的行为，是在七岁那年的一个半夜。我是被母亲摇醒的，迷迷糊糊醒来之后，母亲说，"快点，我们必须马上出发。"

半睡半醒的我和姐姐被塞进后座，父亲开车带我们四个人前往迈阿密的一个拖车公园。在路上，父母向我们解释说，他们的一个病人戈登，在与甲状腺癌斗争了很长时间后，刚刚去世。我的父母担心他的遗孀露丝一个人，怕她独自悲伤，所以要去看看她。

我永远也不会忘记，母亲穿着传统的印度纱丽，站在拖车的台阶上，拥抱哭哭啼啼的露丝的画面。他们的生活本来不同，但在那一刻，他们是一家人——不是那种上天为你选定的家人，而是你为自己选择的家人。那天晚上坐在车里，我感受到爱的非凡的能量和治愈力。是爱，让我们跨越了种族的差异，团结在一起。

ACKNOWLEDGMENTS

致谢

撰写本书的过程，既是一份非凡的礼物，也是人生中的重大挑战。研究人员邀请我走进他们的生活，给了我一个了解他们几十年研究成果的窗口，孩子们经常提醒我，人性的本质是善良、同情心、爱心、彼此联系。我将永远感谢那些与我分享故事的人，他们让我对未来的生活充满希望，这些故事塑造了本书的思想和内容，也提醒我，人际联系的重要性。

我一直不得不努力面对一个现实：我没有过上自己期望的人际关系紧密的生活。在撰写这本书的过程中，一个最大的讽刺是，有好几次我变得相当孤独并想与世隔绝，最终帮助我走出来的，是我的家人和朋友们，他们在我的黑暗的时刻提醒我，让我找回真实的自我，也是他们的爱让我有勇气继续坚持。

此外还要感谢我的经纪人理查德·派恩（Richard Pine），是他让这本书从一个灵感化身一本专著。他说服我，让我相信写一本关于孤独的书，是与世界对话的最佳方式，也是他让我对这个主题有了更深入的了解。在这段迷茫、困惑和兴奋的旅程中，他一直是我的朋友、顾问和指南针。感谢我的出版人兼编辑凯伦·里纳迪（Karen Rinaldi），得益于她周到的反馈和持续的关怀，让我厘清了书中的诸多概念并成功付梓。

我还有一群快乐的老伙计，他们一丝不苟地帮我把书中所有的线索拼接起来，坚持了一年多的时间，书中援引了大量的研究成果，如果没有劳莉·弗林（Laurie Flynn）的付出，我可能还会埋首一堆科学论文和报纸文章中。赛琳娜·卞（Serena Bian）用她非凡的智慧和判断力（我真希望自己在23岁的时候拥有她一半的才华），帮助我完成了这本书。斯泰西·卡利什（Stacey Kalish）找到许多故事，丰富了本书的内容，让这本书有血有肉。我将永远记得她在了解到不同人生经历时同理心和关怀。感谢刘爱美（Aimee Liu）精湛的洞察力，在过去的几个月里，她在很多方面指点我的写作，我对她的尊重和敬佩之情，也随着时间的推移而与日俱增。在这个过程中，负责将所有人联系在一起的，是伟大的杰西卡·斯克鲁格（Jessica Scruggs），从我作为卫生部部长的那天开始，就一直是我的左膀右臂。现在，我也有幸请到她来管理我的团队，感谢她的奉献精神和强大毅力。

阿基尔·帕拉尼萨米（Akil Palanisamy）从大学时代开始，就是我的室友兼密友，还有我亲爱的朋友迈克尔·戈德伯格（Michael Goldberg）、艾伦·卡查利亚（Allen Kachalia）和马克·伯曼（Mark Berman），在我困难沮丧的时候，他们总是在我身边倾听和指点。在过去的几年里，我的兄弟苏尼·基肖尔（Sunny Kishore）和戴夫·乔克思（Dave Chokshi）也一直陪伴在我身旁。

导师和朋友的谈话和生活经验，为我写这本书提供了灵感，并在我的生活中展现了人际关系不可或缺的力量——他们是：Howie Forman、Ann Kim、Miriam Udel、Davang Shah、Raani Punglia、Shilpa Rao、Meredith Nierman、Nazleen Bharmal、Rab Razzak、Indu Chugani、Sarah Hurwitz、Shah和Sheth家族等。我不能一一罗列所有人的名字，我依然要感谢他们给予我的耐心和爱心。

完成一本书需要群策群力。而我的群体，在以意想不到的方式成长，包括我在Abe's咖啡馆遇到的员工，我在这家咖啡馆完成了本书大部分内容的写作，我连续埋头苦写数10个小时，他们经常会额外给我提供一份我最喜欢的木薯珍珠，并带着鼓励的微笑。还要感谢我的保姆、邻居和亲戚，他们在我紧张赶稿时期帮助照顾我们的孩子们，还有优步和来福车的司机，经常为本书提供来自他们行业的故事和见闻。他们用自己的独特方式，让我常常想起人与人之间的联系的治愈力量，我们确实需要彼此。

我的岳母陈思雅、岳父陈永明和小姨子米歇尔，在我们去加州看望他们的

致谢

时候，忍受着我在饭桌上或咖啡馆里没玩没了地码字。我非常感谢他们的耐心和支持，也感谢他们用美味的家常菜和菠萝月饼滋润着我的肠胃。

　　我的母亲、父亲和姐姐从一开始就是我的灵感来源和指导者。他们以自己谦逊的方式，默默地教导我如何建立好的人际关系，当我写作过程遇到不可避免的低谷时，在生气或暴躁时，他们与我无数次对话，现在回想起来我感到很羞愧。他们从不回避，而是用他们的温柔提醒我爱的意义，提醒我们坚守本心，保持善良。我的家人一直是我的磐石，姐夫阿米特、祖母萨罗吉尼和叔叔塔米亚，也是我的力量来源，他们在整个过程给予我坚定不移的支持和祝福。

　　最重要的是，感谢我最好的朋友、睿智的顾问和分担生活中所有事务的伙伴：我最亲爱的妻子爱丽丝。我在写作的时候，她承担了更多的责任，周末陪孩子，处理孩子的情绪，花更多时间、精力处理家里的事务，也帮助我完成这本书的每一步，从构思、鼓起勇气写书，到提出问题、采访、分析科学论文、无数次编辑草稿，每一步离不开她的帮助，这本书包含很多她提炼的想法，她的精神和她的手笔，体现在这本书的每一页。从十几年前我认识她的那天起，我们就一直是理想主义梦想的创造者，这本书也不例外，它是我们共同努力的成果，为我们的孩子和后代塑造了一个更有爱的世界。

　　最后，感谢我亲爱的孩子们，泰佳斯和珊迪，尽管他们如此幼小，但在支撑我写这本书的过程中发挥了巨大的作用。当我们不知道如何取舍书中的某个主题时，我和爱丽丝经常会想，孩子们长大之后读到这本书，什么样的内容会对他们有帮助呢？在我开始写作的时候，泰佳斯几乎不会说话，而珊迪也刚刚出生。我完成写作的时候，泰贾斯已经会流利地交流了。有一天早上问我："爸爸，你的书写完了吗？"我无法形容自己当时的兴奋之情，高兴地告诉他："是的！"亲爱的泰佳斯和珊迪，我和妈妈为你们写了这本书，我们永远爱你们。

维韦克·H. 穆尔西

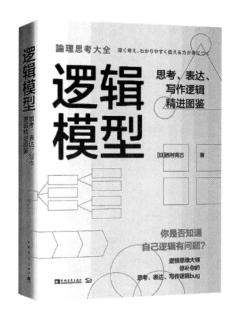

逻 辑 模 型

思考、表达、写作逻辑精进图鉴

ISBN：9787515361512
著　者：（日）西村克己
出版社：中国青年出版社
定　价：59.00元

是否常被人质疑"你到底想说什么？"

是否总面对如山的工作感觉无处下手？

是否自觉勤恳认真却总被埋怨不够高效、抓不住重点？

本书用生动的图解揭秘：问题的根本往往在于逻辑。

作者精选了思考逻辑、表达逻辑、写作逻辑等三个方面的提升方法，对比"有逻辑的人"和"无逻辑的人"在日常生活和工作中的巨大差别，帮助读者挖掘问题背后潜藏的"根本原因"。启发读者在有限的时间内优先选择更清晰、更全面、效果更突出的解决方案，提升问题解决力，更准确地表达自己的想法，提高话语说服力。

◆ 这是一本适用工作、生活多场景的实用逻辑训练手册。低效、混乱、无重点等问题的根本往往在于逻辑，普通人和精英的差距往往也是不同的行事逻辑造成的。本书提供了思考、表达、写作三个日常领域的基础逻辑模型，帮助读者修补自己的逻辑bug，提升问题解决力。

◆ 图文并茂，可读性强。用生动的图解展示了无逻辑的后果和原因，在清晰梳理的基础上给出简单易行的改善方法，即学即用，改变即刻发生。

◆ 尤其适合渴望升级转型的职场人士，好的逻辑是成人、成事、成功的基础，逻辑思维能力是成长必修的底层技能。

西村克己

　　管理咨询师。1982年硕士毕业于东京工业大学经营工学专业，后就职于富士胶片株式会社。1990年进入日本综合研究所担任主任，担任企业经营顾问，负责员工培训与演讲等方面的工作。2003年任日本芝浦工业大学工学、管理学研究科教授，且在2008年担任客座教授。

情绪管理

管理情绪，而不是被情绪管理

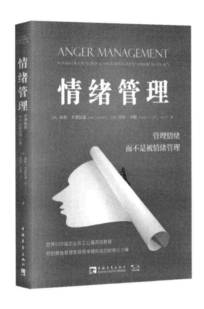

ISBN：9787515360508
著者：（美）朱莉·卡塔拉诺
　　　亚伦·卡明
出版社：中国青年出版社
定价：49.90元

★ 作者是研究心理健康方面权威的专家，经验丰富，且充满人文关怀。

★ 情绪问题几乎无所不在，每个人都需要管理好自己的情绪，提升综合免疫力。

★ 丰富的生活案例和互动测试，教你掌握科学的情绪管理方法，做自己的情绪管理大师。

【内容简介】

这是一本人人可掌握的情绪管理手册。

在本书中，有着多年情绪管理经验的大师将告诉我们如何有效地、以更健康的方式管自己的情绪，从生理和认知层面帮助我们重新认识情绪，并从性别差异的角度探索情绪的触发因素和反应等方面的不同。

本书的特点在于每章都附带有相应的记录、测验和互动练习，帮助读者评估自己的行为模式，发现思维对情绪的感知和影响，让读者在发现情绪问题的过程中接纳自我，掌握正确的情绪管理方法，后通过修复性沟通实现幸福健康的人际关系。

【作者简介】

朱莉·卡塔拉诺，毕业于波士顿大学社会工作学院，是一名非常优秀的独立临床社会工作者，从业20多年，积累了丰富的临床经验。曾在马萨诸塞州劳伦斯市担任社区心理健康临床医生，并在马萨诸塞州萨默维尔的家庭中心(现为育儿之旅）担任家庭治疗师和临床医生。她专注于心理健康建设，致力于让所有人都能拥有健康的心理。

亚伦·卡明，临床心理学专业硕士，毕业于罗斯福大学。是一位执业临床专业咨询师和执业临床催眠治疗师，在芝加哥名叫Urban Balance的私人心理治疗所工作，有着12年的心理咨询经验。作为催眠治疗师，并在团体治疗中担任领导者，他长期为社区、非营利组织和《财富》500强等企业提供心理咨询。

情商2.0
如何测量和提升自己的情商

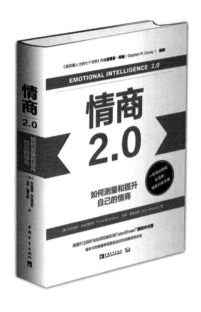

ISBN：9787515356655

著者：（美）特拉维斯·布拉德伯利

吉恩·格里夫斯

出版社：中国青年出版社

定价：89.00元

> 情商比智商更重要！这越来越成为更多人的共识。一个人的成功，不仅离不开情商，而且情商起着决定性的作用。正因为这样，如何测量和提升自己的情商才变得极其重要！本书可以改变一个人的命运，可以改变人的一生。但凡是读了这本书的人，一定深有体会！

【内容简介】

这是一本助力职场成功和提升个人卓越品质的测试书。

在当今竞争激烈的工作环境和起伏不定的经济环境中，我们每个人都在寻找有效的工具，帮助我们管理情绪、适应人际环境并能脱颖而出。

眼下，情商的重要性已无需赘述——众所周知，情商对我们的成功至关重要。但是了解什么是情商并知道怎样利用它来改善生活则是另外一码事。

本书准备了循序渐进的计划，通过四个核心情商技能——自我意识、自我管理、社会意识和关系管理来提高您的情商，从而超越既定人生目标，发挥自己的成功潜力。

本书志在推陈出新。特拉维斯·布拉德伯利和吉恩·格里夫斯推出了TalentSmart的革命性项目，以帮助人们识别自己的情商技能，将这些技能转化为优势，并在追求重要人生目标的过程中永葆正能量。

十年磨一剑。本书的精确情商测评体系和提升情商策略早已经过岁月砥砺，其崇高价值得到了全球商业公司高管的信任。

【作者简介】

特拉维斯·布拉德伯利博士和吉恩·格里夫斯博士：屡获殊荣的作家、TalentSmart的联合创始人。TalentSmart是一家全球智库和咨询公司，为超过75%的财富500强企业提供服务，是全球领先的情商测试和培训提供商。本书是他们的代表作，已被翻译成26种语言，并在一百五十多个国家畅销。二位博士曾在《新闻周刊》《商业周刊》《财富》《福布斯》《快公司》《今日美国》《华尔街日报》《华盛顿邮报》和《哈佛商业评论》等权威报刊撰文以及被报道。